高等学校"十四五"医学规划新形态教材

普通高等教育"十一五"国家级规划教材

（供临床、基础、预防、口腔、护理、法医、检验、药学等专业用）

机能实验学

Jineng Shiyanxue

（第4版）

主　审　闫剑群
主　编　胡　浩
副主编　焦向英　李　慧　金宏波　高　枫　宋德懋　赵　磊
编　委（按姓氏汉语拼音排序）

陈军利	四川大学	陈莉娜	西安交通大学
范小芳	温州医科大学	高　枫	延安大学
胡　浩	西安交通大学	黄　武	四川大学
霍福权	西安交通大学	焦向英	山西医科大学
金宏波	哈尔滨医科大学	康劲松	吉林大学
李洪岩	吉林大学	李　慧	皖南医学院
李　捷	西藏民族大学	李　洁	山西医科大学
连立凯	皖南医学院	刘　奔	天津医科大学
刘传飞	杭州师范大学	秦　燕	大理大学
沈建新	汕头大学	石爱民	甘肃医学院
时丕龙	哈尔滨医科大学	史小莲	西安交通大学
宋德懋	北京大学	魏　杰	厦门大学
席姣娅	华中科技大学	谢振兴	河南大学
严钰锋	复旦大学	于　利	锦州医科大学
张海锋	空军军医大学	张介平	同济大学
张　莉	西安交通大学	赵　磊	石河子大学
周永忠	宁夏医科大学		

秘　书　李　帆

U0347818

高等教育出版社·北京

内容简介

本教材内容分为五部分：第一部分为基本知识与技能；第二部分为基础性实验，含 32 个实验项目；第三部分为综合拓展性实验，含 22 个实验项目；第四部分为人体机能实验和虚拟实验，含 13 个实验项目；第五部分为创新设计性实验。教材的第一、二部以训练学生基本实验技能，学习机能实验经典实验方法为主；第三部分以加强学生知识综合能力和拓展知识面，提升学习的高阶性为主；第四部分以介绍正常人体机能的测试和虚拟病人为对象的虚拟仿真实验内容，激发学生学习的积极性和主动性为主；第五部分以系统训练学生初步实验研究能力，培养科学思维、创新意识为主。

本教材配数字课程出版，内容包括机能实验基本操作视频、每个实验的 PPT 教案、扩展阅读资料、测试题、设计性实验举例，以及相关其他数字化资源等，倡导学生自主学习、研究型学习，辅助线上线下混合式教学的开展。本教材适合高等学校临床、基础、预防、口腔、护理、法医、检验、药学等专业学生使用，也可供研究生、医学工作者和科研人员参考。

图书在版编目（CIP）数据

机能实验学 / 胡浩主编 . --4 版 . -- 北京：高等教育出版社，2021.9（2024.11重印）

ISBN 978-7-04-056798-4

Ⅰ. ①机… Ⅱ. ①胡… Ⅲ. ①实验医学—医学院校—教材 Ⅳ. ① R-33

中国版本图书馆 CIP 数据核字（2021）第 168236 号

策划编辑　瞿德竑　　　责任编辑　瞿德竑　　　封面设计　张　楠　　　责任印制　存　怡

出版发行	高等教育出版社	网　　址	http://www.hep.edu.cn
社　　址	北京市西城区德外大街4号		http://www.hep.com.cn
邮政编码	100120	网上订购	http://www.hepmall.com.cn
印　　刷	河间市华新印业有限公司		http://www.hepmall.com
开　　本	787mm×1092mm　1/16		http://www.hepmall.cn
印　　张	17	版　　次	1998 年 1 月第 1 版
字　　数	440 千字		2021 年 9 月第 4 版
购书热线	010-58581118	印　　次	2024 年 11 月第 7 次印刷
咨询电话	400-810-0598	定　　价	36.00元

数字课程（基础版）

机能实验学

（第4版）

主编　胡　浩

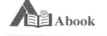

机能实验学（第4版）

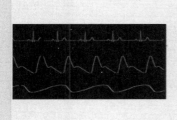 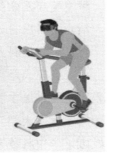

　　机能实验学第4版数字课程与纸质教材一体化设计，紧密配合。数字课程包括微视频、知识拓展、拓展阅读资料、教学PPT、测试题等，在提升课程教学效果的同时，为学生学习提供思维与探索的空间。

用户名：　　　　　密码：　　　　　验证码：　　　　　5360　忘记密码？　　登录　　注册

http://abook.hep.com.cn/56798

扫描二维码，下载Abook应用

"机能实验学（第4版）"数字课程编委会

前　言

　　机能实验学主要探讨动物或人体的机能活动规律,及其在病理状态或药物干预下的变化,是一门独立的综合性实践课。该课程旨在强化医学生动手实践能力、知识综合能力、自主学习能力和创新思维意识的培养,是基础医学课程体系的重要组成部分。

　　《机能实验学》作为国内机能学科实验教学改革的成果之一,已得到了国内医学教育界的认可,并在全国得以推广。本教材前三版在多所院校使用,受到师生的普遍好评,对促进国内机能实验教学实践改革和学生能力培养起到了积极作用。

　　《机能实验学》(第 4 版)在保持第 3 版教材基本框架和特色的前提下,在教材结构上,更加突出作为一门独立课程的整体性;在教材内容的选择上,更加注重内容的循序渐进和学生综合能力、创新意识的培养;在教学方法上,积极倡导学生自主学习、研究型学习,鼓励教师开展线上线下混合式教学。将人体机能实验和虚拟实验独立为第四部分,扩展人体机能实验内容紧密联系临床,增加虚拟实验内容提升教学效果。每个实验以临床案例为引导,由临床问题过渡到基础问题引出实验。知识拓展部分结合每个实验内容融入思政素材,教学全过程浸润课程思政教育。

　　本教材分为五部分。第一部分为基本知识与技能,第二部分为基础性实验,第三部分为综合拓展性实验,第四部分为人体机能实验和虚拟实验,第五部分为创新设计性实验。教材第一、二部分以训练学生基本实验技能,学习机能实验经典实验方法为主;第三部分以加强学生知识综合能力和拓展知识面,提升学习的高阶性为主;第四部分以介绍正常人体机能的测试和虚拟病人为对象的虚拟仿真实验内容,激发学生学习的积极性和主动性为主;第五部分以系统训练学生初步实验研究能力,培养科学思维、创新意识为主。

　　本教材配数字课程出版,内容丰富,形式多样,包括机能实验基本操作视频、每个实验的 PPT教案、扩展阅读资料、测试题、设计性实验举例,以及相关其他数字化资源等,倡导学生自主学习、研究型学习,辅助线上线下混合式教学的开展。

　　本教材强调基础理论,注重操作实践,保持了知识的系统性、科学性和实用性,层次分明,内容充实,适合高等学校临床、基础、预防、口腔、护理、法医、检验、药学等专业学生使用,也可供研究生、医学工作者和科研人员参考。

　　《机能实验学》虽经四版修订,但由于编者对课程的理解及认识差异,每次再版总有考虑不够周全或遗憾之处,敬请从事机能实验教学的同仁和使用本教材的学生及读者对教材提出宝贵意见。

胡　浩

2021 年 6 月

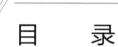

目　录

第三部分　综合拓展性实验

第四部分　人体机能实验和虚拟实验

第五部分　创新设计性实验

第一部分　基本知识与技能

第一章 绪 论

医学是一门实践性很强的学科。医学实践与创新不仅体现在医疗实践过程中,也体现在医学科学理论的学习和研究中。实验室和实验教学正是培养医学生价值观、综合素质与能力的主要阵地和重要手段。实验教学作为医学教育中的重要环节,在医学人才培养方面具有不可取代的地位。

机能学实验课程是用实验手段研究动物或人体的机能活动规律,及其在病理状态或药物干预下的变化,是医学基础课程体系的重要组成部分。

第一节 机能实验教学的形成与发展

机能实验教学是国内基础医学领域实验教学改革的重要成果之一,是从事机能学科实验教学的广大同仁历经近 40 年的探索、实践,再探索、再实践,不断完善而形成的课程体系。

1. 机能实验教学形成的背景

20 世纪 80 年代以前,我国的医学教学模式和实验室管理体制主要沿袭了前苏联模式。随着科学技术的飞速发展和国家对人才培养要求的变化,传统的医学教学模式及实验室管理体制的弊端逐渐凸显出来。特别是机能学科尤为突出,如实验教学内容按学科各自独立,缺乏学科间交叉和融合,学科间存在一些实验内容和方法的低水平重复,教学内容上多以单纯验证与理论相关内容为主,以及实验室设备重复购置、设备使用率低等问题。这些问题引起了国内许多院校的关注,并就此进行了长期有益的探索和改革实践。在这样的大背景下建立了资源共享、统管共用的机能实验教学中心(室),并以此为平台逐渐形成了机能实验学课程体系。

2. 机能实验教学形成的基础

生理学是研究机体生命活动各种现象及其功能活动规律的学科,病理生理学是研究疾病发生、发展过程中功能和代谢改变的规律及其机制的学科,药理学是研究药物与机体相互作用及作用规律的学科。三者分属三个不同的一级学科,相互间虽各自成体系,但在医学知识链中是密切相关,存在密不可分的内在联系,即正常机能、疾病状态下机能的变化和药物治疗后机能状态的恢复。此外,三门学科的基本研究方法、研究手段和观察指标相近类同。这就为三个学科实验课程的整合、重组奠定了基础。故机能实验学是以生理学、病理生理学、药理学经典的实验技术与方法为基础,以跨学科(生理学、病理生理学、药理学为主)整合形成的综合性实验为核心,并将医学实验研究基本知识融合,形成基本技能训练、综合能力提升和初步科研能力培养为一体的机能实验教学体系。

3. 机能实验教学的发展

应该说机能实验学的产生是建立在机能学科实验室管理体制改革的基础上。20 世纪 80 年代初(1982 年后),机能学科实验室管理体制的改革,实现了机能学科教学实验室、实验设备、实验资源统管共用。这一改革理念的实现为以后机能学科实验教学改革的深入发展打下了良好的基础。最初,机能学科实验教学改革主要是以单一学科实验内容调整和教学方法改进为主。机能实验中心的成立为跨学科机能实验教学改革的实现提供了平台,这一平台使跨学科机能综合实验及创新设计性实验得以实现。随着机能学科实验教学改革不断深入,新的教学理念和方式不断引入,如开放性实验教学理念,以学生为中心教学理念,TBL、CBL、PBL 教学法,人体机能实验,虚拟实验,线上线下混合式教学等,使机能实验教学逐渐完善,并不断发展。

（西安交通大学　胡　浩）

第二节　机能实验教学的目的与要求

实验教学的目的在于通过学生亲自动手实践,达到培养学生观察问题、分析问题、解决问题的能力,养成求真务实的科学态度、一丝不苟的工作作风和相互协作的团队精神。机能实验学教学除上述目的外,其主要任务是使学生掌握机能实验研究的基本技能和基本方法,学习知识综合运用及科学思维的方法,初步训练学生科学研究的能力,以及了解医学实验研究的一般过程,最终达到培养高素质医学人才的目的。教学过程中应注意以下几点:

1. 对教师的要求

机能实验教学内容主要涉及生理学、病理生理学、药理学相关理论与技术,而且随着整合性实验的开展和教学改革的深入,也越来越多地交叉融合更广泛的跨学科知识,将更多适应学生发展的教学方法应用于实验教学。这对于承担机能实验的教师提出了更高的能力与素质要求。因此,任课教师课前需参加必要的培训,坚持集体备课与预试制度,以保证教学质量。

2. 对学生的要求

学生在课前要做好预习,这是学好机能实验课程的基础。预习的重点应以相关理论知识、实验原理、实验方法与步骤为主。在实验过程中,按照流程规范操作,小组成员应做好合理分工并密切合作,保证每位成员都能亲身参加实验,进行动手实践。认真观察实验现象,做好实验记录,对于实验中的异常现象应特别标注并积极思考、分析其原因,自觉培养实事求是的科学作风。在课后,结合实验内容查阅相关文献资料,深入讨论,认真完成实验报告或课后作业。

在实践教学中,加强劳动教育。注重培育学生积极的劳动精神,领会"幸福是奋斗出来的"内涵与意义。引导学生以动手实践为主要方式,学会分工合作,体现平等、和谐的新型劳动关系,促进养成良好的劳动习惯和品质,提高学生在实践中发现问题和创造性解决问题的能力,实现树德、增智、强体、育美的目的。

3. 创新设计性实验要求

设计性实验是机能实验学作为本科学生创新能力培养的重要环节。教师在教学中应注意充分调动学生兴趣及对未知事物进行主动探索的积极性,倡导学生进行自主学习、研究型学习。学生选题时应注意课题立项的目的性、科学性、创新性和可行性,按照实验设计基本原则和方法要求进行方案设计,实施方案应认真、严谨,有详细的实验记录,数据统计分析合理,实验研究报告内容真实、格式规范。

（西安交通大学　胡　浩）

第三节　机能实验教学环节

机能实验教学强调以"学生为主体,教师为主导"的教学理念,在教师的指导下充分发挥学生学习的积极性和主动性,提倡学生自主学习、研究型学习。教材使用单位可根据条件和具体情况选择适合的教学环节。机能实验教学一般包括以下环节。

1. **基本知识和基本技能**

（1）学生明确机能实验教学目标,遵守机能实验室规章制度、机能实验安全规范要求,以及了解实验动物福利,贯彻动物实验伦理要求。

（2）学生熟悉机能学研究的基本实验技能方法,特别是整体动物和离体器官实验技术。

（3）学生熟悉操作机能实验常用仪器和通用装置,以及常见生物信号的采集和处理分析。

2. **案例引导教学**

在基础性实验、综合拓展性实验和人体机能实验部分,根据实验课程内容以典型临床案例为引导,通过对案例的分析,由临床问题过渡到基础问题引申出实验教学内容,促进学生主动思考,增强学生求知欲,加强基础与临床的衔接。

3. **基础性实验**

基础性实验涵盖生理学、病理生理学和药理学等学科经典的实验内容和技术方法,涉及细胞基本功能、血液、循环、呼吸、消化、泌尿、神经系统实验,以及药物与机体相互作用等实验内容。教学过程中注重以学生为中心,加强基本技能的熟练掌握。

4. **综合拓展性实验**

机能实验教学最突出的特点是融合了三门学科的教学内容和资源,在一次实验中综合了正常机能指标测定、生理因素的影响、病理模型的制备、药物对生理指标和病理指标的影响等内容。教学过程中加强各专业实验教学内容的有机结合,使知识更加系统化,培养学生整体思维模式和综合运用知识能力。

5. **人体机能实验**

人体机能实验是以健康志愿者作为受试对象,在正常、无创伤或微创伤的测试条件下观察人体正常生理指标的变化。人体机能实验是对动物实验的延伸和补充,学生不仅能掌握基本的人体机能实验操作技能,还能将检测指标与机能学基本理论相结合,更直观深入认识人体机能活动基本规律。

6. **虚拟实验**

虚拟实验教学是依托虚拟现实、多媒体、人机互动、数据库、互联网共享技术等基础上建立的新型教学模式,通过构建高度仿真的虚拟实验环境和实验对象,在虚拟环境中开展实验和教学活动,突破了时间、空间、自然环境的限制。虚实结合互补教学,可有效提高实验的成功率,扩大实验教学内容的广度和深度。

7. **创新设计性实验**

创新设计性实验旨在学生创新能力的培养,通过"查阅文献资料→选题→设计实验→设计方案讨论→实施方案→处理实验数据→撰写研究论文→论文汇报"这种教师指导下学生自主学习、实践的教学过程,不仅使学生对医学科学研究的一般过程有了一个较为系统的了解,而且充分调动了学生在实验教学中的积极性、主动性,学生的潜能得以充分发挥,个性发展得到满足。由于机能实验教学处于基础医学教育的最后阶段,学生在自主选题时不应局限于机能学实验范畴,可以在整个基础医学范围内,结合机能、形态、细胞与分子生物学、病原微生物学等学科,进行学科交叉选题及选择导师。有些学生的课题研究确实有所发现,值得进一步研究,可鼓励学生参加"第二课堂"等课外科研活动,在课余和假期继续进行更深入的研究。

8. 课程考核

课程考核可以将线上评价和线下评价、过程性评价和终结性评价相结合,引入虚拟仿真实验测评、线上评价测验、实验操作学生互评、知识综合能力测试、探索性实验设计评价等多元化多维度考核,融入更多环节的反馈,全方位促进学生综合素质能力的提升。

9. 浸润课程思政与美育教育

机能实验教学中应始终坚持把"立德树人"作为中心环节,将课程思政教育贯穿于实践教学全过程。根据课程特点充分挖掘爱国主义教育、医德教育、生命教育、集体主义教育、法制教育、创新精神教育等方面的思政教育点,同时把中华优秀传统文化教育作为美育培根铸魂的基础,弘扬中华美育精神,以文化人、以德育人、以美培元,构建德智体美劳全面培养的育人体系。

(西安交通大学　胡　浩)

第四节　实验报告的撰写

实验报告是对实验工作的全面总结,不但有助于学生理解和掌握实验目的、原理、方法和技能,还能通过观察、记录、归纳分析实验现象和结果,初步培养和训练学生的逻辑思维能力、综合分析能力和语言表达能力,是科学研究论文撰写的基础。

🄴 **知识拓展　实验报告的常用格式**

1. 实验报告的内容

实验报告的组成主要包含以下几部分内容。

(1)实验题目:可用实验教材上的题目,也可根据实验内容自己拟定。通常由"处理因素"+"受试对象"+"实验效应"组成,即实验项目或拟研究课题的名称。

(2)实验报告者及时间:实验报告者姓名、班级、学号、同组者姓名、实验日期、室温湿度(实验环境条件)等。

(3)实验目的:阐明需求证的"假说",即实验要观察的内容和解决的问题。

(4)材料和方法:简明扼要书写实验所用的材料、方法和操作步骤等各项实验条件。实验动物应注明品系、体质量、性别和数量,药品和试剂应注明剂型、规格(如浓度)和用量。实验方法可简要描述或画出流程图,若改进实验方法而且相对实验教材有较大的改动,应详细说明。

(5)实验结果:根据实验目的,对实验原始记录进行系统化、条理化的整理、归纳和统计学处理后得到的数据。实验结果可以是一个实验的结果,也可以共享全班性实验结果。

实验结果表达一般有文字叙述、表格和简图三种形式。①叙述式:用文字将实验中所观察和记录到的、与实验目的有关的现象准确、客观地加以描述。描述时需有时间概念和顺序上的先后层次,不能想当然地用主观想象或书本理论代替实验所观测得到的客观事实。②表格式:以表格形式记录实验的原始数据或统计结果,一般要求制作规范格式的三线表,且每一表格应有标题和计量单位。③简图式:经过编辑标注的原始记录曲线、经过统计处理的统计图及对图的说明文字。如实验中描记的血压、呼吸等可用曲线图表示;也可取其不同的时相点,用折线图等表示。

(6)讨论分析:亦是实验报告的核心部分,主要内容一般包括:①根据实验结果回答本次实验目的提出的问题。②结合理论围绕实验结果进行讨论分析。③提出可供深入研究的问题及本实验存在的问题。如果出现实验结果与预期结果不一致,应通过紧密围绕实际所得到的实验结果,联系理论知识进行充分分析;或由结果总结、分析、概括,上升到理论知识的高度。讨论分析要合情合理,不能是纯理论的空洞分析。

（7）结论:根据实验结果得出恰如其分的初步结论或推论。结论要与实验目的呼应,语言需简明准确,推理要有严密的逻辑性。

（8）参考文献:在实验报告中凡引用他人的结论、实验数据、计算公式等,均应列出所引用的参考文献。

（9）备注或说明:可写上实验小组成员的分工情况,实验成功或失败的原因,实验后的心得体会、建议等。

2. 实验报告的撰写要求

（1）学生必须以科学的态度,严肃、独立、认真地完成实验报告的撰写,严禁任何抄袭行为。

（2）在实验报告中常用文字叙述、表格和简图三种形式并用。数据要严格核实,图表按论文规定格式标注图序、图题、表序和表题。图表须用精炼的文字小结描述结果,做到图文并茂,条理清楚。

（3）实验报告是科研文件,书写要求字迹工整,简练通顺,用医学专业术语描述,层次清晰,逻辑推理严谨求实。

（温州医科大学　范小芳）

第五节　实验及实验室安全

实验是获取科学实证现象与数据的主要途径,实验室是实验的主要场所。实验及实验室安全是保证正常教学、科研秩序的重要环节,涉及参与实验的学生、教师及实验室工作人员的人身安全和防止实验意外事件可能对环境的污染。关于实验室安全问题,国家颁布了许多法规、条例,各学校也建立了许多详细的管理制度,教学过程中应予高度重视。关于实验及实验室的安全,除严格遵守国家、学校有关实验室安全法规、条例、制度外,机能实验教学还应注意以下几点。

1. 建立实验室安全教育制度

学生初次进入实验室,须通过实验室安全教育考核,同时教师必须用一定的时间再次对学生进行机能实验和实验室相关的安全教育,提高学生的安全意识,减少可能发生的实验室安全问题。

2. 使用合格的实验动物

动物是许多疾病传播媒介,如流行性出血热等。因此,必须使用经相关政府职能部门颁发合格实验动物生产许可证并进行检疫的实验动物。

3. 做好个人防护

进入实验室实验必须穿隔离衣(白大衣),手术操作过程中要求佩戴一次性手套等防护装备。实验室及实验过程未经允许不能拍照录像。

4. 严格药品管理

按照规定执行管制药品、剧毒药品领用制度,建立详细的实名领取和使用登记的监管制度。用于注射剧毒药品试剂的注射器、针头和装剧毒药品试剂的器皿,必须按有关规定进行无害化处理。

5. 规范实验操作

按照要求规范操作,防止可能发生的安全问题。如必须学习掌握正确捉拿、保定实验动物的方法,规范配制、使用剧毒及麻醉药品试剂等。离开实验室前按正确的流程清洗双手。

6. 建立应急处理预案

建立机能实验室突发事件应急处理预案。如被动物抓伤、咬伤应急处理办法,强酸或强碱液体溅到皮肤的处理方式等。实验室配备急救药箱,存放相应的急救药物和使用说明。遇到突发事件,先应急处理减轻损害,同时向实验室教师报告求助。

7. 做好垃圾分类

建立医疗废弃物的规范化管理制度,做好垃圾的分类处理。实验中使用过的针头、刀片和破碎的玻璃器材等锋利废弃物应回收放入利器盒内;一次性吸头、吸管等医疗废弃物放入专用医疗垃圾桶或医疗垃圾袋内存放;实验结束后,将动物尸体放置到指定的动物尸体回收处,最终由专职工作人员负责回收;各类特殊废弃物由学校统一委托具有资质的无害化处理单位回收处理。

(温州医科大学　范小芳)

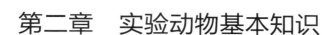

第二章　实验动物基本知识

实验动物（laboratory animal，LA）是指经人工培育或人工改造，对其携带的微生物和寄生虫实行控制，遗传背景明确或来源清楚，用于科学研究、教学、生物制品或药品检验，以及其他科学实验的动物。这里需要明确，实验动物和实验用动物（experimental animal 或 animal for research）是两个不同的概念，实验用动物是在实验过程中使用的动物，包括实验动物和非实验动物（经济动物如猪、牛、羊等家畜和养殖的蟾蜍等）。

第一节　实验动物分类及常用的实验用动物

一、实验动物分类

根据实验动物遗传质量标准化和微生物质量标准化的要求，可将实验动物进行不同的分类。

1. 按遗传质量标准化要求进行分类

（1）近交系动物（inbred strain animal）：也称纯系或纯种动物，是指在全同胞兄弟姐妹之间或亲代与子代之间的交配传代在 20 代以上的动物品系。交配传代越多，则其异质基因（杂合度）越少，遗传基因纯化度越高。

（2）突变系动物（mutant strain animal）：是稳定保持有特殊突变基因的动物品系，即由于动物的某些基因发生变异后，能够稳定地遗传下去，而产生的一个突变品系。此类动物个体具有同样的遗传缺陷或病症，如肿瘤、白血病、糖尿病、高血压和裸鼠（无胸腺和无毛）等，在医学研究中具有较大的应用价值。

（3）杂交群动物（hybrid animal）：也称杂交一代动物或系统杂交动物，简称 F1 动物，是指两个不同近交系动物经过有计划有筛选的杂交而产生的第一代动物（F1）。其特点是既具有近交系动物的遗传特点，又获得了杂交优势，与近交系动物有着相同的实验效果。

（4）封闭群动物（closed colony animal）：在同一杂交群体中，在不引入外来个体的条件下进行随机交配繁殖，封闭性繁殖达 4 代以上的群体称为一个封闭群。封闭群动物也称远交群动物。相对于近交系动物，此类动物的特点是其杂合性高，但在群体内又具有相对较高的遗传基因稳定性，其特有的遗传特征不易丢失，繁殖力强，某些发生基因突变的动物机体可发生某些异常或疾病，这些动物便可作为医学研究的模型。

（5）杂种动物（mongrel animal）：是指无计划随意交配而繁殖的动物。杂种动物具有易于饲养和管理的特点，但缺点是没有固定的遗传学特征，对实验反应不规律、重复性差等。杂种动物一般适用于各种筛选实验。

2. 按微生物质量标准化要求进行分类

根据目前我国使用的《实验动物寄生虫等级及监测标准》（GB14922.1）和《实验动物微生物

等级及监测标准》(GB14922.2)规定,实验动物按照微生物和寄生虫控制程度,分为普通动物、清洁动物、无特定病原体动物和无菌动物(悉生动物)四个级别。

(1)普通动物(conventional animal,CV):是指饲养在开放系统中,在微生物控制上要求最低,不携带人兽共患疾病和动物烈性传染病的动物。普通动物只达到实验动物微生物学质量控制中的最低要求,对实验结果的反应性较差,因而国际上普遍认为仅可作为生物医学中示教使用或作为某些实验方法探索的预实验使用,不可供科研、生产和检验使用。

(2)清洁动物(clean animal,CL):是指除不携带有普通动物应排除的病原之外,还不携带对动物危害大和对科学研究干扰大的病原。清洁动物是将无特定病原体动物或无菌动物,饲养于半屏障系统中,是根据我国国情而设定的一种过渡性实验动物等级。目前在我国已经成为适用于大多数教学和短期或部分科研的标准实验动物,是我国标准级别的实验动物。

(3)无特定病原体动物(specific pathogen free animal,SPF):简称SPF动物,此类动物是指除普通动物、清洁动物应排除的病原外,不携带主要潜在感染或条件致病和对科学实验干扰大的病原的实验动物。SPF动物来源于无菌动物或悉生动物,国际上公认这类动物可以适用于全部科研实验,是国际标准级别的实验动物。

(4)无菌动物(germ free animal,GF)和悉生动物(gnotobiotic animal,GN):无菌动物指无可检出一切寄生生命体的动物,即用现有的检测技术在动物体内外的任何部位均检不出任何活的微生物和寄生虫的动物。无菌动物来源于剖宫产或无菌卵的孵化,饲养于隔离系统。因此无菌动物是生来无菌的动物,主要用于特殊要求的实验研究。悉生动物也称已知菌动物或已知菌丛动物,是指无菌动物体内植入已知微生物的动物,按照我国的微生物学质量控制分类,与无菌动物属于同一级别,必须饲养于隔离系统。悉生动物来源于无菌动物,用于针对性研究植入的一种或几种微生物相关的实验。

二、机能实验常用的实验用动物

机能实验常用的实验用动物从种属上分主要有两大类:一类是哺乳纲动物,包括啮齿目的小鼠、大鼠、豚鼠,兔形目的家兔,食肉目的猫、狗,有蹄目的羊、猪和灵长目的猴、猩猩等;另一类是两栖纲动物,包括蛙和蟾蜍。机能实验本科教学中最常使用的动物包括:小鼠、大鼠、家兔、豚鼠、蛙和蟾蜍。

1. 小鼠

小鼠(mouse,*mus musculus*)是野生鼷鼠经过长期人工饲养和选择培育后的变种。小鼠是啮齿目中体型较小的动物。其易于抓捕、操作方便,且繁殖生产迅速,易于饲养和管理,因此是理想的实验动物。小鼠是目前世界上用量最大、用途最广、品种最多和标准化最彻底的哺乳类实验动物,广泛应用于各种医学生物学研究中。但由于小鼠体型较小,相对于较大的动物完成同样的手术难度更大,因此在机能实验教学中一般仅用于操作相对简单的实验。实验中常用的小鼠有昆明种小鼠、C57BL/6小鼠等。

2. 大鼠

大鼠(rat,*rattus norvegicus*)由野生褐家鼠人工驯化而成,个体间遗传学和寿龄较为一致,对实验条件反应也较为近似,常被誉为精密的生物工具,实验用量仅次于小鼠。大鼠垂体 – 肾上腺系统功能发达,因此应激反应性强。大鼠血管对药物的反应敏感,血压反应灵敏,常用于研究心血管系统功能调节,尤其是血压调节。大鼠(包括小鼠)心电图中通常难见ST段,甚至有的导联测不到T波。此外,大鼠行为表现多样,情绪反应灵敏,常用于行为学和高级神经活动的研究。

大鼠激惹后具有一定的攻击性,使用时应注意操作规范和做好自我防护。实验中常用的大鼠有 SD 大鼠、Wistar 大鼠等。

3. 家兔

家兔(rabbit)耳大,表面分布有清晰的血管,便于注射和取血。家兔减压神经与迷走神经、交感神经干完全分开,属于传入性神经。兔胸腔中央由纵隔将胸腔分为左右两部,互不相通,进行开胸实验时,一般不需要人工呼吸。家兔对体温变化的反应十分灵敏,最易产生发热反应,而且发热反应典型、恒定。实验中常用的家兔有大耳白兔、中国白兔、新西兰白兔等。

4. 豚鼠

豚鼠(guinea pig)原产于南美,由野生豚鼠中的短毛种驯化而来,毛色常见有白色和黑棕白三色两类。豚鼠无尾,耳圆,性情温顺、胆小,对外界刺激极为敏感。豚鼠听觉发达,耳蜗管敏感,便于做听力实验;对各种抗生素高度敏感,尤其是青霉素和四环素类;切断两侧迷走神经可以引起肺水肿,可用于复制典型的急性肺水肿动物模型,较其他动物症状更加明显。实验中常用的豚鼠有英国种的短毛豚鼠等。

5. 蟾蜍

最常用于实验的两栖纲动物是无尾目中的蟾蜍(toad,*bufo gargarizans*),蟾蜍皮肤粗糙,不善跳跃,易于抓持。蟾蜍为变温动物,心脏有两个心房、一个心室,心脏起搏点位于静脉窦。两栖类动物比哺乳动物更加低等,离体组织和器官能够在不提供恒温、供氧等条件下,长时间保持存活并维持一定的生理功能,因此常用于进行离体心脏灌流、神经 – 骨骼肌功能测定等实验。

蟾蜍在我国被列为"三有动物",即有益、有重要经济价值、有科学研究价值的陆生野生动物,野生蟾蜍不宜被列入实验动物,机能实验中更多选用养殖的蟾蜍,部分实验亦可用牛蛙替代。

(复旦大学 严钰锋)

第二节 实验动物选择

动物年龄、性别、健康状况及个体差异对实验结果往往有直接影响,不同实验对这些条件有具体的要求。一般来说,最好选择性别相同、年龄一致或接近、个体状态大致相同的健康活泼动物作为实验对象。

1. 实验用哺乳动物健康状况判定

动物的健康状况对实验结果正确与否有直接的影响。一般情况下,健康动物对药物的耐受能力较有病动物强,有病动物易于中毒死亡,不健康的动物由于内环境已有某种程度的改变,故对各种处理反应能力降低,应激耐受力差,易使实验结果失真。用于实验研究的动物除特殊要求外,必须都是健康、营养状态良好的动物。实验用哺乳动物健康状况判定如下。

(1)一般状态:体格外观发育正常,无畸形、无外伤,体形丰满,胸廓和背部发育良好,臀部浑圆而匀称,四肢及背部正常,行动迅速,反应灵敏,不迟钝也不亢进,步态无异常。

(2)营养状况:营养良好,饮食和排尿、排便正常,体质量不低于该年龄应达到的平均指标。腹部无膨大或塌陷,无腹泻,肛门周围无稀便或分泌物污染。

(3)皮肤和毛发:皮肤完整无缺损、无感染,毛发清洁、浓密、柔软有光泽,无脱毛或毛发蓬乱现象。

(4)头面部:瞳孔清晰,目光有神,结膜无充血,口鼻端湿润清洁、无大量分泌物。

11

（5）四肢：四肢站立有力，无震颤或瘫软，脚掌无充血、水肿，趾甲干净、有光泽。

2. 实验动物年龄的辨认

不同的实验对动物年龄有不同的要求，一般情况下采用发育成熟的青壮年动物。只有记录动物出生日期才能准确计算动物的年龄，通常可根据动物的体质量和某些生理特征来判定它们的年龄（表2-1、表2-2、表2-3）。

表2-1　大耳白兔年龄与体质量的关系

年龄（天）	体质量（雄/雌,g）	年龄（天）	体质量（雄/雌,g）
30	530/530	210	3 200/3 510
60	1 180/1 170	240	3 400/3 990
90	1 710/1 790	270	3 500/4 240
120	2 380/2 370	300	3 630/4 380
150	2 880/2 880	330	3 660/4 460
180	2 890/3 150	360	3 730/4 550

表2-2　SD大鼠年龄与体质量的关系

年龄（周）	体质量（雄/雌,g）	年龄（月）	体质量（雄/雌,g）
4	70/70	3	280/220
5	115/110	4	300/230
6	165/150	6	420/285
7	210/175	9	500/350
8	260/200	12	535/400

表2-3　昆明种小鼠周龄与体质量的关系

年龄（周）	体质量（雄/雌,g）	年龄（周）	体质量（雄/雌,g）
0	2.01/1.95	5	33.25/27.90
1	5.82/5.54	6	39.25/32.80
2	8.35/7.90	7	39.90/34.70
3	14.80/13.55	8	40.05/34.80
4	22.66/21.35		

3. 实验动物性别的识别

性别对一些实验的影响不大，可以雌雄搭配或各半，混合使用。但对一些特定的实验，性别对于实验结果有影响，例如骨折愈合受雌性动物动情周期的影响，此类实验宜选用雄性动物。

（1）小鼠、大鼠的性别识别：成年鼠雄性有明显膨起的阴囊和阴茎，雌性有明显的乳头和阴道口，因此较易区分。此外，性别判定的要点是：外生殖器（阴蒂或阴茎）距离肛门间隔短的是雌性,间隔长的为雄性。

(2)豚鼠的性别识别:豚鼠的性别也容易通过外生殖器的形态来判定。雌性外生殖器阴蒂突起比较小,用拇指按住这个突起,其余指拨开大阴唇的被褶,可看到阴道口,但是一定要注意,豚鼠的阴道口除发情期以外有闭锁膜关闭。雄性外生殖器有包皮覆盖阴茎的小隆起,用拇指轻轻按住包皮小突起的基部,龟头突出容易判别。

(3)家兔的性别识别:家兔根据雌性阴道口的存在及雄性阴囊部膨胀和阴茎的存在相区别。此外可根据肛门与尿道开口处之间的距离及尿道开口部的形态来判别,雄性肛门和尿道开口部之间的距离是雌性的 1.5 ~ 2 倍。手指按压靠近尿道开口处的下腹部,雌性肛门和尿道开口部之间的距离不明显伸长,尿道开口依然指向肛门方向;雄性则距离明显伸长,尿道开口指向肛门相反的方向。雌性的尿道开口部形状是裂缝、细长形,雄的则是圆筒形。

(4)蟾蜍的性别辨认:将蟾蜍皮肤提起,雄性通常会发出叫声。提起蟾蜍,前肢做拥抱状为雄性,前肢伸直则为雌性。另外,可观察蟾蜍前趾蹼上有无棕褐色小突起(通常分布在拇指和示指间的蹼上),有为雄性,没有则为雌性。

4. 实验动物选择原则

从理论上讲,绝大部分哺乳类动物和两栖类动物都能用于医学实验,但不同类型的实验有不同的实验目的和要求。因此,应针对实验目的和要求,结合各种实验动物的生物学特性,根据以下原则进行选择。

(1)易获性原则:小型啮齿类动物具有多胎性、繁殖周期短、易于饲养的优点,因此可大量饲养用于实验;而一些不具有多胎性、繁殖周期长的动物,如灵长类动物、受国家保护的稀有品种动物不宜选择用于实验。

(2)经济性原则:猪、羊等家畜也具有多胎性、繁殖周期短、易于饲养的优点,但体形大、成本高,通常较少用于实验。

(3)可控性原则:有些动物具有较强的攻击性,如大型犬科动物,一般教学实验不宜选择。如有特殊实验要求,应由专业人员保定与麻醉,或用于示教实验。

(4)相似性原则:根据实验目的及要求,机能实验需选择与人体机能、代谢、结构及疾病特点具有相似性的动物。如研究皮肤散热功能就不能选择无皮肤汗腺的犬类动物,研究基础代谢功能就不能选择两栖类动物。

(5)重复性和均一性原则:为保证实验结果的可重复性、稳定性和可靠性,应选用标准化实验动物,排除因遗传上的不均质而引起的个体反应差异和动物所携带微生物、寄生虫及潜在疾病等对实验结果的影响。

(复旦大学 严钰锋)

第三节 实验动物保护

随着人类文明的进步,实验动物福利方面的问题已逐步被人们所重视。人们普遍认为实验动物是有感觉的生命,人类要善待动物,尊重动物的生存权,主张在符合科学研究目的的前提下,进行动物实验同时采用合理手段保护动物,减少动物的用量,使动物避免不必要的痛苦、不安和死亡,充分顾及和体现实验动物福利。2003 年我国《实验动物管理条例》正式将动物福利内容写入其中。联合国将每年的 4 月 24 日认定为"世界实验动物日",以表达对实验动物的尊重,对生命的敬畏。

一、实验动物福利

1. 实验动物福利的概念

实验动物福利是实验动物在整个生命过程中得到保护的具体体现,其实质就是为了保证实验动物的康乐。也就是让实验动物在康乐的状态下生存,其标准包括实验动物无任何疾病,无行为异常,无心理紧张、压抑和痛苦等。

国际上普遍认可的实验动物福利为"五大自由":①享受不受饥渴的自由,保证提供动物保持良好健康和精力所需要的食物和饮水;②享有生活舒适的自由,提供适当的房舍或栖息场所,让动物能够得到舒适的睡眠和休息;③享有不受痛苦、伤害和疾病的自由,保证动物不受额外的疼痛,预防疾病并对患病动物进行及时的治疗;④享有生活无恐惧和无悲伤的自由,保证避免动物遭受精神痛苦的各种条件和处置;⑤享有表达天性的自由,被提供足够的空间、适当的设施及与同类伙伴在一起。

2. 实验动物福利的基本要求

实验动物福利体现于实验动物饲养过程、动物实验之前、动物实验过程中及动物实验后的各个阶段。

(1)实验动物饲养过程中的福利要求:实验动物需要良好的居住环境,体现在居住环境温度、湿度、换气次数、气流强度、空气洁净度、氨浓度、噪声、照度、昼夜明暗交替时间等多个方面。饲养设备和饲养密度也要符合实验动物的生活习惯,让实验动物有安全、舒适和自然的感觉。同时对饲料、饮水和垫料也均有明确的要求。需提供卫生、营养、全面、适口、量足的饲料,满足实验动物不同的营养需要,降低食物中有害物质含量。饮水卫生条件也要符合国家标准。垫料应选择松软、吸湿性强、无异味,不含重金属及芳香类、挥发性物质的材料。饲料、饮水和垫料都要进行严格的微生物、寄生虫的控制,保证实验动物不受疾病之苦。

(2)动物实验之前的福利要求:动物实验之前需要对实验人员进行必要的实验动物科学知识和伦理培训与教育,加强实验人员人文素养的培养和技术水平的提高,要本着"3R"的原则,合理设计动物实验方案。注重科学研究与实验动物福利协调发展。

1959 年,英国的动物学家 W. M. S. Russell 和微生物学家 R. L. Burch 出版的《人道主义实验技术原理》一书,第一次全面系统地提出了以实验动物减少(Reduction)、替代(Replacement)与优化(Refinement)作为目标的动物实验替代方法理论,即"3R"理论。

1)减少:是指如果某一研究方案中必须使用实验动物,同时又没有可行的替代方法,则应把使用动物的数量和次数降低到实现科研目的所需的最小量和最少使用次数。使用较少量的动物获取同样多的实验数据或使用一定数量的动物获取更多的实验数据。如使用遗传质量高度均一的近交系动物,在可能情况下,不同的研究课题合用同一批动物,改进实验设计与统计方法,合理减少实验样本数等。

2)替代:是指使用低等级动物代替高等级动物,以小动物实验替代大动物实验,或不使用活着的脊椎动物进行实验,而采用其他方法达到与动物实验相同的目的。如以单细胞动物、细胞、微生物和组织替代器官和整体动物,以另一品种替代难以获得或受法律保护的品种,以计算机模拟替代实验的实际进行。

3)优化:是指在符合科学原则的基础上,通过改善动物设施、饲养管理和实验条件,精选实验动物、技术路线和实验手段,优化实验操作技术,尽量减少实验过程对动物机体的损伤,减轻动物遭受的痛苦和应激反应,使动物实验得出科学的结果。

(3)动物实验过程中的福利要求:动物实验过程中,为了减少动物的痛苦,一定要合理选择麻醉药物,合理选择麻醉途径,掌握好麻醉深度。在捉拿、保定实验动物时,一定要做到动作温和,不得粗暴对待实验动物,更不许虐待动物;在需要手术时,一定要减小创伤面,减少动物失血,快速、准确地完成实验。时刻观察实验动物的变化,对实验动物进行抚摸等心理安慰和关爱。

(4)动物实验后的福利要求:动物实验后,实验动物可以恢复到正常健康状态的,实验人员应对动物进行细致的护理,注意观察实验动物的反应,出现问题要及时处理,帮助其尽快恢复。如果无法恢复到健康状态,需要终止生命,对实验动物尽量采用安乐死措施,减少实验动物因死亡时疼痛而造成的折磨。然后将其尸体送至回收处,由专人负责处理。

综上所述,实验动物福利贯穿实验动物整个生命过程,实验人员应时刻考虑到实验动物的需要,善待实验动物,努力改善实验动物的各种条件,尽可能地减少给实验动物带来的伤害。

3. 机能实验中动物福利要求

根据《实验动物管理条例》中有关实验动物福利的基本要求,在机能实验中,我们应尽可能做到保障动物福利。

(1)实验前,进行机能实验学动物实验操作培训,实验全过程严格遵守操作规范。

(2)实验中必须爱护动物,严禁戏弄、伤害、虐待动物,如拔除须毛、提拉耳朵、倒提尾巴或后肢、以锐器伤害动物身体和皮毛等行为。

(3)严格按照要求对动物进行麻醉,在未达到应有的麻醉状态前,不能进行手术。对清醒的动物应进行一定的安抚,以减轻它们的恐惧和焦虑。

(4)实验过程中,仔细观察动物的状态和反应,如果出现麻醉失效,应及时补充麻醉剂。

(5)手术操作要轻柔准确,避免粗鲁的动作或随意牵扯、翻动动物内脏器官,手术切口应用温生理盐水纱布覆盖。

(6)实验结束后,对能够存活的动物给予及时治疗和照顾,使之尽快恢复健康;对难以存活而需要处死的动物,应尽快采取安乐死措施,以免除其痛苦。

二、世界实验动物日

1979年,由英国反活体解剖协会(NAVS)发起,确定每年的4月24日为"世界实验动物日(The World Lab Animal Day)",前后一周则被称为"世界实验动物周"。世界实验动物日是受联合国认可的、国际性的纪念日,在世界各地都有动物保护者在这一天及前后的一周举行各种活动纪念。国内高校和科研院所每年在4月24日世界实验动物日也应当进行适当的纪念活动,如在动物纪念碑前鞠躬行礼、敬献鲜花等,表达对实验动物的尊重、对生命的敬畏。

(西安交通大学　霍福权)

第三章 动物实验基本方法与技术

　　动物实验的基本方法与技术包括:动物的捉拿、保定、编号、麻醉、给药、标本采集和处死等,也包括常用的手术方法和离体标本制备技术。制备各种符合临床实际和病理过程的动物模型是最有意义的实验方法技术,具体将在基础性实验和综合拓展性实验中介绍。

第一节　实验动物捉拿与保定及编号

ℯ 微视频　实验动物捉拿与保定

一、实验动物捉拿与保定

　　动物的捉拿和保定是进行动物实验必须熟练掌握的基本操作之一。对不同习性的动物,应采用不同的方法,将其保护性固定在便于进行实验操作和观察记录的体位。以下介绍几种动物的捉拿和保定的常用方法。

　　1. 家兔

　　家兔习性温顺,自笼中取出时,应一只手抓住其背部的皮肤,再用另一只手托起家兔的臀部(图 3-1)。捉拿家兔时切忌用手抓提兔耳或强拉某一肢体。依实验的不同需要,家兔的保定常用兔盒保定法或兔台保定法。

　　(1)兔盒保定法:在进行兔耳缘静脉注射、取血,观察兔耳部血管变化或测量体温(肛温)时,可将家兔置于木制或铁制的兔保定盒内,使其头部伸出兔盒前壁凹形口,关上兔盒顶盖即可(图 3-2)。

　　(2)兔台保定法:在进行兔颈、胸、腹部手术时用兔台保定。保定方法是:先将捆绑用布带(绳)作成活的圈套,分别紧套在家兔四肢踝关节上方,将兔仰卧保定于兔台上,并用兔头保定器保

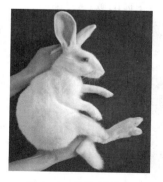

图 3-1　家兔捉拿法

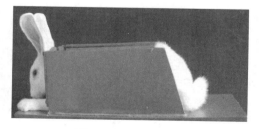

图 3-2　兔盒保定法

定兔的头部,前肢保定带从兔背后交叉穿过,压住对侧前肢,四条保定带分别系在兔台上的保定桩上(图3-3)。

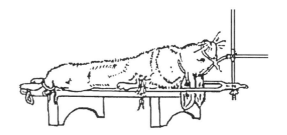

图3-3　兔台保定法

2. 犬

实验常用比格犬,在捉拿时可以从犬的侧面靠近,轻轻抚摸犬项背部的皮毛,用保定带迅速绑住其嘴,先在犬的上颌处打一个结,再绕回到下颌处打第二个结,最后将布带引至犬的后颈项部打第三个结(图3-4)。在犬麻醉后解开绑嘴带,将犬放在实验台上,用头部保定器保定犬头,犬的四肢保定同兔台保定法。

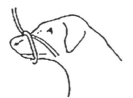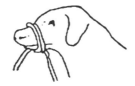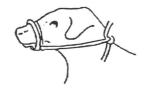

图3-4　犬嘴保定法

3. 大鼠

大鼠牙齿锋利,捉拿时要特别提防被其咬伤。从鼠笼内捉拿大鼠时要戴上布手套,右手抓住大鼠的尾巴,用左手抓住其头项部皮肤(图3-5);亦可用右手抓住大鼠的尾巴,以左手握住大鼠的整个身体(图3-6)。若需对大鼠进行手术,则先将大鼠麻醉,然后再将其保定在鼠手术台上。

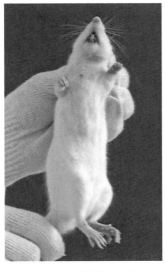

图3-5　大鼠捉拿法(1)

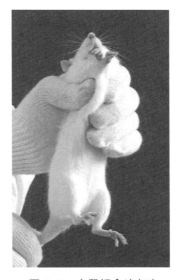

图3-6　大鼠捉拿法(2)

4. 小鼠

小鼠较大鼠性情温和,捉拿时可用左手抓住其两耳后头项部皮肤,将鼠体置于左手中,然后再用无名指和小指夹住鼠尾(图3-7),用右手操作即可。如操作时间较长,也可将小鼠保定在鼠台上。

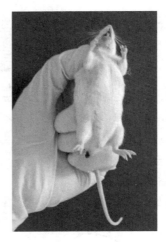

图 3-7　小鼠捉拿法

5. 蟾蜍

捉拿蟾蜍时通常以左手持蟾蜍,用左手示指和中指压住一侧前肢,大拇指压住另一前肢,用右手将蟾蜍的两后肢拉直,再用左手无名指和小指将拉直的后腿压住保定,用右手进行操作。捉拿蟾蜍时应特别注意勿挤压蟾蜍两侧耳部突起的毒腺,以防毒液射出。如需长时间保定蟾蜍,可先破坏蟾蜍的脑和脊髓,然后用剖钉将蟾蜍保定在蛙板上(图 3-8)。

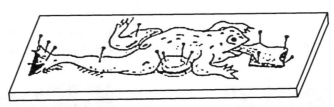

图 3-8　蟾蜍保定法

二、实验动物编号

机能学实验的动物,特别是大鼠或小鼠数量往往较多。为了使实验动物之间能够区别和识记,在进行实验的时候,常常需对实验动物在随机分组后进行编号。目前,编号的方法无统一规定,以下仅介绍一些常用的方法。

1. 小鼠和大鼠的编号

常用 3%～5% 的苦味酸溶液(黄色)或 0.5% 中性品红溶液进行标记。标记时,用棉签蘸少许染液,在大鼠或小鼠的皮毛上逆着皮毛的走向进行涂抹。标记的顺序如图 3-9 所示,左上肢为 1 号、左下肢为 2 号、右下肢为 3 号、右上肢为 4 号、头顶为 5 号、头顶 + 左上肢为 6 号,以此类推 7—9 号,背部为 10 号。

2. 豚鼠和家兔的编号

豚鼠和家兔的编号可使用以下方法。

(1)给其动物笼进行编号。

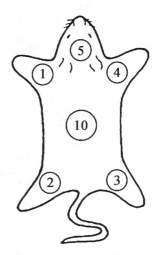

图 3-9　小鼠(或大鼠)皮毛标记编号法

（2）白色被毛的豚鼠或家兔，可按上述给大鼠的编号方法进行标记。

（3）其他颜色被毛的豚鼠或家兔，可按其被毛颜色进行个体识别。

（4）在耳内侧无血管的部位，在局部麻醉的情况下用打墨器打上相应的数字进行标记。

（西安交通大学　陈莉娜）

第二节　实验动物麻醉

动物实验常需进行某些手术操作及测量操作，为了避免实验中动物活动挣扎，通常在实验前要对实验动物进行麻醉。由于实验目的、手术方法、部位及实验动物种类的不同，故对实验动物麻醉所采用的方法也有所不同。

1. 局部麻醉

局部麻醉常用于一些表层部位的手术，一般是用1%普鲁卡因溶液作浸润麻醉。根据手术切口大小，麻药用量一般1～3 mL。在进行浸润性麻醉注射时，先沿手术切口方向把针头全部刺入皮下，回抽针芯如无回血则边退针头边推注药液，直至整个切口区域被浸润。最后在注药部位轻轻揉压以加快药物浸润速度。

2. 全身麻醉

如果手术部位较深或手术范围较大，如心脏、肝、小肠及输尿管等手术，则应采用全身麻醉。麻醉药给入后若动物卧倒不动、呼吸变深变慢、角膜反射迟钝、四肢肌肉松弛无力、疼痛反射消失，则表明其已处于完全麻醉状态。

（1）吸入麻醉：异氟烷吸入麻醉是目前应用较广泛的动物吸入麻醉方法，麻醉过程更容易掌控，对动物的生理指标影响较小，实验重复性好，适合各种动物的短时和长时麻醉。为控制异氟烷吸入量需依赖动物麻醉机，根据麻醉效果调节输出气体所需要的流量。乙醚吸入麻醉一般适合于大鼠、小鼠的短时间操作性实验。由于乙醚易挥发、燃点低、遇火易燃烧，故操作过程中应注意防火。

（2）静脉、肌内和腹腔注射：该法操作简便，是动物实验较常采用的麻醉方法之一。由于各种麻醉剂作用时间长短及毒性不同，所以在进行静脉、肌内及腹腔注射时要注意控制药物浓度和剂量（表3-1）。麻醉药的用法和剂量详细情况请参阅本书附录三。

表 3-1　常用注射麻醉药的用法和剂量

药品	动物	给药途径	药液浓度（%）	给药量	麻醉持续时间
戊巴比妥钠	犬、兔	静脉注射	3	1 mL/kg	2～4 h
	鼠	腹腔注射	0.5	0.66 mL/100 g	
乌拉坦	兔	腹腔注射	20	5 mL/kg	2～4 h
		静脉注射	20	5 mL/kg	
	鼠	腹腔注射	10	1.2 mL/100 g	

（西安交通大学　陈莉娜）

第三节　实验动物给药方法

在动物实验中,为了复制一个特定的动物疾病模型或者为了观察药物对动物功能、代谢及形态结构的影响,常需要将药物投入动物体内。动物给药途径与方法是多种多样的,具体实验中采用何种方法应根据实验目的、实验动物种类和药物剂型等来确定。动物实验中常用的给药途径与方法如下。

💿 微视频　实验动物给药方法

1. 经口给药

经口给药适用于小鼠、大鼠、豚鼠、家兔及犬等动物。经口给药有口服和灌胃两种方法。口服法可将药物拌入饲料或溶于饮水中,药物随动物的摄食而进入动物体内,但药物进入动物体内的剂量常常难以控制。因此,为保证给予动物准确剂量的药物,常采用灌胃法。

（1）小鼠灌胃法:操作时以左手拇、示、中三指捏住小鼠项背部皮肤,然后用其余两指压住其尾部及下肢。将小鼠的腹部朝上,右手将灌胃器针头从小鼠的口角处插入口腔,用灌胃器针头抵压小鼠的上腭部,使其口腔与食道成一直线,然后再将灌胃器针头沿上腭壁轻轻送入食道,当感觉稍有抵抗时（该位置相当于食道通过膈肌的位置）即可注药。灌胃容量一次为 0.1 ~ 0.3 mL/10 g 体质量。操作时手法应轻巧,以免损伤食道,切勿将药物灌入气道。

（2）大鼠灌胃法:与小鼠灌胃法相仿,但常需要两人配合操作。一次注药量为 1 ~ 2 mL/100 g 体质量。

（3）家兔灌胃法:如用兔保定箱,可一人操作。左手将开口器固定于兔口中,将舌压在其下,右手将灌胃管（常用导尿管代替）从开口器插入食道 16 ~ 20 cm 即可注药。如无保定箱,需两人合作。一人坐好并将兔的躯体及下肢夹在两腿之间,左手紧握兔的双耳并保定头部,右手抓住兔的两前肢。另一人将开口器放在兔口中,经过开口器中央的小孔将灌胃管慢慢沿上腭壁插入食道 16 ~ 20 cm 即可注药（图 3-10）。药物注完后再注入少量清水,将灌胃管内残留药液注入胃内,然后拔出灌胃管,取下开口器。兔灌胃一次注药量为 10 mL/kg。为了避免灌胃管误入气管,可将灌胃管外端放入盛有清水的烧杯中,若有气泡从灌胃管开口处逸出,则多为灌胃管进入气道,此时兔挣扎不安。

（4）犬灌胃法:给犬灌胃时应先将犬的头部保定。取导尿管或软胶皮管（内径 0.3 cm,长 30 cm）,用温水将其湿润后从犬的口腔插入食道约 20 cm 即可,然后用注射器推入药液（图 3-11）。

2. 注射给药

（1）皮下注射:一般选择在动物的背部进行。注射时用左手提起背部皮肤,右手将针刺入其

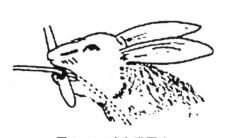

图 3-10　家兔灌胃法

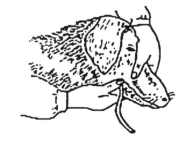

图 3-11　犬灌胃法

皮下,然后左右轻轻摆动针头,若针头摆动容易则表明针已刺入皮下,即可注药。拔针时应注意按压针刺部位,防止药液外漏。

（2）皮内注射:先将注射部位的被毛剪去,用75%乙醇消毒皮肤,然后用左手拇指、示指固定该部皮肤使之绷紧,右手持针,将针在左手拇指、示指中间紧贴皮肤表层刺入皮内即可注射,若注射后在注射皮肤表面鼓起一小皮丘,即表示注射成功。

（3）肌内注射:通常选择在肌肉发达、无大血管通过的臀部和股部。注射时,将注射针头与注射部位皮肤成60°角快速刺入,回抽针芯无回血即可注药。注射结束后用手轻轻按摩注射部位以促使药液快速吸收。

（4）腹腔注射:抓好动物,在动物下腹部腹白线稍左或右的位置,将注射针头与皮肤面成45°角刺入,有突破感或落空感后即可注药（图3-12）。

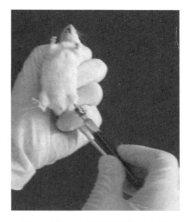

图3-12　小鼠腹腔注射方法

（5）静脉注射:静脉注射部位与方法因动物种类不同而有所不同。

1）小鼠与大鼠:一般多采用尾静脉注射。由于左右两侧静脉容易固定,故注射时应首先选用。注射时应先将动物保定在鼠筒内或扣于烧杯中,使其尾部露出,用40～50℃的温水将鼠尾浸泡半分钟,或用75%乙醇、二甲苯涂擦鼠尾使其静脉扩张。用左手拇指、示指捏住鼠尾的近心端两侧使静脉充盈,用中指从鼠尾下面托起鼠尾中部,无名指与小指夹住鼠尾末端,右手持注射器（连接4号针）使针头与静脉平行,自距鼠尾末梢2 cm处进针注射（图3-13）。如插入静脉腔内则注射时无阻力,否则局部隆起发白。若需重复多次注射应依照先远心端后近心端的顺序进行。

2）家兔:一般采用耳缘静脉注射。先除去注射部位的被毛,用手指轻弹兔耳使耳缘静脉充盈,然后用左手示指、中指或动脉夹夹闭静脉近心端,拇指与无名指、小指配合固定远心端（图3-14）,右手持注射器刺入静脉,回抽针芯有回血后解除夹闭,缓慢注入药液。如推注有阻力,且局部肿胀,表明穿刺失败。拔出针头后应注意止血。如需多次注射,也应依照先远心端后近心端的顺序进行。

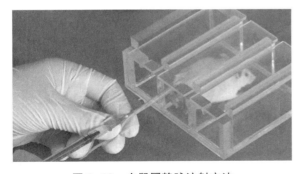

图3-13　小鼠尾静脉注射方法

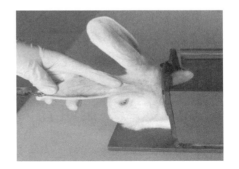

图3-14　家兔耳缘静脉注射方法

3）犬:多选择犬前肢皮下头静脉或后肢小隐静脉注射。首先除去注射部位的被毛,用橡皮止血带或由助手握紧肢体近心端使静脉充盈,然后用针头向近心方向刺入,如有回血即可解除夹闭,缓慢注射药液（图3-15、图3-16）。

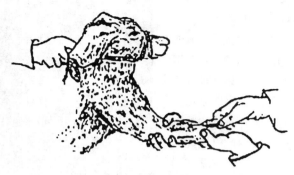

图 3-15　犬前肢头静脉注射方法

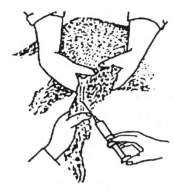

图 3-16　犬后肢小隐静脉注射方法

　　4）蛙：捣毁蛙脑和脊髓，将其仰卧保定于蛙板上。沿蛙的腹中线左旁 0.5 cm 处纵行剪开腹部组织，用左手拇指、示指捏住已剪开的腹壁并向上翻转即可见到紧贴于腹壁肌肉纵行的腹静脉，右手持注射器将针头向近心方向刺入腹静脉，注射药液（图 3-17）。

　　（6）淋巴囊注射：蛙类常用此法给药。蛙类皮下有数个淋巴囊，极易吸收注入的药物。蛙类淋巴囊注射时常用头背部、胸腹部的淋巴囊。若采用胸部淋巴囊注射，则将针头从口腔底部刺入肌层，并使其穿过下颌肌层进入胸部淋巴囊注射给药（图 3-18）。

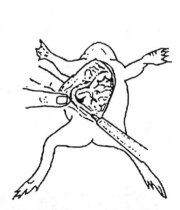

图 3-17　蛙腹静脉注射方法

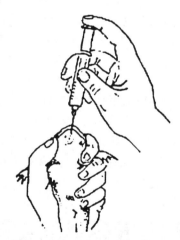

图 3-18　蛙淋巴囊注射方法

（西安交通大学　陈莉娜）

第四节　实验动物液体标本采集

　　🅔 微视频　实验动物取血方法

一、取血方法

1. 家兔血液采集

　　（1）心脏取血：置家兔于仰卧位，在第 3 肋间胸骨左缘 0.5 cm 处将注射针头垂直刺入心脏，血液随即进入注射器。一次可取血 20～25 mL。注意事项：①动作宜迅速，以免针头在心脏内停留时间过长和血液凝固；②如针头刺入心脏但抽不出血，可将针头稍微后退；③在操作过程中针头不应在胸腔内左右摆动，以防伤及心肺。

（2）耳缘静脉或耳中央动脉取血：除去血管表面皮肤的被毛，轻弹耳廓使血管扩张。用注射器针头在血管末梢端刺破血管取血或将针头逆血流方向刺入血管内取血，取血完毕后用棉球压迫止血。

（3）颈静脉或颈总动脉取血：先做颈部手术，分离出颈静脉或颈总动脉。用注射器针头向颈静脉的远心方向或颈总动脉的近心方向刺入取血。若需多次取血，建议做颈静脉或颈总动脉插管取血（见第五节中颈静脉插管、颈总动脉插管）。

（4）股静脉或股动脉取血：先做股部手术，分离出股静脉或股动脉，从血管远端向心方向插管取血（见本章第五节中静脉插管、动脉插管）。

2. 大鼠、小鼠、豚鼠血液采集

（1）尾尖取血：此法多用于大鼠、小鼠的少量反复采血。将鼠装入保定盒内，露出尾部，用 45～50℃温水浸泡鼠尾使血管扩张，然后剪去尾尖（有静脉丛，不可剪去过多），血液即自行流出，必要时用手轻轻从尾根部向尖部挤压数次取血。如需反复采血，每次可剪去很小一段鼠尾，取血后用棉球压迫止血，并用 4% 液体火棉胶涂于伤口。

（2）眼球后静脉丛取血：用 10 cm 长的玻璃管，一端烧制拉成直径为 1～1.5 mm 的毛细管。将玻璃管浸入 1% 肝素溶液，干燥后使用。取血时左手抓住鼠两耳之间的皮肤以固定头部，并轻轻向下压迫颈部两侧，以阻碍静脉回流，使眼球外突。右手持毛细玻璃管，从鼠眼内眦部插入，沿眶壁推进毛细玻璃管并轻轻旋转，插入 4～5 mm 后即达球后静脉丛，血液自行流入管内，拔出玻璃管，放松左手，出血即停止（图 3-19）。该法于数分钟后可重复使用。小鼠采血一次可采 0.2 mL，大鼠一次可采 0.5 mL，需要时可连续多次采血。

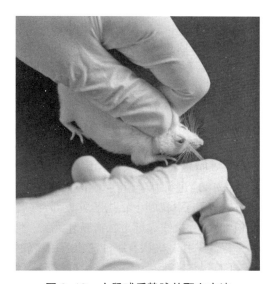

图 3-19　小鼠球后静脉丛取血方法

（3）心脏取血：动物仰卧位保定，剪去胸前区被毛，左手示指在左侧第 3～4 肋间触摸心脏搏动，右手用注射器针头于心搏最强处穿刺，血液即进入注射器。

（4）其他部位采血：必要时按家兔取血方法，也可从鼠的颈静脉、颈总动脉、股静脉或股动脉采血。

3. 犬血液采集

采集犬血液多采用静脉穿刺法。常用犬前肢内侧皮下头静脉（见图 3-15）或后肢小隐静脉穿刺（见图 3-16）采血。

二、收集尿液的方法

1. 小鼠、大鼠、豚鼠尿液收集

（1）自然排尿：将小鼠、大鼠或豚鼠装入可以分离采集尿液和粪便的代谢笼内，定时收集排出的尿液。

（2）强制排尿：按压小鼠、大鼠或豚鼠骶骨两侧的腰背部或者轻轻压迫膀胱的体表部位使其排尿，并将尿液收集至预先准备好的容器中。

2. 家兔尿液收集

（1）自然排尿：可使用家兔专用代谢笼或在通常使用的兔饲养笼下放置收集尿液的容器以收集家兔自然排泄的尿液。

（2）强制排尿：将家兔仰卧位保定，用甘油将导尿管润滑后缓慢从外尿道口插入至膀胱，尿液可自然流出，然后轻压家兔下腹部使其膀胱内的尿液尽量多地排出。

三、收集唾液、胆汁的方法

1. 唾液收集

犬颌下腺排泄管插管法：将犬麻醉后仰卧位保定于手术台上，并在其后肢静脉插入一静脉插管以维持麻醉。在颌下部和颈部剃毛，切开皮肤，找到颌下腺排泄管、舌下腺排泄管、舌神经及鼓索神经。在颌下腺排泄管上作一小切口然后插入引流管，结扎固定。将舌神经头端结扎、切断，保留鼓索神经。当刺激舌神经外周端时，即有唾液流出。

2. 胆汁收集

（1）胆囊瘘管法：挑选胸廓较宽且平坦的犬，麻醉后由剑突起沿中线向下切开 8 ~ 10 cm。找出胆总管，游离约 1.5 cm，在游离段的两端各用丝线结扎，再在两结扎线间切去约 1 cm，以防胆总管自行接通。将胆囊和肝组织分离，直到胆囊管为止。从胆总管切口处插入一直径约 1 cm 的引流管直至胆囊腔内，再用两线把引流管固定。将引流管引出至腹壁外，最后缝合腹壁中线的切口。

（2）胆总管插入法：首先用 2.5 mL 的生理盐水对大鼠进行灌胃。之后腹腔注射 20% 乌拉坦 0.6 mL/100g 进行麻醉，将麻醉的大鼠保定于手术台上，沿腹部正中线剃毛后切开皮肤 2 cm 至腹膜，从幽门向下找到十二指肠乳头部，再追踪至胆总管，并将胆总管轻轻剥离。从胆总管下穿过两根细线，一根线靠近十二指肠乳头部。将充满生理盐水的头皮针软管向肝方向插入胆总管，用另一根线结扎。确认有胆汁流出后用将软管固定，并由此收集胆汁。

（3）十二指肠瘘管法：将犬麻醉后，沿腹正中线切开腹壁，在胆总管入十二指肠的开口周围找出胰腺小导管，将其结扎并切断。在十二指肠正对胆总管的开口处作一纵切口并将一直径 0.3 ~ 0.5 cm 的套管插入胆总管内。将套管引至腹壁外，缝合腹壁切口。

（西安交通大学　陈莉娜）

第五节　动物实验常用手术方法

机能学动物实验中最常用的手术部位是颈部、腹部和股部，主要包括动物的保定和剪毛、切口、目标组织（如神经、血管）或者器官的分离、插管等步骤。颈部手术中，分离颈静脉并插管，可用于监测中心静脉压；分离颈总动脉并插管主要用于监测动脉血压，分离与颈总动脉伴行的神经可用于观察动脉血压的神经调节；分离气管并插管，既可保持气道通畅，也可进行呼吸功能变化的观察等。上腹部手术中，取小肠段可用于观察消化道平滑肌的生理特性及药物作用；下腹部手术中，膀胱插管常用于观察尿生成及其影响因素。股部手术中，常分离股动脉、股静脉和股神经，股动脉插管可用于血压监测、血样标本采集或者放血复制失血性休克模型等；股静脉主要用于静脉输液和静脉给药等;股神经常用于观察神经肌肉相关的实验。

🅔 微视频　常用手术器械介绍

🅔 微视频　家兔手术基本操作

1. 哺乳类动物常用手术器械

(1)手术刀:由刀柄、刀片构成,主要用于切开皮肤和脏器。常用的刀柄型号是 4 号和 7 号刀柄,刀片分圆刃、直刃和弯刃三种,可根据实际需要选择合适的刀柄和刀片。

(2)手术剪:手术直剪主要用于剪开皮肤、筋膜、肌肉等组织,也可用于剪断手术用丝线,但不能剪骨头等粗硬组织。手术弯剪用于剪去动物毛发。眼科剪主要用于剪断神经、血管剪口等。

(3)手术镊:有齿镊用于提起或者牵拉切口处的皮肤或者肌腱等,不易滑脱,但容易造成组织损伤。无齿镊用途和有齿镊相似,但不会损伤组织,因此也可用于夹持大血管、肠管、膀胱等脏器。眼科镊主要用于钝性分离血管、神经等细软组织。

(4)止血钳:有大、中、小不同型号,头端有弯、直两种。手术中可根据实际需要,选择合适型号的止血钳用于止血、牵拉或者钝性分离相应组织和脏器。由于止血钳闭合后会造成不同程度的组织损伤,因此血管插管术中暂时阻断血流时,不能使用止血钳。

(5)持针器和缝合针:有不同型号,用于缝合各种组织。

(6)咬骨钳:打开颅腔和骨髓腔时,可用咬骨钳去除骨质。蝶式咬骨钳用于咬切片状骨,剪式咬骨钳可剪切各种骨质。

(7)颅骨钻:用于开颅钻孔。配有不同口径的钻头,可根据实验所需骨窗大小选择使用。

(8)气管插管:由塑料或玻璃制成的"Y"形管,术中插入气管内可保持呼吸道通畅,也可连接于气体流量计等传感器监测呼吸功能。

(9)动脉夹:能夹闭血管而不损伤血管壁,常于血管插管术中暂时阻断血流,但不能用于术中止血。

(10)血管插管:由不同直径的塑料管制成,用于不同粗细动脉或静脉的血管插管术。

(11)输尿管插管或膀胱插管:塑料或玻璃制成,用于输尿管插管术或膀胱插管术。

(12)玻璃分针:常用于钝性分离血管和神经,使用时注意轻拿轻放,避免破损的玻璃分针误伤血管和神经。

2. 动物保定和备皮

实验动物在麻醉后也可能出现无意识的肢体运动,为了方便手术操作和实验记录,常会将麻醉动物以特定姿势保护性固定于手术台上。机能实验中最常用的保定姿势有仰卧位、俯卧位和侧卧位三种。仰卧位适用于颈部、腹部和股部等部位的手术和实验;俯卧位适用于颅脑和脊髓实验;侧卧位适用于耳蜗和肾脏相关实验。不管采用哪种姿势,都需分别固定头和四肢。固定头部时,用棉绳或皮筋勾住动物上门齿,系于手术台特制柱子上。固定四肢时,可用棉绳或皮筋打活套后分别套在腕关节或踝关节近端,拉紧后系于手术台上。

保定动物后备皮,需剪去手术区域的毛发以显露皮肤。剪毛工具为手术弯剪或电推剪。剪毛范围应大于皮肤切口。剪毛时应注意:①绷紧皮肤后,将工具平贴皮肤剪毛。剪毛时应避免用手提起毛发,以免剪破皮肤。②随时将剪下的毛收集入塑料袋或烧杯中,保持手术视野、手术台和实验室的整洁。

3. 手术切口

(1)手术切口的部位和大小:手术切口的部位和大小需根据实验动物种类和实验内容不同而定,需要注意切口部位的解剖结构和特点,避开或尽量减少对切口部位血管和神经的损伤。颈前区正中线切口上起于甲状软骨,下止于胸锁关节上缘,用于暴露气管、颈静脉和颈总动脉鞘;家兔颈前区切口长度为 5～6 cm,大鼠的切口长度为 2～3 cm。腹部手术切口时,常选择剑突下方正中线切口暴露剑突、胃和小肠,切口长度约为 6 cm(家兔);选择耻骨联合上方正中线切口暴露膀胱和输尿管,切口长度约为 5 cm(家兔)。分离股静脉、股动脉和股神经时做腹股沟切口,术者需先用手指感触腹股沟区动脉搏动,明确血管的走向,再延血管走向切开皮肤 3～5 cm(家兔)。

（2）手术切口的方法:术者一般站于实验动物右侧或根据实际需要站于靠近手术视野的位置,助手站于对面。机能实验中,手术切口常分为皮肤和皮下组织层、筋膜层、肌肉层进行。

1）皮肤和皮下组织层:方法一,术者左手绷紧切口区域的皮肤,右手持手术刀以适当力度切开皮肤和皮下组织。方法二,术者和助手各持一把皮钳,在拟切口线中部对称钳夹皮肤向上提起,由术者右手持手术直剪沿拟切口线剪开一个小口;术者右手换成止血钳,自切口分别向头端和尾端伸入,沿拟切口线反复撑开以分离皮下组织和筋膜层;术者右手再换成手术直剪,沿拟切口线分别向头端和尾端扩大剪口,直到切口起止点。

2）筋膜层:术者和助手各持一把止血钳,在切口中部对称钳夹筋膜向上提起,由术者右手持手术直剪沿拟切口线剪开一个小口;术者右手换成止血钳,自切口分别向头端和尾端伸入,沿拟切口线反复撑开以分离筋膜层和肌肉层;术者右手再换成手术直剪,沿拟切口线分别向头端和尾端扩大剪口,直到切口起止点。

3）肌肉层:由于肌肉组织富含毛细血管,为避免切口渗血,常用止血钳顺肌纤维方向反复撑开钝性分离。机能实验中,腹部手术可用手术刀或手术剪沿腹中线直接切开或剪开腹壁,以减少术中出血。

4）注意事项:术中要注意避免损伤血管,避免动物失血过多,并保持切口视野清晰。如有出血应及时止血,较大血管损伤出血时,常用止血钳钳夹出血点后丝线结扎止血;微小血管损伤引起组织渗血时,可用温湿纱布压迫出血部位止血。

4. 颈部血管、神经的辨认和分离

分离血管和神经时要注意其解剖位置和特点,按照先辨认后分离、先神经后血管、先细后粗的原则进行。血管和神经均为娇嫩组织,应使用玻璃分针、小号止血钳或眼科镊顺其走向尽量轻柔地钝性分离,避免钳夹或过于粗暴误伤血管和神经。

以家兔为例,颈部的血管和神经主要有颈静脉、颈总动脉、迷走神经、交感神经和减压神经。

（1）颈静脉的辨认和分离:颈静脉位于颈部皮下,左右各一,管径较粗、壁较薄、颜色较深。切开皮肤后,术者需将皮肤切口边缘向外牵拉,用止血钳钝性分离皮下组织和筋膜后即可看到。小心地钝性分离颈静脉周围的结缔组织,游离约 2 cm 穿线备用。注意避免用力牵拉或者用剪刀分离。

（2）颈总动脉鞘内血管和神经的辨认和分离:颈总动脉鞘位于气管的两侧肌肉深部,左右各一,术者需辅以手法牵拉并外翻肌肉层以充分暴露颈总动脉鞘。家兔的颈总动脉、迷走神经、交感神经和减压神经均位于颈总动脉鞘内(图 3-20),但四者的解剖关系不固定,分离前需根据颜色和粗细仔细辨认。颈总动脉颜

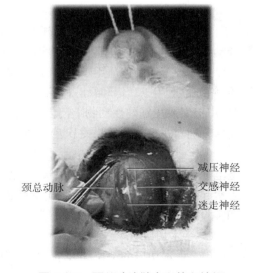

颈总动脉 —

减压神经
交感神经
迷走神经

图 3-20 颈总动脉鞘内血管和神经

色鲜红,管径较粗,可触及明显的搏动;与之伴行的三根神经均为白色,减压神经最细,迷走神经最粗,交感神经的粗细介于减压神经和迷走神经之间。先用玻璃分针小心地分离减压神经穿线备用,再依次分离交感神经和迷走神经分别穿线备用,最后分离 2～3 cm 长颈总动脉备用。

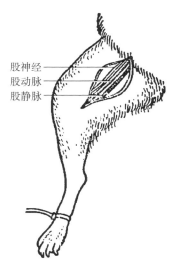

股神经
股动脉
股静脉

5. 股部血管、神经的辨认和分离

沿股部血管走向做腹股沟皮肤切口后,用小号止血钳继续沿血管走向钝性分离筋膜、肌肉,直至显露股血管。如图 3-21 所示,股静脉位置表浅,壁薄呈蓝紫色;股动脉位于股静脉外侧下方,壁较厚呈粉红色,可触及明显搏动;股神经呈白色,位于股动脉外侧。可用玻璃分针或眼科镊顺着血管方向小心地划开结缔组织将三者分离开,游离 2～3 cm 股静脉、股动脉即可。

图 3-21　股部的血管和神经示意图

6. 气管的分离与气管插管

颈部正中切口暴露气管后,沿气管走向用止血钳钝性分离气管两侧、气管和食道之间的结缔组织,自甲状软骨向肺端游离长 3～4 cm 的气管,穿线备用。如图 3-22 所示,在甲状软骨下 1～2 cm 处,先用手术剪在相邻两个软骨环间横向剪开气管前壁,剪口面积约占气管横截面 1/3～1/2;沿气管中线向头端剪断 1～2 软骨环,形成一倒"T"形剪口;检查气道内是否有血凝块或分泌物,清理后方可将洁净的"Y"形气管插管向肺端方向插入适当深度;将气管插管和气管一起结扎,将线尾绕过气管插管分叉处再次固定,防止插管脱出。

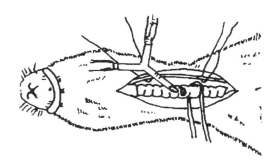

图 3-22　气管的分离与气管插管示意图

7. 血管插管

(1)静脉插管:颈静脉和股静脉是机能实验中常用的静脉插管部位。分离 2～3 cm 长的静脉穿双线备用,用动脉夹夹闭近心端,待静脉充盈后结扎远心端;向上轻提结扎线,用眼科剪在结扎处近心端约 0.5 cm 处以 45° 角在静脉前壁剪口;将充满液体的静脉插管沿近心端方向插入约 2 cm,取下动脉夹,用另一丝线将静脉和插管一起结扎并固定,防止插管滑脱。

(2)动脉插管:颈总动脉插管和股动脉插管常用于监测动脉血压或放血。分离长 2～3 cm 的动脉穿双线备用;远心端用一根丝线结扎,近心端用动脉夹夹闭;向上轻提结扎线,用眼科剪在距远心端结扎处约 0.5 cm 处以 45° 角在动脉前壁剪口;将肝素化处理过的动脉插管向近心端插入 1～2 cm,用另一根丝线结扎动脉和插管并固定,防止插管滑脱。

（3）注意事项：为了避免插管内形成凝血栓造成堵塞，插管前可先经耳缘静脉注射0.3%肝素生理盐水溶液（2 mL/kg）。若血管插管后需连接压力换能器或输液装置，应避免插管内有空气。

8. 膀胱插管

做耻骨联合上方正中线切口暴露膀胱后，轻柔地将膀胱牵拉出腹腔，仔细辨认膀胱三角区域。结扎外尿道后，用三把止血钳钳夹膀胱顶部腔壁向上轻提，用手术剪在膀胱顶部避开血管剪一个小口，将膀胱插管插入后结扎并固定。注意避免插管口紧贴膀胱壁造成堵塞，结扎时应避开膀胱三角区域。

（华中科技大学　席姣娅）

第六节　常用离体标本制备

一、蛙类离体标本的制备

1. 蛙类常用手术器械

（1）剪刀：包括粗剪、手术剪和眼科剪三类。

1）粗剪：用于剪断蛙类的脊柱、四肢长骨等粗硬组织。

2）手术剪：用于剪皮肤、肌肉等组织，也可用于剪手术丝线。

3）眼科剪：用于剪心包膜、血管和神经等细软组织。

（2）镊子：分类及用途详见本章第五节。

（3）金属探针：主要用于损毁蛙类的脑和脊髓。

（4）玻璃分针：用于分离神经、血管等组织。使用时轻拿轻放，使用前需检查尖端是否完整，以免误伤血管和神经。

（5）蛙心夹：用于钳夹蛙类心室组织，尾端通过丝线连于张力换能器，即能记录心脏的收缩和舒张活动。

（6）心脏插管：玻璃制插管，用于蛙类心脏插管及离体灌流。

（7）蛙板：用于蛙类固定或离体组织器官的制备。

（8）锌铜弓：润湿后接触神经以检查神经标本的兴奋性。

2. 坐骨神经－腓肠肌标本的制备

（1）破坏脑和脊髓：取蟾蜍（或牛蛙）1只，用水冲净后擦干。术者左手握住蟾蜍后用示指压住其头部前端，使头部前俯；右手持金属探针从枕骨大孔垂直刺入，有落空感时表明探针已进入枕骨大孔；然后向头端方向刺入颅腔，左右搅动捣毁脑组织；再将探针抽出至枕骨大孔位置，向尾端方向刺入椎管，上下搅动捣毁脊髓。重复前述动作，直至蟾蜍的呼吸消失、四肢松软。操作时术者应注意防护，避免蟾蜍毒液喷出，必要时立即用大量清水清洗。

（2）剪除躯干上部及内脏：术者持粗剪在骶髂关节水平上0.5～1.0 cm处横向剪断脊柱；左手握住脊柱断端和后肢，使蟾蜍的头、躯干上部及腹部内脏自然下垂；右手持粗剪刀，沿骶尾骨两侧剪开胸、腹后壁，再在耻骨联合上剪断腹壁，保留双后肢、骶尾骨、脊柱及坐骨神经。操作时注意，勿损伤坐骨神经。

（3）去皮：先用手术剪剪除肛周皮肤；用左手拇指和示指捏住脊柱断端，注意避开坐骨神经，右手捏住其上的皮肤边缘,稍用力去掉全部皮肤,将标本浸泡于任氏液中备用。

（4）游离坐骨神经：将标本取出,脊柱腹面向上置于蛙板,两端用剖钉固定,将浸有任氏液的玻璃板垫于下方;持玻璃分针游离脊柱旁的坐骨神经主干,任选一侧穿线后于近中枢端结扎;辨认坐骨神经沟（股二头肌与半膜肌之间的裂隙）的位置,并牵拉使其尽量成一条直线;剪断位于坐骨神经沟上的梨状肌及其附近的结缔组织,用玻璃分针循坐骨神经沟小心分离坐骨神经之大腿部分,然后在中枢端结扎线的上方用眼科剪剪断坐骨神经;左手轻提结扎线,右手持眼科剪小心剪断坐骨神经主干以外的所有分支,直至膝关节处为止（图3-23A）。操作时注意保持标本湿润,并避免损伤坐骨神经主干。

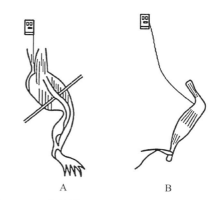

图3-23　坐骨神经-腓肠肌标本的制备示意图
A:游离坐骨神经;B:坐骨神经-腓肠肌标本

（5）制备坐骨神经-腓肠肌标本：将游离出的坐骨神经主干放于腓肠肌上,右手持手术剪将膝关节周围大腿肌肉组织全部剪除,必要时可用粗剪刮净股骨残端;在跟腱处游离腓肠肌肌腱,穿线结扎;换持手术剪在结扎线远端剪断腓肠肌肌腱,左手按住小腿,右手向上轻提肌腱处结扎线,即可游离腓肠肌;将坐骨神经和腓肠肌的结扎线握于左手上提使两者悬空,右手持粗剪先剪断股骨中段,再沿膝关节下缘剪断小腿,制成保留股骨残端的坐骨神经-腓肠肌标本（图3-23B）,置于盛有任氏液的培养皿中备用。

（6）用锌铜弓检查标本的兴奋性：将任氏液润湿后的锌铜弓快速接触坐骨神经,如腓肠肌发生明显而快速地收缩,则说明标本的兴奋性良好。将标本在任氏液中浸泡5～10 min,待标本的兴奋性稳定后再用于实验。

3. 坐骨神经-腓神经标本的制备

游离坐骨神经如前所述。至膝关节腘窝,继续沿腓肠肌的一侧分离腓神经至足趾,在腓神经末端用线结扎,并在结扎线的远端剪断该神经。将制备好的坐骨神经-腓神经标本置于盛有任氏液的培养皿中备用。

4. 带神经的缝匠肌标本的制备

（1）辨认蟾蜍的缝匠肌：如前述破坏脑和脊髓、剪除躯干上部及内脏、去皮后,将蛙腹面向上固定于蛙板,仔细辨认位于大腿腹面的缝匠肌。缝匠肌起自耻骨的外侧,止于胫骨上端的内侧,是一条细长薄片状的骨骼肌（图3-24A）。

（2）分离缝匠肌：小心分离附着于膝关节胫骨上端的缝匠肌肌腱,靠近膝关节处穿线、结扎,在结扎点靠膝关节侧剪断肌腱（图3-24B）。

（3）制备带神经的缝匠肌标本：在缝匠肌内侧下1/3、靠近膝关节处,沿缝匠肌与大内直肌之间的间隙仔细辨认支配缝匠肌的神经,此处神经直径0.2～0.3 mm,沿缝匠肌的内侧肌膜进入缝匠肌。顺着神经的走行向背上方,分离并剪除一部分大内直肌,暴露神经发出该分支的部位。顺神经两侧剪去肌膜,向中枢端尽可能长地分离神经并穿线,靠中枢端结扎后在结扎点躯干侧剪断神经。最后,小心地分离缝匠肌的耻骨联合端,穿线、结扎后在结扎点靠躯干侧剪断肌肉,将标本置于任氏液中备用。

（4）用锌铜弓检查标本的兴奋性：轻轻提起标本的神经部分,用任氏液润湿后的锌铜弓快速

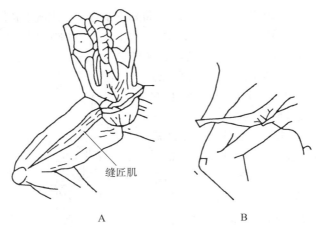

图 3-24　缝匠肌及其支配神经的解剖位置示意图
A:大腿腹面的缝匠肌;B:分离缝匠肌

接触神经,可见缝匠肌收缩,表明标本的兴奋性良好。

5. 蟾蜍腹直肌标本的制备

(1)暴露腹直肌:如前述破坏蟾蜍脑和脊髓后,背位保定于蛙板上。左手持有齿镊钳夹腹部皮肤,右手持手术剪沿正中线剪开腹部皮肤,暴露腹直肌。

(2)取腹直肌:先持粗剪剪断胸骨,左手用镊子夹持住腹直肌断端,右手换持手术剪沿一对腹直肌外缘剪开,取出腹直肌后置于盛有任氏液的培养皿中。

(3)制备腹直肌标本:沿腹白线将两片腹直肌剪开。持眼科镊取其中一条,分别以丝线结扎腹直肌的耻骨端、胸骨端,置于任氏液中备用。

6. 离体蛙心灌流标本的制备

(1)暴露心脏:如前述破坏蟾蜍脑和脊髓后,背位保定于蛙板上。持手术镊和手术剪自胸骨剑突下沿左、右两侧锁骨方向剪开胸部皮肤,并将其翻向头端。换持粗剪刀沿皮肤切口方向剪去胸骨、左右锁骨,使创口呈一倒三角形。用眼科镊提起心包,再用眼科剪沿心轴小心地剪开心包,充分暴露心脏。

(2)辨认心脏结构后固定心脏:如图 3-25 所示,从心脏的腹面可见左右心房、心室、房室沟、动脉圆锥及左右主动脉干等结构;用玻璃分针轻轻将心脏翻向头端,暴露心脏背面,可见到与心房下端相连的静脉窦(蛙心的正常起搏点),静脉窦与心房之间有一条半月形白色界限,称为窦房沟。仔细辨认心脏结构后,在心室舒张期将连有丝线的蛙心夹夹住心尖,线尾绕在剖钉上以固定心脏的位置。

(3)心脏插管:分离结扎右主动脉干,分离左主动脉干并穿线备用。左手向后上方轻提丝线,右手持眼科剪在左主动脉干前壁作"V"形剪口,剪口位置需根据蛙心插管前端长度而定,应保证插管头端能插入至心室腔内。将盛有任氏液的蛙心插管自剪口处向心脏方向插入,至动脉圆锥处将插管方向转向心室腔方向,待心室收缩时将插管头端插入心室腔内,若能观察到心脏收缩时血液涌入插管、心脏舒张时插管内液体进入心脏,则证明插管成功。用左主动脉干预留线将插管和动脉干结扎,将线尾绕过插管的小突起后结扎固定,以防插管滑脱。在插管成功后,助手需注意及时使用新鲜任氏液换洗插管内的血液,以防血凝块堵塞插管。

(4)游离心脏:左手向上轻提插管和蛙心夹,右手持眼科剪在静脉窦远心侧小心地剪断与心

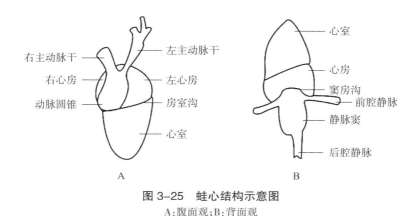

图 3-25　蛙心结构示意图
A:腹面观;B:背面观

脏相连的静脉及结缔组织,在动脉结扎处远心侧剪断动脉,游离心脏备用。

二、哺乳动物离体标本的制备

1. 离体肠管标本的制备(以家兔为例)

（1）做剑突下上腹部正中线切口:具体如本章第五节所述,快速打开家兔腹腔。

（2）取出小肠肠段:顺胃大弯找到胃幽门与十二指肠交界处,持手术剪自幽门下迅速剪取 10 cm 左右的肠段,置于盛有冷台氏液的烧杯中漂洗,去除肠系膜和肠内容物。

（3）制备离体肠管平滑肌标本:持手术剪将小肠剪成 2～2.5 cm 的小段,两端分别用丝线结扎,注意结扎面勿超过肠管横截面的 1/2。将肠小段移至 37℃台氏液中,通氧气备用。

2. 离体气管条标本的制备(以豚鼠为例)

（1）做颈前区正中线切口:如本章第五节所述做豚鼠颈前区正中线切口,迅速分离出气管。

（2）取出气管:自甲状软骨下剪断并取出全部气管,放入盛有克－亨液的培养皿中,剪除周围结缔组织。

（3）制备螺旋状气管条标本:向气管内插入直径略小于气管内径的小木棒,用大头针将气管固定在小木棒上。小心用刀片将气管切成轴 45°、2～3 mm 宽,总长 3～4 cm 的螺旋状条,做成螺旋气管条,放入盛有冷克－亨液的培养皿中备用。

（华中科技大学　席姣娅）

第七节　实验动物安乐死术

安乐死(euthanasia)指的是公众认可的、以人道主义的方式处死实验动物的过程,即尽量减少动物在丧失意识之前的痛苦,使动物不产生疼痛、惊恐、挣扎叫喊及其他不适表现,让动物没有惊恐或焦虑从而安静无痛苦地死亡。安乐死最重要的标准是:导致实验动物意识丧失的同时尽量减少动物的痛苦;导致意识丧失所需的时间尽可能短;对操作人员安全,容易操作,有可靠性且能重复;不可逆性;在道德上能为操作人员所接受;与动物的年龄、健康状况、品系和数量相适应;对环境无污染或无有害影响;不引起组织的化学变化,不增加组织的化学负荷,不引起会影响其后研究工作的组织病理学变化;对药物滥用无大的潜在危险;处死动物的地点应远离动物房并隔开;符合实验要求的经济性。

实验动物安乐死常用的方法有:颈椎脱臼法、空气栓塞法、放血法、断头法、药物注射法等。选择何种方法进行安乐死,要根据动物的品种、实验的目的以及对动物的脏器和组织细胞各个阶段生理和生化反应有无影响来确定。大多数动物可采用静脉注射或腹腔注射过量麻醉药处死。大鼠、小鼠可以用颈椎脱臼的方法处死;也可以用在不拥挤的箱体中暴露于 CO_2 或 N_2 气体的方法处死。机能实验中常用的安乐死术方法如下。

1. 颈椎脱臼法

此法用外力使动物的颈椎脱臼,断开脊髓和脑髓,导致实验动物无痛苦而死亡。颈椎脱臼法常用于小鼠、大鼠等小型实验动物的安乐死操作,能使实验动物快速丧失意识、减少痛苦,容易操作,并能保持动物内脏不受损害。颈椎脱臼法缺点是:当施力不当,特别是施力不够时,动物不能立即死亡,会造成动物痛苦以及肺、脾、肾等脏器充血和淤血。

具体方法:将鼠置于在饲养盒的盖上,一手抓住鼠的尾巴,稍稍用力向后拉,同时另一只手的拇指和示指迅速用力往下按压住鼠的头部,两只手用力,使颈椎脱臼从而造成脊髓与脑髓的断离。

2. 气体吸入窒息法

(1)吸入非麻醉性气体 CO_2 或 N_2 窒息法:该方法可用于各种实验动物的安乐死。优点是无环境污染,缺点是要安装专门的进排风系统,以避免实验人员吸入。

实施方法:将实验动物放在封闭的箱子中,将输送气体(CO_2 或 N_2)的胶管末端放入箱内并封闭好进气口;按照 SOP 规定,打开阀门充入气体,待动物倒下后再充气 15 s,使实验动物窒息而亡。

(2)吸入麻醉性药物窒息法:将实验动物置于干燥器或玻璃缸中,按照 SOP 规定释放麻醉药气体,如乙醚或氟烷等挥发性气体,使实验动物吸入过量麻醉药而死亡。优点是不用静脉注射,操作简单;缺点是乙醚易燃易爆。

3. 注射安乐死药物法

用于安乐死注射法的主要药物有巴比妥钠类、乌拉坦类等药物,施行安死术的剂量是麻醉剂量的 3 倍。静脉注射戊巴比妥钠是最佳的安乐死方法,人道且安全有效,作用迅速,动物几乎不会感觉到不适,缺点是药品价格较贵。

鼠类腹腔注射戊巴比妥钠 150 ~ 200 mg/kg 可使动物呼吸停止;家兔可静脉注射,注射剂量为 100 mg/kg,也可通过腹腔、胸腔或心内注射进行安乐死处死;犬给药途径同家兔,静脉注射剂量为 90 ~ 100 mg/kg。

4. 化学药物致死法

(1)静脉注入 KCl 溶液:主要用于深度麻醉的哺乳类实验动物的安乐死术。静脉注射时,KCl 量要大、速度要快,使动物的心跳迅速停止。家兔一般经耳缘静脉注射 10% KCl 溶液 5 ~ 10 mL 可致死。

(2)静脉注入甲醛溶液:甲醛可使血液内蛋白凝固,注入实验动物后可因全身血液循环严重障碍和缺氧而致使动物死亡,一般在深度麻醉后使用。处死犬时,经静脉注射 10% 甲醛溶液 20 mL 可致死。该方法的优势是价廉,缺点是甲醛毒性较大,实验人员要做好自身的防护。

5. 空气栓塞法

该方法常用于深度麻醉的犬、猫、家兔等实验动物的安乐死术。家兔、猫通过静脉注射 20 ~ 50 mL 空气,犬由前肢或后肢皮下静脉注入 80 ~ 150 mL 空气,可以导致动物迅速死亡。该方法易操作且经济,但动物会伴有抽搐、角弓反张和瞳孔扩大等现象。

6. 急性放血法

这是一类自动脉快速放血使动物迅速死亡的方法。犬、猪等大型动物主要进行颈总动脉或股动脉快速放血,大鼠等小型啮齿类动物主要进行腹主动脉快速放血。优点是对动物脏器无损伤,有利于采集病理切片标本。

（华中科技大学　骆红艳　席姣娅）

第四章 常用实验仪器

第一节 生物信号采集与处理系统

科学技术特别是信息化技术的进步,促进了机能学实验技术的发展。机能学实验经历了记纹鼓、二道生理记录仪、多道生理记录仪、多通道生物信号采集系统、集成化生物信号采集系统等不同时代。目前,计算机生物信号采集系统不仅取代了传统的生物信号采集仪器,提高了实验精度,还实现了对生物信息的分析处理,使实验数据可以无纸化长期保存,方便了实验结果处理,并且减少了实验装备,显著提升了机能实验教学的质量。

1. 生物信号采集与处理基本知识

生物信号可反映生物体的生命活动状态,生物信号的采集与处理是生物科学研究的重要手段之一。生物信号的表现形式具有多样性,既有物理声、光、电、力、气压、温度等的变化,又有化学浓度、pH等的变化。生物信号具有种类繁多、信号微弱且互相混叠、非线性、高内阻、干扰因素多等特点。因此,对生物信号的采集和处理是比较困难的。

生物信号可分为电信号和非电信号,如心电、肌电、脑电等属于电信号,而体温、血压、呼吸、血流量、脉搏、心音等属于非电信号。在生物信号的采集与处理系统中,电信号的采集可以通过合适的电极引导进行,而非电信号的采集需要合适的换能器将其转换成电信号。一个完整的生物信号采集与处理系统一般包括生物信号的引导、放大和滤波、采集及显示、记录和处理等部分(图4-1)。

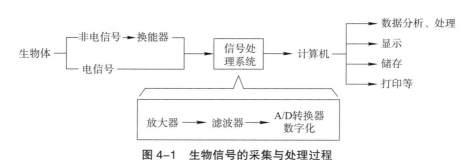

图 4-1 生物信号的采集与处理过程

(1)生物信号的引导:是将生物信号传入到信号采集系统的过程,即将生物电信号(如心电或脑电)通过适合的引导电极,或生物非电信号(如血压或张力)通过相应的换能器转换为电信号,输入到信号采集与处理系统的放大器。

(2)生物信号的放大和滤波:将微弱的原始生物信号通过放大器进行多级放大,然后对放大后的生物信号进行滤波以减少其中的噪声和干扰。

（3）生物信号的采集：将放大和滤波后的模拟生物信号通过模拟数字转换器（A/D 转换器）变换为数字信号，然后传送给计算机。

（4）生物信号的显示、记录和处理：计算机根据用户的要求对传入的数字化生物信号进行显示、存储和处理，以满足用户的最终要求。随着互联网的飞速发展，基于互联网的信息化功能已经融入到生物信号采集与处理系统。

2. BL-420 生物信号采集与处理系统简介

以 BL-420N 生物信号采集与处理系统为例进行介绍。BL-420N 系统（图 4-2）是一套基于网络化、信息化的新型生物信号采集与处理系统，通过软件平台扩展出信息化、网络化等大量新的功能，同时也扩展了硬件平台的功能，硬件系统可以方便识别连入前端的传感器类型。BL-420N 系统将机能实验教学划分为三个学习阶段（图 4-3），分别对应于实验前、实验中和实验后，可以从不同角度帮助学生和科研工作者更好地完成自己的实验工作。

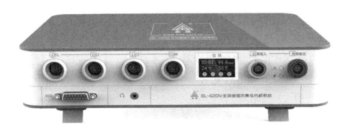

图 4-2　BL-420N 生物信号采集与处理系统硬件

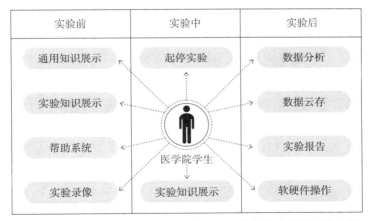

图 4-3　BL-420N 生物信号采集与处理系统在实验教学中的功能

（1）实验前：学生可以利用系统内部的电子教材、视频演示和虚拟仿真实验等学习本次实验的相关知识。

（2）实验中：在实验过程中，可使用双视功能对比查看本次实验不同时间段记录的数据。用户还可打开以前记录的文件进行反演，实时对比不同时期的实验结果。

（3）实验后：实验后学生可以直接在 BL-420N 系统中提取实验数据，撰写实验报告，实验报告可以上传到实验信息管理中心，老师则可以实现对实验报告的网上批阅。

3. BL-420 生物信号采集与处理系统功能特点

（1）信息化功能：实验前学生可以从该系统学习相关仪器和实验知识，实验中可以方便控制系统记录对比实验结果,实验后可在该系统编辑、提交实验报告,老师可进行网上批阅和管理。

（2）通道具有智能识别功能:BL-420N 系统的每个通道都具有智能识别功能。当连接到智能传感器时,系统可自动识别智能传感器的全部信息,无需进行定标等操作即可完成传感器的设置,直接开始实验。

（3）物理通道的自动扩展功能:当与具有多通道扩展功能的传感器连接时,BL-420N 系统会自动扩展这些新引入的通道。

（4）配套人体生理信号无线接收器:可以将人体无线生理信号采集器采集到的人体生理信号,如心电、血压、呼吸等信号传入系统进行显示和记录。

（5）实验环境数据采集更精确:在高原和平原完成的同样实验,可能会由于实验环境的不同而造成不同结果。BL-420N 可记录完成实验时的各种环境条件,包括温度、湿度及大气压力等,还可记录实验时使用的计算机软硬件信息,如 CPU、内存和操作系统等。

（6）设备使用的自动记录、统计管理功能:可自动记录设备的使用情况,包括首次使用时间、末次使用时间、累计使用次数、平均每次实验使用时间等。

4. BL-420 生物信号采集与处理系统使用方法

（1）主界面:分为功能区、实验数据列表视图区、波形显示视图区和其他视图区四部分（图4-4）。主界面上主要视图及其功能说明见表4-1。

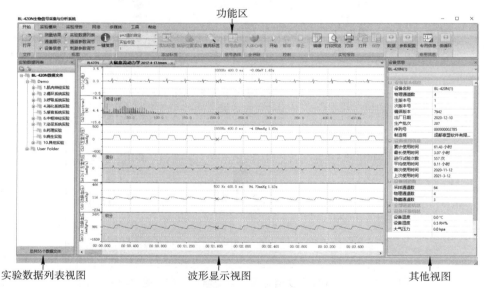

图 4-4　BL-420N 生物信号采集与处理系统主界面

表 4-1　主界面上主要视图划分说明

视图名称	功能说明
功能区	主要功能按钮的存放区域,是各种功能的起始点
波形显示视图	显示采集到或分析后的通道数据波形
实验数据列表视图	默认位置的数据文件列表,双击文件名直接打开该文件
设备信息视图	显示连接设备信息、环境信息、通道信息等基础信息

续表

视图名称	功能说明
通道参数调节视图	各通道常用参数设置调节控制区
刺激参数调节视图	刺激参数调节和刺激触发控制区
快捷启动视图	快速启动和停止实验
测量结果视图	显示所有专用和通用的测量数据

（2）开始实验：BL-420N 系统提供了三种不同的开始实验的方法，可以根据实验需求来选择。

1）从实验模块开始实验：选择功能区“实验模块”栏目，然后根据需要选择不同的实验模块开始实验。例如，选择“循环”→“期前收缩 - 代偿间歇”，将自动启动该实验模块（图 4-5）。从实验模块启动实验时，系统会自动根据所选择的实验项目配置各种实验参数，包括：采样通道数、采样率、增益、滤波、刺激等参数，方便快速进入实验状态。

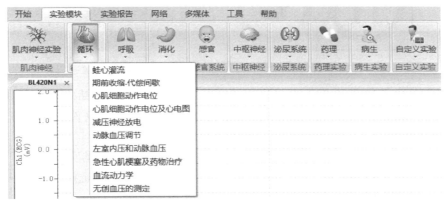

图 4-5 BL-420N 系统功能区实验模块启动实验

2）从信号选择对话框启动实验：选择工具区“开始”→“信号选择”按钮，系统会弹出一个信号通道选择对话框。在“信号选择”对话框中，实验者可根据自己的实验内容，为每个通道配置相应的实验参数，这是最为灵活的一种启动方式（图 4-6）。

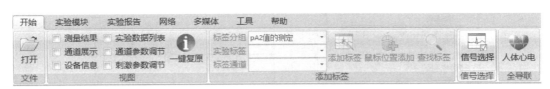

图 4-6 BL-420N 系统开始栏信号选择对话框启动实验

3）快速启动实验：可以从启动视图中的“开始”按钮快速启动实验，也可以从功能区开始栏中的“开始”按钮快速启动实验（图 4-7）。在第一次启动软件的情况下，系统以默认方式启动实验，即同时启动 4 个心电通道信号。如果在上一次停止实验后快速启动实验，系统会按照上一次实验的参数启动本次实验。

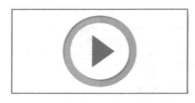

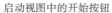

启动视图中的开始按钮

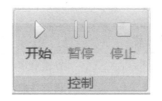

功能区开始栏中的开始按钮

图 4-7 BL-420N 系统快速启动实验

（3）暂停实验：在实验过程中，如果想要仔细观察某一段波形，可以在"启动视图"中点击"暂停"按钮，或者选择功能区开始栏中的"暂停"按钮，将某一段波形静止于显示屏上。暂停时硬件数据采集的过程仍然在进行，但数据不被保存。重新开始，采集的数据恢复显示并被保存（图 4-8）。

如在"启动视图"中点击"停止"按钮，或者选择功能区开始栏中的"停止"按钮，将结束整个实验，并保存数据（图 4-8）。

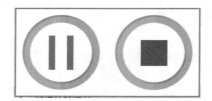

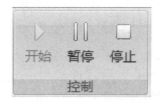

图 4-8 BL-420N 系统暂停、停止控制按钮

（4）数据保存：当实验结束时，单击"停止"按钮，系统会弹出一个对话框询问是否停止实验，如果确认停止实验则系统会弹出"另存为"对话框，此时用户可以修改文件名称，点击"保存"即可完成保存数据操作。

（5）数据反演：数据反演是指实验结束后，还可以查看自己已保存的实验数据。可以在"实验数据列表"视图中双击要打开的反演文件名，或者在功能区开始栏中选择"文件"→"打开"命令，将弹出打开文件对话框，在打开文件对话框中选择要打开的反演文件（图 4-9）。

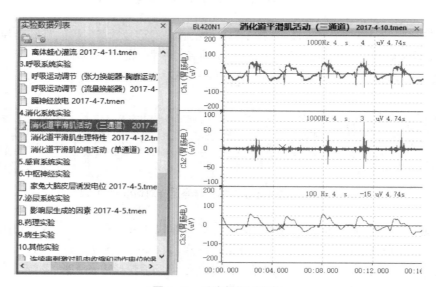

图 4-9 反演数据对话框

（6）实验报告功能：实验完成后，用户可以在软件中直接编辑和打印实验报告，对于编辑后的实验报告可以直接打印，也可以存储在本地或线上提交。

（空军军医大学 李 泽 董芊芊 张海锋）

第二节 换 能 器

机能学实验中生物信号一般分为两大类，一类为生物电信号，可直接或放大后接入记录仪被记录；另一类为非生物电信号，需要经过换能，将其转换成电信号的形式才能便于记录仪记录、处理。这种将非生物电信号转换为电信号的实验装置被称为换能器或传感器。换能器的种类繁多，原理和性能各不相同，应根据实验目的和用途的不同，选择适用的换能器。在使用过程中，为了实现准确测量，换能器在实验前都需进行调零、定标。下面介绍几种常用的换能器。

1. 压力换能器

压力换能器是机能学实验中最常用的一种换能器，可将各种压力如血压、呼吸道气压转换成电信号，主要用于测量动物的动脉和静脉血压，还可用于测量胸膜腔负压、中心静脉压等。

（1）使用方法：①将换能器和生物信号采集与处理系统相连，并固定在支架上；②将动脉插管与换能器相连，并用注射器通过三通管将换能器腔内和动脉插管内充满肝素生理盐水。

（2）注意事项：①确保换能器腔内和动脉插管内没有气体；②换能器固定在与心脏同一平面的高度；③当换能器不使用时，确保换能器腔内与大气相通；④避免过度给换能器施加压力，以免损坏。

2. 张力换能器

张力换能器也是常用的换能器，主要用于测量肌肉张力等生理信号。张力换能器有多种规格，根据被测张力的大小选用合适量程的换能器。

（1）使用方法：①将换能器和生物信号采集与处理系统相连，并固定在支架上；②将换能器与被测对象相连，并使连接线保持适当的张力。

（2）注意事项：①换能器与被测对象相连接时切忌动作粗暴，前负荷要适度；②换能器与被测对象的连接线应尽量垂直，以保证测量值准确；③防止液体进入换能器内，避免碰撞。

3. 呼吸流量换能器

呼吸流量换能器主要用于测量动物的呼吸流量，由压差换能器和呼吸流量头组成。使用时将换能器和生物信号采集与处理系统相连，并将流量头和压差换能器相对接；流量头一侧与动物气管插管连接。根据实验动物的不同选用不同量程的换能器。

4. 呼吸换能器

呼吸换能器是基于压电装置的换能器，又称围带式呼吸换能器。该换能器长度变化与电压呈线性关系，适合动物和人体胸廓运动产生的呼吸波测量。使用时将换能器围带缠绕在人体或动物胸廓呼吸运动明显处固定即可。

5. 脉搏换能器

脉搏换能器是一种小型带压脉带的压电式脉搏换能器，可测量脉搏率并利用 korotkoff 音方法测量血压。该换能器是无源换能器，使用时将换能器绕在手指上固定即可，该换能器安全、方便、无创伤。

6. 心音换能器

心音换能器主要用于测量心音、心尖冲动等生物信号,使用时将心音换能器安放在所听心音相应位置固定即可。

7. 体温传感器

体温传感器是热敏电阻型的温度传感器,主要用于测量动物的体内温度。测量时,将传感器杆插入动物肛门以测量动物体温。

8. 胃肠运动换能器

胃肠运动换能器主要用于测量胃肠平滑肌的收缩活动。测量环行肌活动时,将换能器平放、缝合在胃的环行肌上,与纵行肌垂直。测量十二指肠运动时与测量胃的方法相同。

9. 握力换能器

握力换能器主要用于康复测试以及运动员的训练测试等,根据实验需要选用不同量程的换能器。

(空军军医大学 李凯峰 张海锋)

第三节 神经肌肉标本盒

神经肌肉标本盒可在研究神经生物电及肌肉收缩活动时用作生物电的引导装置,用于肌肉收缩、神经干动作电位引导及骨骼肌兴奋 – 收缩耦联等相关实验。

1. 仪器结构

神经肌肉标本盒主要由金属屏蔽盒、电极滑动槽、肌肉固定槽、换向滑轮和电极 5 部分组成(图 4-10)。金属屏蔽盒起到静电屏蔽作用,能屏蔽高频噪声信号的干扰。电极滑动槽用于固定电极位置,并可通过滑动调节电极间的距离。肌肉固定槽用于固定骨骼肌标本。换向滑轮经过换向使换能器与骨骼肌相连。电极则由一对刺激电极、两对引导电极和一根接地电极构成,引导

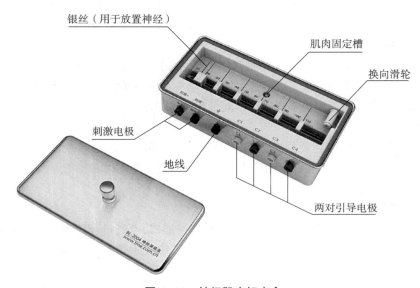

图 4-10 神经肌肉标本盒

电极常由电阻较小的金属丝制成,如铂金丝、银丝等。

2. 使用方法

在进行神经干动作电位引导实验时,首先将刺激器输出线连接在屏蔽盒刺激电极的两接线柱上,将放大器输入线连接在第一对引导电极的两接线柱上。在进行神经兴奋传导速度测定实验时,可将另一放大器输入线连接在第二对引导电极的两接线柱上。然后把制备好的神经标本搭在电极上,并通过电极滑动槽的滑动,调整引导电极间的距离以及与接地电极、刺激电极间的距离,直到波形满意为止。一般情况下,调整引导电极间的距离将影响动作电位的波形,调整接地电极与刺激电极间的距离可以影响刺激伪迹的大小。

在进行肌肉收缩、骨骼肌兴奋 – 收缩耦联实验时,将坐骨神经 – 腓肠肌标本上的股骨插入肌肉固定槽内固定,结扎腓肠肌的丝线可通过换向滑轮与换能器连接,将坐骨神经干放置在银丝上,使之接触良好,根据实验需要连接电极,即可进行实验。

3. 注意事项

实验过程中需注意:①实验前用任氏液浸湿的棉球轻轻拭擦引导电极,去除表面氧化物;②在标本盒内可置一湿棉球,以保持盒内湿度。

(空军军医大学　吴菲菲　张海锋)

第四节　离体恒温平滑肌实验系统

离体恒温平滑肌实验系统是用于血管环、肌条、气管、膈肌和子宫等离体组织实验张力测定的实验装置。可在保持离体组织器官的生理活性条件下,在体外完成实验。

1. 仪器结构

离体恒温平滑肌实验系统由恒温水浴箱、浴槽、供气装置、张力换能器和计算机生物信号采集系统组成。该系统的基本组成如下:

(1)恒温水浴箱:包括水箱、加热器、数字温控器、循环泵等,主要保障水浴的恒温。

(2)浴槽:一般用玻璃或树脂制成圆柱状,用于放营养液和离体标本。

(3)张力换能器和计算机系统:主要用于采集和分析实验数据。

2. 使用方法

(1)预先准备蒸馏水和营养液。关闭水浴箱排水阀,在水浴箱中加入蒸馏水,再往浴槽中加入实验所需的营养液,调节设置使其处于恒温状态。

(2)将浴槽供氧分流管与氧气瓶连接,打开氧气瓶的开关,缓慢调节浴槽分流调气阀,使氧气缓慢从浴槽底部冒出。

(3)将实验标本放置于浴槽内腔的营养液中,连接张力换能器并打开生物信号采集系统,调整标本挂钩并施加一定的前负荷,观察张力信号,平衡一段时间待信号平稳后,便可开始实验。

(空军军医大学　李　泽　刘楠楠　张海锋)

第五节　小动物呼吸机

呼吸机是一种能代替、控制或改变人或动物的正常生理呼吸的装置,可增加通气量,改善呼吸功能,减轻呼吸功消耗,具有控制准确、方便实用、不需要高压气源等特点。

1. 工作原理

正常生理呼吸是由于机体通过呼吸运动产生肺泡与气道口"主动性负压差"而完成吸气,吸气后的胸廓及肺弹性回缩产生肺泡与气道口"被动性正压差"而呼气,以满足生理通气的需要。小动物呼吸机的原理则是由体外机械通过电子线路的控制,将气体有节律地送入气道,使气道口和肺泡产生正压力差,使肺扩张及肺弹性回缩产生肺泡与气道口"被动性正压差"而吸气,以达到气体交换的目的,完成呼吸功能。呼吸机的主机由控制电路、机械运动部件及气路组成,将气体按照设定的参数,如通气量(压力、流量、容量)、呼吸频率、吸呼比及选定的通气方式供气。

2. 呼吸机的分类

根据呼吸机的工作特点,可分为以下类型:

(1)按用途分类:可分为用于医院临床患者和医学科研动物实验的呼吸机。

(2)按压力方式分类:可分为正压呼吸机和负压呼吸机。

(3)按动力和工作原理分类:可分为气动气控呼吸机(不需要电源)和气动电控呼吸机。

(4)按应用特点分类:①定压型,呼吸机向体内输送气体时,使肺泡膨胀,呼吸道内压力逐渐升高,当上升到预定压力时,终止吸气而转入呼气过程;②容量限定型,呼吸机向体内气道及肺部输送气体,达到预定容量时,吸气就转换成呼气;③定时型,呼吸机以恒定流量的气体向体内供气,进入气道达到预定时间,吸气停止转换为呼气;④流速限定型,当吸气相刚开始时,体内肺泡内部压力最低,此时送入的气体流速最快,在吸气过程中肺内压缓慢升高,内外压力差逐渐减小,流速相应减慢,当气流速低于预定值时,吸气转换为呼气。

3. 用途

小动物呼吸机主要用于大鼠、小鼠、豚鼠、兔、猫和犬等动物实验中的人工呼吸,达到维持正常生命体征和延长实验时间的目的。

(空军军医大学　田　菲　张海锋)

第六节　血气分析仪

血气分析仪可通过对人体及动物血液及呼出气的酸碱度(pH)、二氧化碳分压(PCO_2)、氧分压(PO_2)进行定量测定,分析和评价血液中酸碱平衡状态和输氧状态。

1. 工作原理

血气分析仪的工作原理是,在管路系统的负压抽吸作用下,样品血液被吸入毛细管中,与毛细管壁上的 pH 参比电极、pH、PO_2、PCO_2 四只电极接触,电极将测量所得的各项参数转换为各自的电信号,这些电信号经放大、模数转换后送达仪器的内部经运算处理后显示并打印出测量结果,从而完成整个检测过程。

2. 仪器结构

血气分析仪主要由电极系统、管路系统和电路系统三部分组成。

(1)电极系统:电极测量系统包括 pH 测量电极、PCO_2 测量电极、PO_2 测量电极。主要利用膜电位测定溶液中 H^+ 浓度,通过测定 pH 的变化值对数变换得到 PCO_2,通过测定相关电解电流变化从而推算血样中的 PO_2。

（2）管路系统：是为完成自动定标、自动测量、自动冲洗等功能而设置的关键部分。

（3）电路系统：主要是针对仪器测量信号的放大和模数转换,显示和打印结果。

3. 使用方法

血气分析仪所测得的结果能反映机体的通气功能、通气与血流比值及弥散等肺功能状态,也能反映组织中的氧代谢、氧耗及血液的氧合情况,广泛用于各种类型酸碱平衡紊乱的诊断。

（1）测定指标：血气分析仪可测定全血、血清、血浆中的 pH、PCO_2、PO_2 三项基本指标,参考血红蛋白的数据可计算出其他指标,如实际碳酸氢盐（AB）、标准碳酸氢盐（SB）、血浆总二氧化碳（TCO_2）、实际碱剩余（ABE）、标准碱剩余（SBE）、缓冲碱（BB）、血氧饱和度（SAT）、血氧含量（O_2CT）等。有些仪器还能测定血红蛋白（Hb）和血 K^+、Na^+、Ca^{2+} 的浓度。

（2）取样：正确的测定结果不仅取决于测定的仪器,而且取决于正确的取样。一般血样应强调密闭式的动脉采血,从动脉采集血样 0.5 mL 或 1 mL（小动物也可用容量为 90 μL 的毛细玻璃管采血）,注意血样内绝不能混入气泡。针头拔出后,立刻将其刺入一橡皮塞内,以保证血样与外界空气隔绝,将注射器在掌内来回搓动 10 次左右,使血样与肝素混合,贴上标签及标注体温后,尽快送检。

（空军军医大学　邢文娟　张海锋）

第七节　分光光度计

分光光度计可通过系列分光装置,将成分复杂的光,分解为特定波长的单色光。单色光照射测试的样品时,部分光线被吸收,通过测定透过样品前后的入射光和透射光能量,可检测被测物质在特定波长处或一定波长范围内对光的吸收度,进而对该物质进行定性和定量分析。常用的波长范围为：200~400 nm 的紫外光区、400~760 nm 的可见光区、2.5~25 μm 的红外光区。所用仪器相应可分为紫外分光光度计、可见光分光光度计、红外分光光度计或原子吸收分光光度计。

1. 工作原理

溶液中的物质在光的照射激发下,会产生对光吸收的效应,物质对光吸收具有选择性,不同的物质具有各自的吸收光谱。根据比耳定律,当某单色光通过溶液时,其能量就会被吸收而减弱,光能量减弱的程度和物质的浓度有一定的比例关系,即符合比色原理。

2. 仪器结构

分光光度计基本结构包括光源、单色器、样品室、光电转换器、放大电路、集成微处理系统、显示器等。

（1）光源：能被作为光源的很多,常用的有钨灯（产生可见光）、氢灯及氙灯（产生紫外光）。

（2）单色器：将光源的混合光转变为单色光,满足相应波长的需求,常用棱镜或光栅作为单色器。

（3）样品室：放置所要测试的样品。

（4）光电转换器：将通过被测样品的微弱透射光转换成电信号。

（5）放大电路：将已转换的电信号进行放大比较。

（6）集成微处理系统：将经过放大比较后的电信号进行综合集成处理。

（7）显示器：将微处理后的被测样品的数据或图谱显示出来。

3. 用途

分光光度计使用广泛,在医药学中主要应用于以下方面。

(1)吸光度测试:在主机波长允许范围内,任意设置所需测试波长,将被测样品放置到样品架槽内,轻触相关测试模式键,即可得到被测样品的透射比和吸光度的值。

(2)反应动力学检测:在波长允许范围内,设置被测样品的波长,即可进行动力学测试。

(3)细菌细胞密度(OD600)测定:实验室确定细菌生长密度和生长期,常根据经验和目测推断。当遇到要求较高的实验时,需要用分光光度计准确测定细菌细胞密度,OD600是追踪液体培养物中微生物生长的标准方法。

(4)核酸的定量:核酸定量测定是分光光度计使用率最高的功能。主要定量于缓冲液中的寡核苷酸,单链、双链DNA,以及RNA。

(5)蛋白质直接定量:在280 nm波长处,可直接测试蛋白,选择Warburg公式可以直接显示出样品的浓度。也可选择相应的换算方法,把吸光值转换为样品浓度。直接定量法适合测试较纯净、成分单一的蛋白质。

(6)比色法蛋白质定量:比色法是将显色基团或者染料与蛋白中的氨基酸(如酪氨酸、丝氨酸)反应,产生有色物质。有色物质的浓度与氨基酸数目直接相关,从而反应蛋白质浓度。主要有Lowry法、BCA法、Bradford法等。

4. 注意事项

(1)环境:仪器要放在干燥的房间内,工作台要坚固平稳,周围无振动设备,无强磁场,无腐蚀性气体,无强光直射。

(2)比色皿要保持光滑面干净,用手触碰毛面;比色皿中的液体不要超过容积的2/3,以免样品从比色皿内溢出。

(3)被测样品要使溶剂和溶质充分溶解稳定,无悬浮物和挥发性,以免造成仪器检测不稳定。

(4)被测样品有多个并要连续测试多次时,所用比色皿要始终保持同一个方向,否则会造成前后两次测试数据不一致。

(5)不同测试项目的比色皿不能混用,紫外光区比色用石英比色皿,可见光区比色用玻璃比色皿。

(四川大学 陈军利)

第八节 酶 标 仪

酶标仪又称酶联免疫检测仪,是对酶联免疫吸附试验(ELISA)结果进行读取和分析的专用仪器,可分为半自动和全自动两大类。其核心都是用比色法来进行分析,具有检测方便、测量准确、灵活性和可靠性高等优点。

1. 工作原理

酶标记的免疫复合物与底物能够产生显色反应,显色程度与被检测样品中待测抗体(或抗原)的含量相关,可采用比色法来分析抗原或抗体的含量。光源灯发出的光波经过滤光片或单色器变成一束单色光,穿过微孔加样板样品孔内的有色液体射到光电管上,转换成与样品吸光度成比例的电信号。转换后的电信号被前置放大,对数放大,并经模数转换后可进行数据处理和计算,最后由显示器显示结果。

2. 仪器结构

酶标仪孔板的规格有多种,不同的仪器选用不同规格的孔板,对其可进行一孔一孔地检测或一排一排地检测。酶标仪的主要结构和光电比色计基本相同,由灯、光纤、检测器及滤光片、转换器、放大器、微处理器、显示器和打印机等组成。

3. 用途

酶标仪广泛应用于低紫外区的 DNA、RNA 定量及纯度分析,蛋白定量,酶活性、酶动力学检测,酶联免疫测定(ELISA),细胞增殖与毒性分析,细胞凋亡检测,报告基因检测及 G 蛋白偶联受体(GPCR)检测等。

4. 注意事项

(1)防止液体飞溅:勿将样品或试剂溅洒到仪器表面或内部。

(2)在测量过程中,请勿碰酶标板,以防酶标板传送时挤伤操作人员的手。

(3)如果仪器接触过污染性或传染性物品,请及时进行清洗和消毒。

(4)对于因试剂盒问题造成的测量结果的偏差,应根据实际情况及时修改参数,以达到最佳效果。

(四川大学　　陈军利)

第九节　微循环检测仪

微循环是微动脉和微静脉之间的血液循环,是循环系统最细小的分支,也是血液和组织间进行物质交换的重要场所。经典的微循环由微动脉、后微动脉、毛细血管前括约肌、真毛细血管网、通血毛细血管、动–静脉吻合支和微静脉等部分组成。微循环改变是许多疾病发生、发展的基础,因此微循环信息的及时准确获取,对疾病本质的研究具有重要作用。微循环检测仪可以直接观测到微动脉、毛细血管、微静脉内的血液流动。

1. 基本结构

微循环检测仪也称微循环显微观察仪,基本构成包括显微镜、高分辨率彩色摄像系统、LED 环形灯系统、恒温灌流系统、监视器、转换器和计算机微循环血流(图像)分析系统。

(1)显微镜:主要寻找所要观察的对象,如小动脉、微动脉等。

(2)摄像系统:彩色摄像系统,拍摄所观察到的实验对象。动物微循环的瞬间变化常采用显微摄影装置记录。

(3)照明 LED 光源系统:为活体摄影提供足够照明。

(4)AC/DC 转换器:将拍摄到的对象通过转换输送到计算机。

(5)计算机分析系统:对实验结果进行分析。

(6)恒温灌流系统:给某些器官或组织微循环实验时提供恒温灌流条件。

2. 用途

在动物器官的微循环观察实验中,可对肠系膜、大网膜、肠壁、缝匠肌、颊囊、头部器官等部位进行微循环观察。可观察的微循环指标包括:小动脉、微动脉、小静脉、微静脉管壁厚度,管腔内径大小,血流速度,血流方向,血细胞形态及数目,血管数目,血管长度、形态畸形等。

(四川大学　　陈军利)

第十节　行为学实验仪器

动物行为学实验仪器可用于实验动物学习记忆能力、运动能力、情感障碍、痛觉感受、成瘾性行为等方面的研究,尤其在神经科学中具有举足轻重的作用。下面介绍几种常见的动物行为学实验仪器。

一、Morris 水迷宫

Morris 水迷宫是英国心理学家 Morris 于 20 世纪 80 年代初设计的,常用于研究啮齿类动物空间学习记忆能力。主要由一个水池和隐藏的平台构成,通过实验动物(大鼠、小鼠)被动游泳,训练实验动物学习寻找隐藏在水中的平台,来测试实验动物对空间位置和方向的学习记忆能力。

1. 工作原理

游泳对于大多数动物来说是十分消耗体力的活动,它们厌恶处于水中的状态,因此,把动物放于水中后,它们会本能地寻找水中的休息场所。训练实验动物(大鼠、小鼠)学习寻找隐藏在水中平台的过程涉及复杂的记忆过程,包括收集与空间定位有关的视觉信息,再对这些信息进行处理、整理、记忆、加固、取出,目的是能成功航行并且找到隐蔽在水中的站台,最终从水中逃脱。

经典的 Morris 水迷宫实验分为定向航行实验和空间探索实验两部分,定向航行实验用于检测大鼠在水迷宫训练中对空间线索的学习和记忆能力。空间探索实验用于测试大鼠学会寻找站台后,对站台空间位置的记忆能力。被检测动物在多次训练中,学会寻找固定位置的隐蔽站台,形成稳定的空间位置认知。

2. 仪器结构

(1) 恒温圆形游泳池:直径 1.8 m(大鼠)或 1.5 m(小鼠)。

(2) 站台:直径 12 cm,高度 20～35 cm(大鼠);直径 8 cm,高度 20～35 cm(小鼠)。

(3) 电脑及分析软件:提供路程、运动距离、时间、首次到达平台潜伏期、各象限所占百分比等多种分析数据。

3. 用途

Morris 水迷宫是研究动物空间学习记忆能力的首选经典实验,已被广泛应用于学习记忆、老年痴呆、海马/外海马研究、智力与衰老、新药评价、神经生物学、动物心理学及行为生物学等方面的科学研究。

二、放射臂迷宫

放射臂迷宫也是常用的评价动物学习记忆能力的方法之一,由 Olton 等人于 20 世纪 70 年代中期建立。

1. 工作原理

每个臂的尽头有食物提供装置,控制动物受食物的驱使对迷宫各臂进行探究,经过一定时间的训练,动物可记住食物在迷宫中的空间位置。通过分析动物进入各臂的次数、时间、正确次数、错误次数、路线等参数,来反映实验动物的空间记忆能力。

2. 仪器结构

实验多数采用八臂迷宫,也有采用十二臂或二十四臂迷宫。八臂迷宫由 8 个完全相同的臂组成,这些臂从一个中央平台放射出来。每个臂长 42.5 cm,宽 14.5 cm,高 22.5 cm(大鼠);或长 30 cm,宽 6 cm,高 15 cm(小鼠)。中央区通往各臂的入口处有一活动门,用来对动物的出入臂进行控制。迷宫与计算机相连后可用动物运动轨迹分析系统记录实验动物在迷宫内的活动行为。

3. 用途

放射臂迷宫实验主要用来检测大脑受损状态下动物的学习记忆能力或药物的影响。

三、Y- 迷宫

1. 工作原理

Y- 迷宫是八臂迷宫的简易版,有两种工作模式,通过食物诱导动物正反馈和通过给予电刺激动物负反馈模式,现在多用正反馈模式。通过分析动物进入各臂的次数、时间、首次进入正确臂的时间、正确次数、错误次数、路线等参数,来反映实验动物的空间工作记忆能力。

2. 仪器结构

Y- 迷宫由三等分辐射式迷路箱和控制仪组成。迷路箱由等长的Ⅰ、Ⅱ、Ⅲ臂和三者的交界区组成。箱底铺设直径 0.2 cm、长 14 cm、间距 1 cm 的电栅。每臂长 45 cm,顶端各装一盏 15 W 的刺激信号灯。Y- 迷宫的控制仪有电击控制按钮、延时控制按钮、自动控制按钮和Ⅰ、Ⅱ、Ⅲ、0 四个按钮,当分别按下Ⅰ、Ⅱ、Ⅲ按钮时,相应臂的信号灯亮,此时该臂不通电为安全区(红灯区),另外无灯光的两臂及交界区均通电而成为非安全区(电击区)。按下 0 按钮时,三臂均不通电,但交界区通电。信号灯亮后,稍停片刻电栅才开始通电,这一短暂的间歇期由延时控制按钮调节,也可自动控制。

3. 用途

Y- 迷宫实验主要用于检测动物的学习记忆和空间认知等方面的能力。

四、穿梭箱

穿梭箱属于经典的联合型学习条件反射,动物通过学习能回避有害的刺激,常用于学习记忆能力、认知功能减退、神经生理学、神经药理学等实验方面的研究。

1. 工作原理

以声或光作为条件刺激数秒钟后电击动物足底,若在条件刺激安全间隔期内大鼠逃向安全区则为主动回避反应;如果在条件刺激安全间隔期内大鼠未逃向安全区,电击后逃向安全区的为被动回避反应。经过反复训练后,只给条件刺激,大鼠即逃到安全区以逃避电击,形成条件反射或主动回避反应,计算机自动控制系统可记录相关的动物运动参数。主动回避时间越短,说明动物主动回避反应越迅速,学习记忆能力越强。

2. 仪器结构

穿梭箱大小为 50 cm × 16 cm × 18 cm。箱底中央部有一高 1.2 cm 挡板,将箱底部分隔成左右两侧,即安全区和电击区。穿梭箱底部为电栅,电击动物足底产生非条件刺激。顶部配置有噪声发生器或光源,用来产生条件刺激。

五、旷场实验装置

旷场实验是一种经典的研究动物焦虑样行为的方法,实验主要利用啮齿类动物因惧怕天敌不敢久居于开阔地的警觉心理,但为了寻找食物它们又会对新的环境进行探索。旷场实验通过模拟一个开阔的新环境,来观测动物在警觉 – 好奇的矛盾心理下的焦虑样行为。

1. 工作原理

观察实验动物在新奇环境之中某些行为的发生频率和持续时间,反映实验动物在陌生环境中的自主行为与探究行为,以尿、便次数反映其焦虑程度。

2. 仪器结构

装置由旷场反应箱、数据自动采集和处理系统两部分组成。大鼠旷场反应箱高 30 ~ 40 cm,底边长 100 cm,内壁涂黑,底面平均分为 25 个 4 cm × 4 cm 小方格,正上方 2 m 处架摄像头,其视野可覆盖整个旷场内部。实验环境应尽量减小对动物的干扰,实验室背景噪声控制在 65 dB 以下。小鼠旷场反应箱高 25 ~ 30 cm,底边长 72 cm,内壁涂黑,底面平均分为 64 个小方格。

六、高架十字迷宫

高架十字迷宫利用啮齿类动物对新异环境的探究行为和对高悬开臂的恐惧形成的矛盾冲突状态,评价药物的抗焦虑或致焦虑作用。

1. 工作原理

高架十字迷宫具有一对开臂和一对闭臂,啮齿类动物由于嗜暗性会倾向于在闭臂中活动,但出于好奇心和探究性又会在开臂中活动。十字迷宫距离地面较高,相当于人站在峭壁上,使实验对象产生恐惧和不安心理,在面对新奇刺激时,动物同时产生探究的冲动与恐惧,这就造成了探究与回避的冲突行为,从而产生焦虑心理。实验指标以进入开放臂的百分数(OE%)和在开放臂停留时间的百分数(OT%)反映动物的焦虑状态。

2. 仪器结构

装置包括高架十字硬件、摄像机、摄像机支架、高架十字迷宫实验视频分析系统。

七、疲劳转棒仪

疲劳转棒仪可用于疲劳实验、骨骼肌松弛实验、中枢神经抑制实验及其他需用运动方式检测药物作用的实验,主要评价实验动物动作协调性和抗疲劳特性。

1. 工作原理

使动物在不停转动的转棒上按相反的方向进行运动,由于剧烈运动动物肌肉内会累积大量的乳酸,使肌肉进入疲劳状态,不能维持动物在转棒上的持续运动,从而跌落下来。记录动物在转棒上的运动时间,以此来评估动物的疲劳程度。

2. 仪器结构

装置由以下部分构成:可以调节转速的转棒(大鼠转棒直径 70 mm,小鼠转棒直径 30 mm),6 个隔断的跑道,以及红外线记录仪。当实验动物跌落转棒,红外线记录仪在底部平台会记录动物跌落时间,由此得出实验动物在棒时间。

八、步态分析仪

步态分析仪是在啮齿类动物自然行走的情况下评估其运动缺陷或由疼痛引起的步态变化的仪器。通过步态分析,可以了解神经源性疾病的发展过程、评估治疗效果和筛选治疗药物。

1. 工作原理

步态分析仪使用封闭式的步行台,对动物不采取任何强迫措施,动物从步行台起始端走到终点端,获得自然步态。利用脚印光亮折射技术,能够捕获真实和动态的足印,从而得到一系列实验动物的步态特征。

2. 仪器结构

装置包括封闭的跑道、摄像机、摄像机支架、实验视频分析系统。

（四川大学　陈军利）

第二部分　基础性实验

第五章　细胞基本功能实验

实验1　刺激强度和频率对骨骼肌收缩的影响

【案例导入】

女性,32岁。咀嚼食物困难3个月,四肢肌无力1个月。表现为当进食肉类食物时,在一小段时间的反复咀嚼后,其咀嚼肌无力,咬不动食物,需休息一段时间后才能继续咀嚼。近1个月出现四肢肌无力且下午或傍晚劳累后加重,晨起或休息后减轻现象。患者血清中可检测到乙酰胆碱受体抗体,重复神经电刺激发现患者肌肉电位逐渐衰退。临床诊断:重症肌无力。

【临床到基础】

1. 重症肌无力主要的临床表现和病因是什么?

2. 神经肌肉接头的接头后膜有哪种受体,有何作用?

3. 电刺激神经–肌肉标本的神经部分,肌肉有何反应?

【实验目的】

1. 掌握:蛙类坐骨神经–腓肠肌标本的制备,不同刺激强度和刺激频率与骨骼肌收缩关系的检测方法。

2. 了解:骨骼肌的收缩原理。

【实验原理】

神经组织和肌肉组织都是可兴奋组织,运动神经的兴奋可引起其支配的骨骼肌细胞的兴奋和收缩。不同组织的兴奋性有差异,同一组织中不同细胞的兴奋性也不尽相同。由一根运动神经纤维及其所支配的骨骼肌细胞组成的功能单位称为运动单位,而坐骨神经–腓肠肌标本是由许多运动单位交织在一起构成的。在保持刺激时间(即脉冲波宽)一定的情况下,如施加的刺激强度过小,将不引起可见的肌肉收缩反应;如使刺激强度增加到某一临界值,可引起少数兴奋性较高的神经纤维兴奋,从而引起它们所支配的骨骼肌细胞产生微小但可见的收缩,此临界刺激强度即为阈强度,与阈强度对应的刺激叫阈刺激;如继续增大刺激强度,将有更多的运动单位兴奋,肌肉的收缩幅度或张力也将不断增加,此时的刺激均称为阈上刺激;但当刺激强度增大到某一临界值时,标本中所有的运动单位都被兴奋,肌肉收缩的幅度或张力达到最大;此后,如再增大刺激强度,骨骼肌收缩的幅度或张力也不会继续增大。一般把引起肌肉出现最大反应的最小刺激强度称为最适刺激强度,该刺激称为最适刺激。

骨骼肌单收缩的时程包括潜伏期、收缩期和舒张期。若给予坐骨神经–腓肠肌标本一定频率的连续刺激,使相邻两次刺激的时间间隔短于该肌肉收缩的收缩期+舒张期时,可出现收缩总和。如果这种收缩总和是由两次刺激形成的,称复合收缩;如这种总和是由3次或3次以上的刺激形成的,一般称为强直收缩(tetanus)。对于强直收缩,若相邻两个刺激的时间间隔短于肌肉收缩的收缩期＋舒张期,而长于肌肉收缩的收缩期,导致后一刺激引起的单收缩落在前一刺激引起单收缩的舒张期内,则肌肉尚未完全舒张又可产生新的收缩,这种收缩形式称为不完全强直收缩(incomplete tetanus),其收缩的幅度一般高于单收缩的幅度;若相邻两个刺激的时间间隔短于肌肉单收缩的收缩期,导致后一刺激引起的单收缩落在前一次刺激引起的单收缩的收缩期内,则肌肉收缩期尚未结束就又开始新的收缩,这种收缩形式称为完全性强直收缩(complete tetanus),其收缩的幅度一般高于不完全强直收缩的幅度。根据这个原理,若给予标本一连串最适刺激或稍大的刺激,则因刺激频率不同会观察到不同形式的肌肉收缩。

【实验材料】

1. 动物:蟾蜍或牛蛙。

2. 试剂和药品:任氏液。

3. 装置和器材:手术器械、蛙板、粗剪刀、探针、玻璃分针、蛙钉、丝线、张力换能器、生物信号采集与处理系统等。

【实验方法】

1. 坐骨神经－腓肠肌标本的制备(在体标本制备)

(1) 取蟾蜍 1 只,洗净,用探针破坏其脑和脊髓。

(2) 将蟾蜍腹面朝下保定于蛙板上,纵向剪开大腿坐骨神经沟上方的皮肤和小腿腓肠肌上方的皮肤。

(3) 于股二头肌与半膜肌的肌肉缝内(即坐骨神经沟)将坐骨神经游离,并在神经下穿线备用。

(4) 分离腓肠肌的跟腱并穿线结扎,保留约 30 cm 长的结扎线;在结扎线下侧(靠近踝关节侧)将跟腱剪断,一直将腓肠肌分离到膝关节。

(5) 在膝关节旁钉蛙钉,以固定膝关节,完成在体标本制备。

2. 坐骨神经－腓肠肌标本的制备(离体标本制备)

(1) 取蟾蜍 1 只,洗净,用探针破坏其脑和脊髓,剪除蟾蜍躯干上部及内脏,去皮并将双腿从中间一分为二。

(2) 取一后肢背侧向下固定于蛙板上,用玻璃分针沿脊柱内侧游离坐骨神经,并于近脊柱处穿线结扎。

(3) 于股二头肌与半膜肌的肌肉缝内(即坐骨神经沟)将坐骨神经游离,剪断坐骨神经的所有细小分支,并将神经一直游离至腘窝,从脊柱根部将坐骨神经剪断。

(4) 在膝关节周围剪去全部大腿肌肉,并用粗剪刀将股骨刮干净,在股骨的中部剪去上段股骨。

(5) 分离腓肠肌的跟腱并穿线结扎,保留约 30 cm 长的结扎线;在结扎线下侧(靠近踝关节侧)将跟腱剪断,一直将腓肠肌分离到膝关节,然后沿膝关节将小腿其余部分剪去,完成离体标本制备。

3. 在体标本与装置的连接

将腓肠肌跟腱的连线连接于张力换能器的变应片上,暂不要将线拉紧;将坐骨神经轻轻提起,放在保护电极上,并保证神经与电极的两根金属丝(金属丝如不干净要先清洗)接触良好。调整换能器的高度,使肌肉处于自然拉伸的状态,可适当给予 2~4 g 前负荷(图5-1)。(离体标本需放置于神经肌肉标本盒内,股骨端固定于肌孔,参照上述方法连接仪器。)

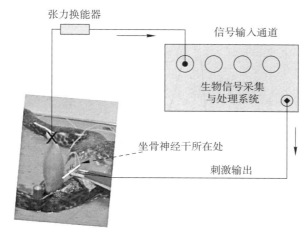

图 5-1　蟾蜍坐骨神经 – 腓肠肌标本实验记录装置连接示意图

4. 观察项目

（1）刺激强度与肌肉收缩幅度之间的关系

1）打开计算机,启动生物信号采集与处理系统,进入"刺激强度对骨骼肌收缩的影响"实验菜单。

2）使用单脉冲刺激方式,波宽设定为 1 ms,刺激强度从 0 mV 开始逐渐增大。首先找到能引起肌肉收缩的最小强度,此即阈强度。

3）将刺激强度逐渐增大,观察收缩曲线幅度是否也随之升高。

4）继续增大刺激强度,直至至少连续 3 ~ 4 个肌肉收缩曲线的幅度不再随刺激强度的增大而增高为止,记录刚好引起最大收缩的刺激强度,此强度即为最适刺激强度（图 5-2）。

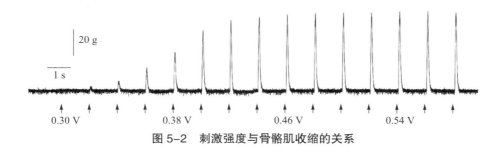

图 5-2　刺激强度与骨骼肌收缩的关系

（2）刺激频率与肌肉收缩形式之间的关系

1）进入"刺激频率对骨骼肌收缩的影响"实验菜单。

2）以最适刺激或稍大的刺激,用单刺激方式作用于坐骨神经,可记录到肌肉的单收缩曲线（图 5-3）。

3）将刺激方式置于"连续单刺激",其余参数固定不变,改变刺激频率并使刺激持续一定时间（如 1、8、15、30 Hz 等频率的连续刺激,持续 3 ~ 5 s）,可记录到单收缩、不完全强直收缩和完全强直收缩曲线（图 5-4）。

4）将上述实验结果记录于表 5-1 中。

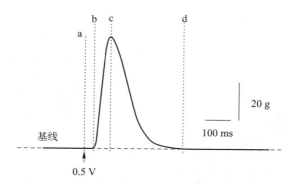

图 5-3　骨骼肌单收缩曲线分析

a–b,潜伏期;b–c,收缩期;c–d,舒张期

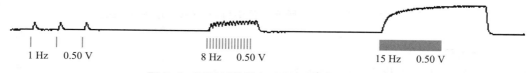

图 5-4　不同刺激频率对肌肉收缩形式的影响

表 5-1　刺激强度和频率对骨骼肌收缩的影响

蟾蜍体质量:_____g

	阈强度（V）	最适刺激强度（V）	单收缩频率（Hz）	最大单收缩峰值(g)	不完全强直收缩频率(Hz)	不完全强直收缩峰值(g)	完全强直收缩频率(Hz)	完全强直收缩峰值(g)
标本 1								
标本 2								
标本 3								
……								

【注意事项】

1. 整个实验过程中需经常给标本裸露的部位滴加任氏液,防止肌肉和神经干燥,保持其生理活性。但不要在记录过程中滴加任氏液。

2. 每次实验刺激持续的时间不要太长,间隔需大于 30 s,以避免因肌肉疲劳影响实验结果。

【讨论与思考】

1. 阈下刺激、阈刺激、阈上刺激和最适刺激如何区分?

2. 在阈刺激和最适刺激之间为什么肌肉的收缩幅度随刺激强度增加而增加,但超过最适刺激后肌肉收缩幅度保持不变? 如何较准确地测定标本的阈刺激和最适刺激?

3. 本实验中,哪些因素可影响骨骼肌单收缩的潜伏期?

4. 如何较准确地确定不完全强直收缩和完全强直收缩的临界频率?

🅔 知识拓展　冯德培先生与神经肌肉接头研究

（汕头大学　沈建新　陈淑玲　陈　穗）

实验2 神经干动作电位引导和电生理特性分析

【案例导入】

男性,14 岁。头颈腰背疼痛伴复视、四肢无力 1 月。眼科检查:左右两眼视力分别为 0.1 与 0.25,双眼底乳头边缘清楚。MRI 检查提示:额部白质多片状长 T2 信号。电生理检查:VEP 全视野 + 半视野,双侧波形分化尚好,P100 潜伏期延长,双侧异常。四肢肌力 V 级。临床诊断:脱髓鞘病。

【临床到基础】

1. 脱髓鞘病的临床表现有哪些?

2. 脱髓鞘病的病因是什么?

3. 脱髓鞘病对神经干动作电位有何影响?

【实验目的】

1. 掌握:蟾蜍坐骨神经干标本的制备。

2. 了解:神经干动作电位的产生原理及神经兴奋传导速度的测定原理。

【实验原理】

神经干由许多神经单纤维构成,受到足够强的电刺激时将产生复合动作电位(compound action potential),实时反映神经干的兴奋状态。神经干动作电位的幅度在一定范围内可随刺激强度的增大而增大。当神经干的结构功能完整时,在神经干一端施加足够强电刺激,在另一端用一对记录电极可记录到神经干双相动作电位;当两根记录电极间的神经纤维受损伤(如局部麻醉药的作用或夹伤),兴奋传导被阻断时,可记录到神经干单相动作电位(一般认为是单方向的电位偏转波形)(图5-5)。

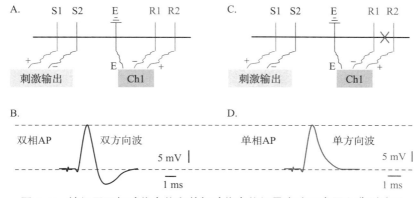

图 5-5 神经干双相动作电位和单相动作电位记录方法示意图和典型波形

A、B 为神经干双相动作电位的记录方法示意图和典型波形;C、D 为神经干单相动作电位的记录方法示意图和典型波形。S1 接刺激器输出的正极,S2 接负极,E 接地线,R1 为第 1 根记录电极,R2 为第 2 根记录电极,Ch1 表示记录仪器的通道 1。×表示阻断神经干上的动作电位传导

不同类型的神经纤维兴奋产生动作电位后,会沿着神经纤维膜不衰减传导,其传导速度受神经纤维的直径、髓鞘及环境温度等因素的影响各不相同。测定神经干动作电位经过的距离和耗费的时间,即可计算出神经干动作电位的传导速度。蛙坐骨神经干以 Aa 类纤维为主,传导速度为 30 ~ 40 m/s。

可兴奋组织在接受一次刺激产生兴奋后,其兴奋性将会发生周期性变化。采用强度相同的双刺激,改变双刺激的时间间隔,可观测到前一刺激产生的兴奋对后一刺激产生兴奋的影响,从而了解神经干动作电位的不应期特性。

【实验材料】

1. 动物:蟾蜍或牛蛙。

2. 试剂和药品:任氏液、2% 普鲁卡因。

3. 装置和器材:生物信号采集与处理系统、刺激电极线、记录电极线、神经肌肉标本盒、手术器械、丝线、直尺等。

【实验方法】

1. 坐骨神经干标本的制备

(1)取蟾蜍 1 只,洗净,用探针破坏其脑和脊髓。

(2)在骶髂关节水平上 1 cm 处剪断脊柱,再沿脊柱两侧剪除蟾蜍的内脏和头胸部,用止血钳夹住脊柱断端,向下去除后肢皮肤,后用粗剪刀沿正中线将标本一分为二。

(3)取一侧标本用玻璃分针沿脊柱内侧小心游离坐骨神经,于近脊柱处用丝线结扎,游离过程中剪断细小分支,将神经一直游离至腘窝处,从脊柱根部剪断坐骨神经,再用粗剪刀剪断足踝,左手固定小腿肌肉,右手捏住结扎线头向外轻慢地抽出整段坐骨神经干,之后用线结扎外周端,制备好的标本放入盛有任氏液的培养皿中备用。

2. 连接实验装置

(1)将神经干平放在神经肌肉标本盒的七根电极上。神经干的中枢端置于刺激电极侧,外周端置于记录电极侧,盖上盒盖。如图 5-6 所示,S1、S2 与刺激输出相连,R1、R2 和 E 与通道 1 相连,R3、R4 和 E 与通道 2 相连。

(2)打开计算机,启动生物信号采集与处理系统,设置两通道均记录神经干动作电位。

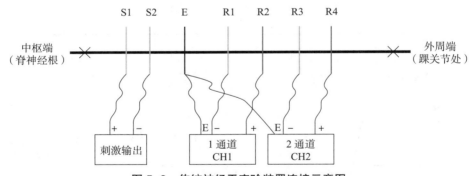

图 5-6　传统神经干实验装置连接示意图

3. 观察项目

(1)观测刺激强度与双相动作电位关系:采用单刺激,强度由 0 V 开始,逐次增加 0.02 V,观察随着刺激强度的增大,两个通道神经干动作电位的变化。画出动作电位幅度与刺激强度的关系曲线,从中可找出阈刺激强度和最适刺激强度(图 5-7)。

(2)测算神经干动作电位传导速度:调节刺激强度于最适刺激强度或稍大刺激(如 2 V),将通道 1 和 2 中的双相动作电位波形作比较,测出两个动作电位波峰处的时间差 t,再用尺子量出 R1 和 R3 之间的距离 s,根据公式"传导速度 $v = $ 距离 $s/$ 时间 t",即可计算神经干动作电位的传

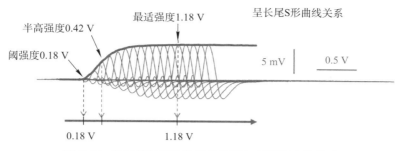

图 5-7 坐骨神经干动作电位幅度与刺激强度的关系

导速度。

（3）观测神经干动作电位"相对不应期"和"绝对不应期"：双刺激，刺激强度 1 和 2 相同且都为最适刺激强度或稍大刺激（如 2V），起始波间隔为 30 ms，延时为 5 ms，波间隔逐次减少 0.1 ms，观察两个通道的动作电位波形变化。对于每一个通道，当第二个动作电位波形与第一个动作电位波形相比开始减小时，对应的间隔时间一般称为神经干动作电位的"相对不应期"（可记为 T1）；当第二个动作电位波形完全消失时，此时对应的间隔时间称为神经干动作电位的"绝对不应期"（可记为 T2）。

（4）观测双相神经干动作电位和单相神经干动作电位：刺激强度固定于最适刺激强度或稍大刺激（如 2V），先记录一次正常的神经干双相动作电位波形；然后在记录电极 R1 和 R2 之间的神经干上滴加 2% 普鲁卡因，这时再记录得到的就是神经干单相动作电位波形。比较分析双相神经干动作电位和对应的单相神经干动作电位有何异同。

（5）将上述实验结果记录于表 5-2 中。

表 5-2 蟾蜍神经干动作电位的电生理特性

蟾蜍体质量：_____g

	阈刺激强度（V）	最适刺激强度（V）	传导速度（m/s）	相对不应期 T1（ms）	绝对不应期 T2（ms）	双相 AP 幅度（mV）	单相 AP 幅度（mV）
标本 1							
标本 2							
标本 3							
……							

【注意事项】

1. 分离神经干时勿过度牵拉损伤神经组织，尽量分离干净、保持结构完整，注意滴加适量任氏液保持湿润。

2. 放置神经干时须用眼科镊夹持结扎线头，切不可直接夹神经干。

3. 神经干应平直地放置于电极上，并与各电极接触良好，神经组织或两端结扎线不要接触标本盒壁。

4. 神经肌肉标本盒应良好屏蔽接地，减少干扰。

【讨论与思考】

1. 何为刺激伪迹？如何鉴别刺激伪迹与神经干动作电位的波形？

2. 双相神经干动作电位的两相电位波形为什么方向相反而大小不等？

3. 为什么神经干动作电位能随刺激强度增大而增大？这与"全或无"法则有无矛盾？

4. 如何更准确地测定神经干动作电位的"相对不应期"和"绝对不应期"？

🅔 知识拓展　生物电的发现——学术争论是科学进步的动力

（汕头大学　沈建新　陈淑玲　王海燕）

实验 3　肌梭放电

【案例导入】

女性,27 岁。怀孕后"先兆流产"2 次,绝对卧床休息安胎治疗。4 个月后发现双下肢肌肉萎缩,肌张力下降。查体:T 36.4℃,R 20 次/min,P 87 次/min,BP 130/85 mmHg。实验室检查:血清电解质正常。神经系统检查:脑神经正常,双上肢肌力Ⅳ级,下肢肌力Ⅲ级。下肢肌肉萎缩,远端明显。肌张力均低,下肢尤著。上下肢腱反射正常,病理体征未引出,肌电图正常。临床诊断:失用性肌萎缩。

【临床到基础】

1. 腱反射检查的临床意义是什么？

2. 长期卧床如何预防肌萎缩？

3. 失用性肌萎缩发生后如何改善？

【实验目的】

1. 掌握:蟾蜍坐骨神经 – 缝匠肌标本的制作。

2. 了解:肌梭放电情况与牵拉肌肉的关系。

【实验原理】

人和动物的躯体运动和姿势维持受神经系统调控,其基本机制之一就是牵张反射(stretch reflex),指有神经支配的骨骼肌在受到外力牵拉时能产生收缩。牵张反射的反射弧为:感受器(肌梭)→传入神经→中枢(脊髓前角 α 运动神经元)→传出神经→效应器(同一肌肉的梭外肌)。

肌梭(muscle spindle)是一种感受肌肉长度变化或牵拉刺激的梭形感受装置,长 4 ~ 10 mm,外层为结缔组织囊,囊内有 6 ~ 12 根肌纤维,称为梭内肌纤维,两端为收缩成分,中间部分是感受装置。囊外的一般肌纤维称为梭外肌纤维。肌梭附着在梭外肌纤维上,与其平行排列。梭外肌纤维接受 α 运动神经元支配,梭外肌纤维收缩时肌梭所受牵拉刺激减少;梭内肌纤维受 γ 运动神经元传出纤维支配,γ 传出纤维活动增强时,梭内肌纤维收缩,可提高肌梭内感受装置的敏感性。肌梭主要分布于抗重力肌,体位改变时肌肉受牵拉变长,肌梭感受到的牵拉刺激增强,其传入冲动经Ⅰa 或Ⅱ类传入纤维到达脊髓后,通过 α 运动神经元传出纤维引起肌肉收缩。

缝匠肌的所有肌纤维都是平行的,因此认为该肌的收缩代表各条肌纤维的收缩,收缩时的张力近似于各肌纤维的代数和,因此用于许多研究肌肉力学特性的实验。

【实验材料】

1. 动物:蟾蜍或牛蛙。

2. 试剂和药品:任氏液。

3. 装置和器材:神经肌肉标本盒、监听器、手术器械、生物信号采集与处理系统等。

【实验方法】

1. 破坏蟾蜍的脑和脊髓,剪除躯干上部及内脏,下肢去皮后沿耻骨联合正中垂直剪开,将分离开的双下肢浸入任氏液中。

2. 取一侧下肢,背部固定于蛙板上,小心剪开缝匠肌两侧肌膜,在内下 1/3 处可见一细的神经支进入肌肉。

3. 剪断梨状肌,在脊椎旁结扎并剪断坐骨神经,自上向下分离,在股骨头附近可见到坐骨神经分为两支,剪断较粗的主干,保留较细的分支。

4. 将缝匠肌周围股内侧肌群的上端剪断,并向下翻开,细心分离坐骨神经缝匠支直到缝匠肌。结扎并剪断缝匠肌下端肌腱,将坐骨神经 – 缝匠肌标本游离出来,置于任氏液中备用。

5. 仪器连接:将标本至于神经肌肉标本盒内,结扎线置于标本盒外,神经置于引导电极上,肌梭的传入放电活动经导线输入生物信号采集与处理系统,并且连接监听器进行观察。

6. 观察项目:①静息肌梭放电情况。②快速牵拉肌肉时肌梭放电变化。③缓慢持续牵拉肌肉时肌梭放电变化。将实验结果记录于表 5–3 中。

表 5–3　肌梭放电

蟾蜍体质量:_____g

	放电频率(Hz)	波幅(μV)
静息肌梭放电		
快速牵拉肌肉肌梭放电		
缓慢持续牵拉肌肉肌梭放电		

【注意事项】

1. 小心分离标本,避免损伤神经。

2. 肌肉槽内放任氏液保护标本,神经槽涂凡士林用于绝缘。

3. 避免过度牵拉肌肉,以防损伤神经肌肉标本。

【讨论与思考】

1. 快速牵拉肌肉时,肌梭放电频率有何变化,为什么?

2. 缓慢持续牵拉肌肉时,肌梭放电频率有何变化,为什么?

3. 腱反射与肌紧张有何区别?

🅔 知识拓展　神舟飞天——中国人的航天梦

(山西医科大学　焦向英　王　瑾)

数字课程学习

📖 扩展阅读资料　　📝 测试题

第六章 血液系统实验

实验 1 红细胞渗透脆性

【案例导入】

女性,25 岁。头晕、乏力 3 个月,左肋下可触及包块 1 周。既往有贫血、黄疸病史 10 余年,发热后加重。实验室检查:血清游离胆红素增高,尿胆原增多;红细胞在无菌的条件下放入 37℃ 的缓冲盐溶液中孵育,发生溶血的比例明显增加。外周血涂片检查:红细胞体积减小、染色深、球形细胞数量增多。渗透脆性实验提示:红细胞脆性增加。染色体检查:8 号染色体短臂缺失。B 超提示:脾大。临床诊断:遗传性球形红细胞增多症。

【临床到基础】

1. 为什么该患者的红细胞渗透脆性较正常人高?

2. 遗传性球形红细胞增多症的发病机制是什么?

3. 红细胞有哪些生理特性? 影响红细胞渗透脆性的因素有哪些?

【实验目的】

1. 掌握:测定红细胞渗透脆性的方法,衡量红细胞渗透脆性、渗透抵抗力的指标。

2. 了解:等渗溶液与等张溶液的区别,细胞外液渗透张力的相对恒定对维持细胞正常形态与功能的重要性。

【实验原理】

渗透压与血浆渗透压相等的溶液称为等渗溶液,能使悬浮于其中的红细胞保持正常体积和形态的盐溶液称为等张溶液。0.9% NaCl 溶液既是等渗溶液,也是等张溶液。将红细胞悬浮于等渗 NaCl 溶液中,其体积和形态保持不变。若将红细胞悬浮于低渗 NaCl 溶液中,水分子将进入细胞内,使红细胞的体积膨大,甚至破裂溶解,发生溶血(hemolysis)。红细胞在低渗溶液中膨胀破裂的特性称为红细胞的渗透脆性(osmotic fragility)。

渗透脆性的大小主要取决于红细胞的膜面积与细胞容积的比值。正常红细胞为双凹圆盘状,膜面积与容积的比值较大,悬浮于一定浓度的低渗 NaCl 溶液中,只引起其体积的增加,并不能使其破裂,说明红细胞对低渗溶液具有一定的抵抗力,即渗透抵抗力,可以作为红细胞渗透脆性的指标。将红细胞悬浮于不同浓度的 NaCl 溶液中,开始出现溶血和完全溶血时的 NaCl 溶液的浓度值,被用来表示红细胞的渗透抵抗力。一般在 0.42% NaCl 溶液中时,开始出现溶血,代表最小渗透抵抗力;在 0.35% NaCl 溶液中时,则完全溶血,代表最大渗透抵抗力。抵抗力增强者称为脆性减低,反之称为脆性增高。

一般来说,年轻红细胞的渗透抵抗力较强(渗透脆性较小),而衰老红细胞的渗透抵抗力则较弱(渗透脆性较大)。在某些疾病中,如遗传性球形红细胞增多症,病人红细胞的渗透抵抗力可明显减小(渗透脆性增大)。

【实验材料】

1. 动物:家兔,体质量 2.0 ~ 2.5 kg。

2. 试剂和药品:1% NaCl 溶液、0.9% NaCl 溶液、1% 肝素、1.9% 尿素溶液、蒸馏水。

3. 装置和器材:试管架、试管、吸管、滴管、注射器、显微镜、载玻片、盖玻片。

【实验方法】

1. 心脏采血:取家兔 1 只,保定,于胸部左侧备皮、消毒,然后用洁净注射器在心跳最明显的部位,垂直刺入心脏取血 2 mL(或者麻醉后手术颈总动脉插管取血)。注意:注射器中须事先吸取抗凝物质(1% 肝素与采血液的容积比例为 1:4)。

2. 取口径相同的干洁小试管 10 支,编号排列在试管架上。按表 6-1 所示的体积,分别向各试管内加入 1%NaCl 溶液和蒸馏水,配制成从 0.25% ~ 0.7% 共 10 种不同浓度的低渗 NaCl 溶液,每管总量均为 2 mL。

表 6-1　不同浓度 NaCl 溶液的配制

试管编号	1	2	3	4	5	6	7	8	9	10
1% NaCl(mL)	0.50	0.60	0.70	0.76	0.80	0.84	0.92	1.00	1.20	1.40
蒸馏水(mL)	1.50	1.40	1.30	1.24	1.20	1.16	1.08	1.00	0.80	0.60
NaCl 溶液浓度(%)	0.25	0.30	0.35	0.38	0.40	0.42	0.46	0.50	0.60	0.70

3. 另取 3 支干燥洁净的小试管,编号 11 ~ 13,排列在试管架上,分别加入 0.9% NaCl 溶液、1.9% 尿素溶液、蒸馏水各 2.0 mL。

4. 分别向每支试管内各注入一滴兔血液。将试管夹在两掌心中轻轻摇动,使血细胞和溶液充分混匀(切勿用力振摇)。然后放回试管架,在室温下静置 1 h,使细胞下沉。也可用离心沉淀法,以 2 000 ~ 3 000 r/min 的转速,离心 3 ~ 5 min 即可。

5. 观察并记录结果

(1) 按下列标准判断有无溶血,不完全溶血或完全溶血。

上层清液无色,管底为浑浊红色,表示没有溶血。

上层清液呈淡红色,管底为浑浊红色,表示只有部分红细胞破裂溶解,为不完全溶血。

管内液体完全变成透明的红色,管底无细胞沉积,为完全溶血。

(2) 记录红细胞的脆性范围,即开始出现溶血时的 NaCl 溶液的浓度与完全溶血时的 NaCl 溶液的浓度,填写在表 6-2 中。

表 6-2　红细胞在不同溶液中的变化

家兔体质量:_____kg

试管 (2 mL)	1	2	3	4	5	6	7	8	9	10	11	12	13
	NaCl 溶液(%)											1.9% 尿素溶液	蒸馏水
	0.25	0.30	0.35	0.38	0.40	0.42	0.46	0.50	0.60	0.70	0.90		
完全溶血													
不完全溶血													
无溶血													

（3）比较第 11、12、13 管的溶血情况，并分析原因。

（4）分别将第 3、6、9、11、12、13 管重新混匀，用小滴管取混合液一滴放在载玻片上，盖上盖玻片，在显微镜下观察红细胞的形态，比较其差别，并分析原因。

【注意事项】

1. 不同浓度 NaCl 溶液的配制必须准确，以免造成 NaCl 溶液浓度误差过大，影响结果。

2. 向试管内滴加血液时应靠近液面，轻轻滴入，混匀溶液时操作轻柔，不可用力震荡混摇，以免破坏红细胞。

3. 应在光线明亮处观察结果，可用乳白色为背景。

【讨论与思考】

1. 大量输液时为何要采用等渗溶液？

2. 为什么同一个体内的红细胞，其渗透脆性会有差异？

3. 为什么红细胞在等渗的尿素溶液中迅速发生溶解？

ℯ 知识拓展 红细胞膜药物载体

（延安大学 陈雅慧 高 枫）

实验 2 药物溶血测定

【案例导入】

男性，25 岁。上腹不适，全身酸痛无力，小便呈深茶色 3 天。自诉 1 周前感冒，自行购买中成药及抗菌药服用。查体：T 38.6 ℃，R 24 次 /min，P 106 次 /min，BP 110/64 mmHg。结膜偏白，巩膜亮黄。四肢无水肿、淤血，部分皮肤有抓痕。实验室检查：谷丙转氨酶 24 U/L，谷草转氨酶 20 U/L，总胆红素 74 mg/L，网织红细胞 12.8%，血红蛋白 99 g/L。葡萄糖 –6- 磷酸脱氢酶活性 2.6 U/g Hb（正常值：4.6 ～ 13.5 U/g Hb）。直接和间接库姆斯（Coombs）试验、红细胞渗透脆性和糖水试验均呈阴性。临床诊断：溶血性贫血，葡萄糖 –6- 磷酸脱氢酶缺乏。

【临床到基础】

1. 溶血性贫血的病因是什么？

2. 药物或食物引起溶血可能的机制有哪些？

3. 如何测定药物是否能引起溶血？

【实验目的】

1. 掌握：药物溶血的检测方法。

2. 了解：家兔心脏采血技术。

【实验原理】

成熟红细胞呈双凹圆盘状，正常的红细胞膜结构是保持红细胞可塑性变形和柔韧性的重要条件，红细胞膜的完整性与红细胞功能有密切关系。红细胞的主要功能是运输 O_2 和 CO_2，红细胞运输 O_2 的功能依赖于细胞内的血红蛋白来实现。一旦血红蛋白逸出到血浆中，即丧失其运输 O_2 的能力。

溶血是指红细胞破裂、溶解的一种现象。药物制剂引起的溶血反应包括药物通过免疫反应产生抗体而引起的免疫性溶血（immune hemolysis）和非免疫性溶血。非免疫性溶血包括药物为诱发因素导致的氧化性溶血和药物制剂引起的血液稳定性改变而出现的溶血和红细胞凝聚等。药物引起的溶血,严重者导致血管内溶血,可危及患者生命。因此,凡是注射剂和可能引起免疫性溶血或非免疫性溶血的药物制剂,在新药研发或药品生产中,都需要进行药物溶血实验测定。

【实验材料】

1. 动物:家兔,体质量 2.0 ~ 2.5 kg。

2. 试剂和药品:蒸馏水、生理盐水、供试药品。

3. 装置和器材:试管、试管架、离心管、吸管、锥形瓶、注射器、乳胶刷、离心机、水浴锅、分光光度计。

【实验方法】

1. 制备红细胞混悬液

取家兔 1 只,保定,于胸部左侧备皮、消毒,然后用洁净注射器在心跳最明显的部位,垂直刺入心脏取血 20 mL(或者麻醉后手术颈总动脉插管取血),置于锥形瓶中,用乳胶刷搅拌以去除纤维蛋白。将血放入离心管,加等量生理盐水稀释,混匀后离心 5 min(2 000 ~ 2 500 r/min);除去上清液,再加入等量生理盐水,混匀、离心;反复 2 ~ 3 次,直至上清液无色透明。将红细胞按其容积稀释成 2% 的混悬液备用(红细胞 2 mL,加生理盐水至 100 mL)。

2. 操作步骤

取试管 7 只,编号后置于试管架上,按表 6–3 加入各种溶液,其中第 6 管不加供试药品,为空白对照管;第 7 管仍不加供试药品,用蒸馏水替代生理盐水,为阳性对照。将各管轻轻摇匀后置于 37℃水浴中温浴,1 h 后取出观察并记录结果。

表 6-3　药物溶血反应溶液配置表

试管号	1	2	3	4	5	6	7
供试药品溶液(mL)	0.1	0.2	0.3	0.4	0.5	–	–
生理盐水(mL)	2.4	2.3	2.2	2.1	2.0	2.5	蒸馏水 2.7
2% 红细胞悬液(mL)	2.5	2.5	2.5	2.5	2.5	2.5	2.3

3. 肉眼观察

实验结果分为无溶血、部分溶血、完全溶血和红细胞凝集。

(1)试管内液体下层呈混浊红色,上层为清淡无色或极淡黄色,表示无溶血。

(2)试管内液体下层呈混浊红色,上层呈透明红色,表示部分溶血。

(3)试管内液体完全变成透明红色,管底有红细胞膜沉积,表示完全溶血。

(4)虽无溶血,但红细胞彼此粘连,摇动后不能分散,表示出现红细胞凝集。

仔细观察实验结果并做好记录填写在表 6–4 中。凡是 1 h 后第 3 管或第 3 管以前的各管出现溶血、部分溶血或红细胞凝集现象的药品,不宜作静脉注射。

4. 吸光度测定

37℃水浴 1 h 后,离心 2 500 r/min,5 min;取上清测吸光度,波长 600 ~ 700 nm。吸光度小于 5% 视为安全,将结果填写在表 6–4 中。

表 6-4 药物溶血实验结果观察表

家兔体质量：_____kg

试管编号	1	2	3	4	5	6	7
无溶血							
部分溶血							
完全溶血							
红细胞凝集							
吸光度（%）							

【注意事项】

1. 试管中加入红细胞悬液后混匀时，不可用力快速振荡，以免人为造成红细胞破裂。

2. 温度和观察时间可能对药物的溶血实验产生影响，应统一在 37 ℃条件下，以观察第 60 min 的结果为准。

3. 观察实验结果时勿将试管从试管架上拿出，应水平端起试管架进行观察。

【讨论与思考】

1. 药物溶血实验对临床工作有什么指导意义？

2. 评价注射剂药品安全性的指标有哪些？

🅔 知识拓展 中国蚕豆病的最先发现者——杜顺德

（西安交通大学 张 莉 郭 媛）

实验 3 血液凝固及其影响因素

【案例导入】

男性，30 岁。因交通事故造成腹部受到撞击及右大腿骨折，受伤 30 min 后入院。查体：P 125 次/min，BP 53/34 mmHg，呼吸急促、面色苍白，无尿。经输液、输血及手术后，血压 95/75 mmHg，尿量 25 mL/h，血小板计数 100×10^9/L，凝血酶原时间 11 s。伤后第 2 天，病人感呼吸困难，R 35 次/min，BP 80/65 mmHg，尿量 10 mL/h，血小板计数 60×10^9/L，凝血酶原时间 24 s，凝血酶时间 22 s。临床诊断：右股骨骨折，脾破裂，血容量减少性休克，继发 DIC，急性呼吸窘迫综合征（ARDS）。

【临床到基础】

1. 患者入院时主要表现的病理过程是什么？

2. 凝血功能障碍的机制是什么？

3. 影响凝血功能的常见因素有哪些？

【实验目的】

1. 掌握：血液凝固的测定方法及其影响因素。

2. 了解：影响血液凝固因素的作用机制。

【实验原理】

血液由流体状态变成不能流动的凝胶状态的过程称血液凝固（blood coagulation），是由凝血因子按一定顺序相继激活而生成的凝血酶，最终使纤维蛋白原变成纤维蛋白的过程。血液凝固过程可分为三个阶段：凝血酶原激活物的形成，凝血酶原激活成凝血酶，纤维蛋白原转变为不可溶纤维蛋白。根据凝血酶原激活物形成途径的不同，分为内源性凝血途径与外源性凝血途径。内源性凝血途径中参与血液凝固过程的凝血因子全部存在于血浆中，始于血液接触带负电荷的异物表面后激活Ⅻ因子而启动。而外源性凝血途径始于血管壁的完整性遭到破坏时，位于血管壁外膜细胞内的因子Ⅲ与血液因子Ⅶ/Ⅶa结合而启动。

本实验直接从动脉取血，由于血液几乎没有和组织因子接触，其凝血过程主要由血液中的凝血因子启动的内源性凝血途径完成。肺（或脑）组织中含有丰富的组织因子，通过向血液中加入肺（或脑）组织浸出液可以观察外源性凝血途径的作用。由于凝血过程是多因子参与的多步骤生化反应，易受许多理化因素和生物因素，如温度、接触面的光滑程度、凝血物质等影响，使得凝血时间发生改变。本实验以凝血时间为指标，观察不同因素对血液凝固的影响，并分析其作用机制。

【实验材料】

1. 动物：家兔，体质量 2.0 ~ 2.5 kg。

2. 试剂和药品：20% 乌拉坦、0.3% 肝素生理盐水、生理盐水、2% 氯化钙溶液、1% 草酸钾溶液、棉花、冰块、液状石蜡、肺组织液。

3. 装置和器材：兔手术台、哺乳动物手术器械、气管插管、动脉插管、动脉夹、注射器、试管、烧杯、竹签、计时器。

【实验方法】

1. 称重、麻醉

取家兔 1 只，称重后经耳缘静脉注射 20% 乌拉坦 5 mL/kg，麻醉成功后将其仰卧位保定于兔手术台上。

2. 手术

颈部备皮，在颈部正中从甲状软骨向下做一 5 ~ 6 cm 长纵行切口，依次分离皮下组织、肌肉，暴露气管并插入气管插管。分离一侧颈总动脉，行颈总动脉插管，以备取血。根据实验项目需要，松开动脉夹取血。

3. 观察项目

取血后，记录凝血时间（或凝血情况），做好记录填写在表 6-5 中。

（1）观察纤维蛋白原在凝血过程中的作用：取 50 mL 烧杯 2 个，自兔颈总动脉放血，分别注入兔动脉血 10 mL，一杯静置，另一杯用竹签按同一方向搅拌，直至出现竹签上缠绕有一大团红色血凝块的现象，停止搅拌，取下竹签上的血凝块用自来水小心冲洗，去除血凝块中的红细胞，观察血纤维丝的形状、颜色及其质地、韧性，比较两个烧杯中的血液凝固情况。

（2）理化因素对血液凝固的影响（加速或延缓）：取清洁的试管 8 支并编号 1 ~ 8，按表 6-5 准备好各个试管，并对人员进行分工。由颈总动脉插管放血，各管加血约 2 mL，在每支试管取血完成后开始计时，每隔 30 s 轻轻倾斜试管一次，观察试管中的血液是否凝固，发现血液呈凝胶状不再流动时停止计时，以此得到各试管血液凝固所需时间。在本实验条件下，超过 15 min 血液未凝可视为"不凝"。

表 6-5　理化因素对血液凝固的影响

家兔体质量：_____kg　　　麻醉药：_____　　　麻醉药用量：_____mL

试管	实验项目	凝血时间（凝血情况）	分析讨论
1	加入 0.2 mL 生理盐水		
2	加入 0.2 mL 肺组织液		
3	加棉花少许置于试管底部		
4	用液状石蜡润滑试管内表面		
5	加入氯化钙溶液 0.2 mL		
6	置于盛有碎冰块的烧杯中		
7	加入肝素溶液 0.2 mL		
8	加入草酸钾溶液 0.2 mL		
	静置的烧杯		
	经过搅拌的烧杯		

【注意事项】

1. 要求准备充分，分工明确，计时准确。

2. 每支试管的血量应尽量一致，持试管上部进行观察，勿持试管底部，避免振荡。

3. 用液状石蜡润滑内表面的试管，取血前应保持一定的旋转，尽量使液状石蜡均匀分布在试管内表面上；取血以后观察试管内的血液是否凝固时，要在倾斜试管的同时，用手指轻弹试管底部，以排除密度、表面张力等因素造成血液凝固的假象。

【讨论与思考】

1. 分析上述各因素影响血液凝固时间的机制，常见促凝与抗凝的方法有哪些？

2. 内源性凝血途径和外源性凝血途径的区别与联系是什么？

3. 为什么去除了纤维蛋白的血液不会凝固？

📖 **知识拓展　从零做起的蔡翘院士**

（石河子大学　赵　磊　张忠双）

数字课程学习

📖 扩展阅读资料　　📝 测试题

第七章 循环系统实验

实验1 蛙心起搏点、期前收缩与代偿间歇

【案例导入】

男性,56岁。运动后胸闷、心悸伴心跳停顿感半年,再次发作半小时。自诉既往身体健康。查体:T 36.4℃,R 19次/min,P 84次/min,BP 120/80 mmHg。心脏听诊:心率90次/min,节律不齐,第二心音明显变弱,未闻及杂音。心电图检查:QRS波群提前出现,波形宽大畸形,其前未见P波,其后可见完全性代偿间歇,配对间期为2∶1。临床诊断:室性期前收缩。

【临床到基础】

1. 室性期前收缩的病因是什么?

2. 从生理学角度分析,患者心电图改变和临床表现间的联系是什么?

3. 在实验动物如何诱发期前收缩?

【实验目的】

1. 掌握:正常心脏起搏点及活动顺序的观察,以及额外刺激引起期前收缩和代偿间歇的原理与方法。

2. 了解:两栖类动物心脏的正常结构。

【实验原理】

心脏的特殊传导系统具有自律性,但各部分自律性高低不同。正常情况下,两栖类动物心脏中自律性最高的是静脉窦,控制整个心脏的节律,是心脏的正常起搏点(normal pacemaker);静脉窦以外的组织仅起着兴奋传导的作用,不表现自身的自律性,故称为潜在起搏点(potential pacemaker)。因此,两栖类动物心脏的正常兴奋顺序依次为静脉窦、心房、心室。当静脉窦的自律性降低或其冲动下传受阻时,潜在起搏点可表现出自律性,替代静脉窦形成异位起搏点(ectopic pacemaker)。

心肌兴奋后有一段较长的有效不应期,相当于整个收缩期和舒张早期,在此期间任何刺激均不能引起心肌的兴奋和收缩。在有效不应期之后、下次正常静脉窦兴奋到达之前,若给予心肌一次较强的阈上刺激,可使之提前产生一次兴奋,称为期前兴奋。这次兴奋引起的收缩称为期前收缩(premature systole)。期前兴奋也有自己的有效不应期,若正常的静脉窦兴奋到达时正好落在期前兴奋的有效不应期内,则会在期前收缩后出现一次时间较长的舒张间歇期,称为代偿间歇(compensatory pause)。

【实验材料】

1. 动物:蟾蜍或牛蛙。

2. 试剂和药品:任氏液。

3. 装置和器材：手术器械、蛙板、蛙心夹、张力换能器、刺激电极、生物信号采集与处理系统、试管、铁架台、丝线等。

【实验方法】

1. 蛙心起搏点的观察

（1）暴露心脏：破坏蟾蜍脑和脊髓后背位保定于蛙板上。自胸骨剑突下沿左、右两侧锁骨方向剪开胸部皮肤，沿皮肤切口方向剪去胸骨、左右锁骨，使创口呈一倒三角形。提起心包，沿心轴小心地剪开心包，充分暴露心脏。详见第三章第六节。

（2）暴露静脉窦：仔细辨认心脏腹面结构（见图 3-25），尤其是房室沟。持玻璃分针轻柔地将心脏向头端翻起，仔细辨认位于心脏背侧的静脉窦、窦房沟及心房、心室的背面观。

（3）观察正常心脏起搏点与兴奋传导顺序：分别观察静脉窦、左右心房、心室的跳动顺序，并分别记录各处跳动频率（次 /min）。

（4）观察静脉窦局部温度对心脏节律性活动的影响：准备盛有 38℃±2℃ 温水的小试管和盛有冰水混合物的小试管各一个，分别用小试管底部接触静脉窦，记录各处跳动频率填入表 7-1。

表 7-1　静脉窦局部温度对心脏节律性活动的影响

蟾蜍体质量：_____g

实验项目	跳动频率（次 /min）		
	静脉窦	心房	心室
正常对照			
接触温试管			
接触冰试管			

（5）观察结扎窦房沟对心脏节律性活动的影响：在主动脉干下穿线，沿窦房沟结扎，阻断静脉窦和心房之间的传导，观察心脏各部位跳动频率及节律的变化。待心房、心室恢复搏动后，分别记录心房、心室恢复搏动的时间及心脏各部位的跳动频率。

（6）观察结扎房室沟对心脏节律性活动的影响：在心房与心室之间穿线结扎房室沟，观察并记录心脏各处跳动频率及节律的变化。经过较长时间的间歇后，心室可恢复搏动，记录心室恢复搏动的时间及心脏各部位的跳动频率。

（7）观察结扎下腔静脉对心脏节律性活动的影响：在静脉窦与下腔静脉分界处结扎，观察并记录心脏各部位跳动频率和节律的改变。将上述相关结果填入表 7-2 中。

表 7-2　结扎不同部位对心脏节律性活动的影响

实验项目	跳动频率（次 /min）		
	静脉窦	心房	心室
正常对照			
结扎窦房沟			
结扎房室沟			
结扎下腔静脉			

2．期前收缩与代偿间歇的观察

（1）另取蟾蜍 1 只，暴露心脏方法同前。在心室舒张时，用连有丝线的蛙心夹夹住心尖部，再将丝线的另一端连接于固定在铁架台上的张力换能器。如图 7-1 所示，调整换能器位置和高度，使丝线与蛙板垂直、松紧度适中。换能器的输出端连接于计算机的输入通道。

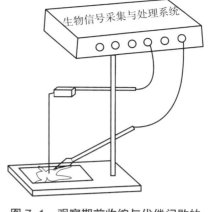

图 7-1　观察期前收缩与代偿间歇的实验装置示意图

（2）将刺激电极连接线和计算机程控刺激器输出端相连，调整刺激电极位置，使其两极无论在心室收缩期还是舒张期均能与心室接触。

（3）启动生物信号采集与处理系统，从主菜单栏的"实验项目"选项中选择"循环实验"中的"期前收缩与代偿间歇"实验模块。调整信号采集通道增益、扫描速度及刺激参数等基本设置。

（4）观察并描记心搏曲线，观察心脏收缩期、舒张期与曲线上升支、下降支之间的关系。

（5）选择适当强度单个阈上刺激，在心室舒张中、晚期施加电刺激，观察心搏曲线的变化。判断是否能引发期前收缩及其后的代偿间歇。期前收缩与代偿间歇如图 7-2 所示。

（6）用同等强度刺激分别在心室收缩期、舒张早期施加电刺激，观察心搏曲线的变化。

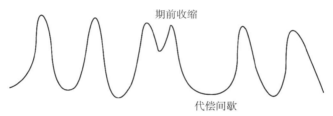

图 7-2　期前收缩与代偿间歇

【注意事项】

1．暴露心脏时动作尽量轻柔，避免损伤心脏尤其是静脉窦。

2．实验过程中注意随时滴加任氏液，保持心脏表面湿润。

3．结扎窦房沟时，结扎部位尽量靠近心房端，避免损伤静脉窦。

4．注意避免刺激电极的短路。

【讨论与思考】

1．当静脉窦局部温度发生变化时，心率变化的原因是什么？

2．在哪个时期施加额外刺激能引发期前收缩和代偿间歇？为什么？

3．心动过缓时，期前收缩之后是否一定会出现代偿间歇？为什么？

📎 **知识拓展**　自动体外除颤器与健康中国规划

（华中科技大学　席姣娅）

实验 2　不同因素对离体心脏生理特性的影响

【案例导入】

女性,40 岁。四肢乏力、不能站立行走 3 天。既往患慢性肾小球肾炎、尿毒症。查体:
T 36.5℃,R 20 次 /min,P 69 次 /min,BP 80/50 mmHg。颈部及心肺未见异常,肝肋下未触及,眼睑
及双下肢水肿。实验室检查:血钠 142 mmol/L,血钾 8.7 mmol/L,血氯 106 mmol/L。心电图检查:
P 波消失,QRS 波 0.12 s;心前区诸导联 T 波高耸直立,基底部变窄。临床诊断:尿毒症、低血压、
高钾血症。

【临床到基础】

1. 肾衰竭为何会出现高血钾?

2. 高血钾对心肌收缩力有何影响?

3. 高血钾如何治疗?

【实验目的】

1. 掌握:离体心脏灌流的实验方法,以及不同理化性质物质对心脏活动的影响。

2. 了解:心脏活动的神经体液调节。

【实验原理】

心脏正常的节律性活动必须在适宜的理化环境中进行。一旦适宜的环境被破坏,如酸碱度
及离子浓度的急剧改变等,心脏的活动就会受到影响。离体心脏在模拟内环境条件的生理溶液
灌流下,在一定的时间内仍可维持其节律性兴奋和收缩活动,可保持对生物活性物质的反应性。
改变灌流液的成分,如改变灌流液中 Na^+、K^+、Ca^{2+}、H^+ 等的浓度,心脏跳动的频率和幅度就会发生
相应的改变。

生理情况下,心脏活动受自主神经的双重支配。心交感神经兴奋时,其末梢释放去甲肾上
腺素(norepinephrine),使心肌收缩力增强,心率加快;而心迷走神经兴奋时,其末梢释放乙酰胆碱
(acetylcholine),可使心肌收缩力减弱,心率减慢。这些神经递质及激素都通过激动心脏相应受体
而影响心脏活动。离体心脏实验排除了体内神经体液因素的影响,可观察某些离子成分变化及
化学物质对心脏的直接作用,是医学研究中常用的实验方法。

(一)离体蛙心灌流

【实验材料】

1. 动物:蟾蜍或牛蛙。

2. 试剂和药品:任氏液、0.65% NaCl、2% $CaCl_2$、1% KCl、3% 乳酸、0.01% 去甲肾上腺素、
0.001% 乙酰胆碱、2.5% $NaHCO_3$、0.01% 普萘洛尔、0.01% 硫酸阿托品溶液。

3. 装置和器材:手术器械、蛙心插管、蛙心夹、张力换能器、滑轮、滴管、丝线、生物信号采集
与处理系统等。

【实验方法】

1. 将蟾蜍破坏脑和脊髓后,取仰卧位保定于蛙板上,剪开胸壁,暴露心脏。

2. 观察心脏的解剖结构:在腹面可以看到仅有一个心室,其上方有两个心房,心室右上角连
着一个动脉干,动脉干根部膨大为动脉圆锥。动脉向上可分为左右两支。用玻璃针从动脉干背
部穿过,将心脏翻向头侧,在心脏背面两心房下面,可以看到颜色较紫红的膨大部分为静脉窦,这
是两栖类动物心脏的起搏点,观察静脉窦、心房和心室间收缩的先后关系。

3. 心脏插管：在两个主动脉干下穿一根细线，将心脏翻向头侧，在静脉窦的远端结扎，阻断静脉回流，注意切勿扎在静脉窦上。将心脏翻回原位置，结扎右侧主动脉干。左侧主动脉干远心端结扎，近心端打一活结，用眼科剪在左主动脉干上向心方向剪一斜向切口，将盛有少量任氏液的蛙心插管由切口插至动脉圆锥，随后蛙心插管尖端向左后、向下旋转，于心缩期插入心室内。插管如进入心室，则见管中液面随着心搏而升降，此时即可将预置线的活结扎死，并固定于插管壁的小钩上。于各结扎线远端将心脏连同静脉窦一起剪下，用滴管吸去插管内的血液，并用任氏液反复冲洗心室内的余血，以防血液凝固而影响实验进行。随后用丝线的一端与蛙心夹相连并绕过滑轮，在心室舒张期夹住心尖，丝线另一端与张力换能器相连，接入生物信号采集与处理系统。

4. 正常指标记录：待离体心脏状态稳定 10 min 后，记录心脏收缩曲线。

5. 观察项目：改变灌流液成分，观察现象，做好记录填写在表 7–3 中。

（1）吸去管内的任氏液，换以等量 0.65% NaCl，观察并记录心搏曲线变化。

（2）以等量任氏液换洗，待心搏曲线恢复正常后，加入 2% $CaCl_2$ 1~2 滴，观察并记录心搏曲线变化。

（3）以等量任氏液换洗，待心搏曲线恢复正常后，加入 1% KCl 1~2 滴，观察并记录心搏曲线变化。

（4）以等量任氏液换洗，待心搏曲线恢复正常后，加入 0.01% 去甲肾上腺素 1~2 滴，观察并记录心搏曲线变化。

（5）以等量任氏液换洗，待心搏曲线恢复正常后，加入 0.01% 普萘洛尔 1~2 滴，出现效应后即滴入 1~2 滴去甲肾上腺素，观察并记录心搏曲线变化。

（6）以等量任氏液换洗，待心搏曲线恢复正常后，加入 0.001% 乙酰胆碱 1~2 滴，观察并记录心搏曲线变化。

（7）以等量任氏液换洗，待心搏曲线恢复正常后，加入 0.01% 阿托品 1~2 滴，出现效应后即

表 7–3 不同理化物质对离体灌流蟾蜍心脏的影响

蟾蜍体质量：_____g

	心率（次 /min）		心脏收缩幅度（g）	
	实验前	实验后	实验前	实验后
正常				
等量 0.65% NaCl				
2% $CaCl_2$ 1~2 滴				
1% KCl 1~2 滴				
0.01% 去甲肾上腺素 1~2 滴				
0.01% 普萘洛尔 1~2 滴 +0.01% 去甲肾上腺素 1~2 滴				
0.001% 乙酰胆碱 1~2 滴				
0.01% 阿托品 1~2 滴 +0.001% 乙酰胆碱 1~2 滴				
3% 乳酸 1~2 滴 +2.5% $NaHCO_3$ 1~2 滴				

滴入 1~2 滴乙酰胆碱,观察并记录心搏曲线变化。

(8)以等量任氏液换洗,待心搏曲线恢复正常后,加入 3% 乳酸 1~2 滴,观察并记录心搏曲线变化。待效应明显后,再加入 2.5% NaHCO₃ 1~2 滴,观察并记录心搏曲线恢复过程。

【注意事项】

1. 蛙心夹应一次就夹住心尖,不宜夹多次,以免损伤心脏。

2. 蛙心插管内灌流液的液面高度应适当,一般以 1~2 cm 为宜。在各项实验中,液面高度应始终保持一致。

3. 当各项实验现象明显后,应及时将插管内的溶液吸出,随后用任氏液反复换洗数次,待心搏曲线恢复正常后,再进行下一项实验。

4. 各种药物或试剂液的吸管应分开,切勿混用。

(二)离体兔心灌流

【实验材料】

1. 动物:家兔,体质量 2.0~2.5 kg。

2. 试剂和药品:20% 乌拉坦、乐氏液、5% CaCl₂、1% KCl、0.01% 去甲肾上腺素、0.01% 普萘洛尔、0.001% 乙酰胆碱、0.01% 阿托品。

3. 装置和器材:兔手术台、手术器械、张力换能器、注射器、滑轮、兔心夹、丝线、离体心脏灌流装置、生物信号采集与处理系统等。

【实验方法】

1. 称重、麻醉:取家兔 1 只,称重后经耳缘静脉注射 20% 乌拉坦 5 mL/kg,麻醉成功后将其仰卧位保定于兔手术台上。

2. 离体心脏:沿胸前壁正中剪开皮肤,打开胸腔,轻轻提起心脏,小心剪断上下腔静脉、肺动脉、主动脉,并剪去心脏周围组织,迅速将心脏连同一段主动脉取出。手术过程中注意不要损伤心脏,主动脉根部要留 1~1.5 cm 长度以备插管用。心脏取出后立刻置于预先备好的充氧乐氏液(4℃左右)中,用手挤压心室以利于其中残血排出,防止凝血块形成。然后迅速剪开心包膜并剪去心脏周围的其他组织,辨认主动脉、腔静脉及肺动脉的解剖位置。

3. 灌流心脏:将主动脉套进心脏插管口内,用丝线将主动脉和心脏插管结扎在一起并固定。插管进入主动脉不宜过深,以免损伤主动脉瓣及堵住冠状动脉开口,影响冠状血管灌流。用充氧恒温(38℃±0.1℃)的乐氏液灌流,流速保持在 80~100 滴/min,待心跳规整后,即可进行实验项目观察。

4. 仪器连接:用丝线的一端与兔心夹相连并绕过滑轮,在心室舒张期夹住心尖,丝线另一端与张力换能器相连,接入生物信号采集与处理系统。

5. 正常指标记录:待离体兔心状态稳定 2 min 后,记录心脏收缩曲线。

6. 观察项目:改变灌流液成分,做好记录填写在表 7-4 中。

(1)经给药管滴加 5% CaCl₂ 0.3 mL,观察并记录心搏曲线变化。

(2)冲洗至心脏活动正常,经给药管加入 1% KCl 0.3 mL,观察并记录心搏曲线变化。

(3)冲洗至心脏活动正常,经给药管加入 0.01% 去甲肾上腺素 0.3 mL,观察并记录心搏曲线变化。

(4)冲洗至心脏活动正常,经给药管加入 0.01% 普萘洛尔 0.3 mL,出现效应后即加入 0.3 mL 去甲肾上腺素,观察并记录心搏曲线变化。

(5)冲洗至心脏活动正常,经给药管加入 0.001% 乙酰胆碱 0.3 mL,观察并记录心搏曲线变化。

（6）冲洗至心脏活动正常，经给药管加入 0.01% 阿托品 0.3 mL，出现效应后即加入 0.3 mL 乙酰胆碱，观察并记录心搏曲线变化。

（7）冲洗至心脏活动正常，提高灌流液温度到 42℃，观察并记录心搏曲线的变化。

表 7-4　不同理化物质对离体灌流兔心的影响

家兔体质量：_____ kg　　麻醉药：_____　　麻醉药用量：_____ mL

	心率（次/min）		心脏收缩幅度（g）	
	实验前	实验后	实验前	实验后
正常				
5% $CaCl_2$ 0.3 mL				
1% KCl 0.3 mL				
0.01% 去甲肾上腺素 0.3 mL				
0.01% 普萘洛尔 0.3 mL+0.01% 去甲肾上腺素 0.3 mL				
0.001% 乙酰胆碱 0.3 mL				
0.01% 阿托品 0.3 mL+0.001% 乙酰胆碱 0.3 mL				
提高灌流液温度到 42℃				

【注意事项】

1. 灌流液应始终保持恒温、恒压，并充氧。
2. 当各项实验现象明显后，用乐氏液灌流至心脏活动恢复正常后，再进行下一项实验。
3. 各种药物或试剂液的注射器应分开，切勿混用。

【讨论与思考】

1. 心肌的主要生理特性有哪些？
2. 各种离子成分及药物对离体心脏活动有何影响？其作用机制是什么？

🄔 知识拓展　纳米发电机——心脏起搏器的永动机

（山西医科大学　焦向英　王　瑾）

实验 3　减压神经放电及药物的影响

【案例导入】

男性，56 岁。因前臂外伤性断裂入院，在臂丛麻醉下行断肢再植手术。术后留置连续臂丛导管回病房，间断注入局部麻醉药扩张患肢血管，每 6 h 注射 1% 利多卡因 10 mL，连续应用 2 天无异常。第 3 天再次注药时推注速度稍快，患者突然出现面色苍白、恶心呕吐、出冷汗，血压降至 80/50 mmHg，心率减慢到 50 次/min，经静脉注射阿托品治疗后，上述症状很快消失。次日在注药开始时再次出现相同情况，减慢速度注射后好转。临床诊断：颈动脉窦受压迫，药物误入椎管内。

【临床到基础】

1. 颈动脉窦受压迫发生的原因及临床表现是什么?

2. 颈动脉窦受压迫时血压会发生什么变化?

3. 如何在实验动物上复制颈动脉窦受过度压迫现象?

【实验目的】

1. 掌握:家兔减压神经放电波形的特点。

2. 了解:减压神经放电的电生理实验方法。

【实验原理】

神经系统对心血管活动的调节是通过各种反射来实现的,其中最重要的反射是颈动脉窦和主动脉弓介导的压力感受性反射(baroreceptor reflex)。压力感受性反射是保持动脉血压稳定的重要调节机制。动脉压力感受器主要分布于颈动脉窦和主动脉弓区的血管外膜下,是对牵张敏感的感觉神经末梢,它直接感受的是血管壁被机械牵张的程度。当动脉血压升高时,动脉管壁被牵张程度升高,压力感受器发放的神经冲动增多;反之,动脉血压降低时,压力感受器发放的神经冲动减少。

在一定范围内,压力感受器的传入冲动频率与动脉管壁的扩张程度或动脉血压的高低成正比。人主动脉弓压力感受器的传入神经纤维行走于迷走神经干进入延髓孤束核。而兔主动脉弓神经颈部自成一束,称为减压神经,在颈部与交感神经、迷走神经和颈总动脉走行于颈动脉鞘内,主要反映主动脉弓压力感受器感受压力刺激的情况。在一个心动周期内,随着动脉血压的波动,减压神经的传入冲动频率也发生相应变化,当主动脉弓处血压升高,主动脉管壁被动扩张,减压神经传入冲动频率增多,反之则减少。

在压力感受性调节中,心迷走神经的节前和节后纤维均为胆碱能纤维,节后纤维释放 ACh 作用于心肌 M 受体进而抑制心肌活动实现降低血压,心交感神经和交感缩血管神经的节前和节后纤维分别为胆碱能纤维和肾上腺素能纤维,节前纤维释放 ACh 作用于节后神经元的 N 受体来兴奋节后神经,节后纤维释放去甲肾上腺素兴奋心肌,并引起血管收缩,升高血压。不同的药物作用于迷走神经及交感神经可以改变动脉血压,使减压神经放电的调节出现差异。

【实验材料】

1. 动物:家兔,体质量 2.0 ~ 2.5 kg。

2. 试剂和药品:20% 乌拉坦、液状石蜡、肝素生理盐水、0.01% 去甲肾上腺素、0.001% 乙酰胆碱。

3. 装置和器材:兔手术台、气管插管、玻璃分针、丝线、生物信号采集与处理系统等。

【实验方法】

1. 称重、麻醉:取家兔 1 只,称重后经耳缘静脉注射 20% 乌拉坦 5 mL/kg,麻醉成功后将其仰卧位保定于兔手术台上。

2. 手术:颈部备皮,在颈部正中从甲状软骨向下做一 5 ~ 6 cm 长纵行切口,依次分离皮下筋膜、肌肉,暴露气管。在甲状软骨下 1 ~ 2 cm 处,做倒"T"形剪口,插入气管插管并固定。家兔的颈总动脉、迷走神经、交感神经和减压神经均位于气管后侧方的颈总动脉鞘内。仔细分离最细的减压神经,穿线备用。分离 2 ~ 3 cm 颈总动脉,远心端用丝线结扎,近心端用动脉夹夹闭。用眼科剪在距远心端结扎处约 0.5 cm 以 45° 角在动脉壁剪口,将充满肝素生理盐水的动脉插管向心方向插入,丝线结扎牢靠,防止插管滑脱。连接压力换能器,记录动脉血压。

3. 用血管钳把神经周围的皮肤提起,做成人工皮兜,向皮兜内注入 38℃ 的液状石蜡,浸泡神经,防止神经干燥和保持温度。将分离好的减压神经悬挂于引导电极上并固定电极。引导电极的输出端与生物信号采集与处理系统的输入通道相连接。

4. 打开计算机,启动生物信号采集与处理系统:点击菜单选择"家兔减压神经放电",观察减压神经放电信号的波形,辨认其发出的声音,调节音量,能听到类似火车开动的声音,注意观察神经放电波形的变化规律。

5. 观察项目:经另一侧耳缘静脉给药,做好记录填写在表 7-5 中。

表 7-5　减压神经放电的引导

家兔体质量:_____kg　　　　麻醉药:_____　　　　麻醉药用量:_____mL

	正常减压神经放电	乙酰胆碱	去甲肾上腺素	剪断减压神经并刺激中枢端	剪断减压神经并刺激外周端
减压神经放电频率					
动脉血压					

（1）耳缘静脉注射 0.01% 去甲肾上腺素 0.3 mL,观察信号波形及其声音的变化。

（2）耳缘静脉注射 0.01% 乙酰胆碱 0.3 mL,观察信号波形及其声音的变化。

（3）结扎备用的两丝线,在两线间切断减压神经,分别在中枢端和外周端记录放电,观察信号波形及其声音的变化。

【注意事项】

1. 将减压神经周围的结缔组织尽量分离干净,以免增大记录电阻。

2. 分离神经的时候避免过度牵拉,且记录电极应悬空,并注意防止神经干燥,影响实验结果。

3. 每一项观察须有对照,并待其基本恢复后再进行下一项观察。

【讨论与思考】

1. 经耳缘静脉注射乙酰胆碱后,减压神经放电频率有何改变?

2. 经耳缘静脉注射去甲肾上腺素后,减压神经放电频率有何改变?

3. 剪断减压神经并刺激中枢端,减压神经放电频率有何改变?

 知识拓展　神奇的人迎穴

（延安大学　殷松娜　高　枫）

实验 4　可乐定的降压作用

【案例导入】

女性,38 岁。头晕 3 年,加重 1 周。患者 3 年前无诱因头晕,无头痛及肢体瘫痪,测血压 160/90 mmHg,间断服用尼卡地平控制血压。近 2 个月改为口服依那普利和吲达帕胺,仍有头晕,同时自觉乏力。查体:T 36℃,R 18 次/min,P 76 次/min,BP 180/105 mmHg(左),185/105 mmHg(右)。神志清,自主体位,双肺呼吸音清,心界不大,律不齐,偶可闻及早搏,无杂音。心电图检查:窦性节律,偶发室性期前收缩。血清电解质检查:K+ 3.2 mmol/L,Na+ 146 mmol/L,Cl− 104 mmol/L,

Cr 88 μmol/L。心脏彩超提示:室间隔 13 mm,左室后壁 12 mm,左室舒张内径 50 mm。临床诊断:原发性醛固酮增多症,高血压,低钾血症。

【临床到基础】

1. 高血压的病因、分型及临床表现是什么?

2. 中枢性降压药物的作用机制是什么?

3. 如何建立急性高血压实验动物模型?

【实验目的】

1. 掌握:可乐定的中枢降压作用部位及作用机制。

2. 了解:育亨宾的作用机制。

【实验原理】

抗高血压药(antihypertensive agent)按照作用部位的不同分为中枢和外周两种类型,通过降低外周血管阻力、心排血量和血容量,发挥降压作用。临床上常用的抗高血压药,包括利尿药(如呋塞米和氢氯噻嗪)、血管紧张素转换酶抑制药(如卡托普利)、中枢性降压药(可乐定),以及神经节阻断药(如美卡拉明)等。

本实验采用的可乐定,其降压作用的主要部位在中枢,通过激动延髓 I_1 – 咪唑啉受体,使外周交感神经活性降低,血管扩张,血压下降;也可通过兴奋延髓背侧孤束核突触后膜的 α_2 受体,抑制交感神经中枢的传出冲动,使外周血管扩张,血压下降。

【实验材料】

1. 动物:家兔,体质量 2.0 ~ 2.5 kg。

2. 试剂和药品:20% 乌拉坦、生理盐水、0.3% 肝素、1×10^{-4} mol/L 可乐定、1×10^{-3} mol/L 育亨宾等。

3. 装置和器材:兔手术台、手术器械、生物信号采集与处理系统、压力换能器、动脉夹、注射器、气管插管等。

【实验方法】

1. 称重、麻醉:取家兔 1 只,称重后经耳缘静脉注射 20% 乌拉坦 5 mL/kg,麻醉成功后将其俯卧位保定于兔手术台上。

2. 手术:剪去头顶部被毛,在头顶中央作一矢状切口,长约 3 cm。用钝刀刮去筋膜,暴露冠状缝,在冠状缝上距离矢状缝 4 mm 处,左右两侧各钻一小孔(钻头刚钻透颅骨为止,勿伤脑组织),以备做侧脑室注射用,伤口处用盐水纱布覆盖。然后将家兔仰卧保定于手术台上,颈部备皮,在颈部正中从甲状软骨向下做一 5 ~ 6 cm 长纵行切口,依次分离皮下筋膜、肌肉,暴露气管。在甲状软骨下 1 ~ 2 cm 处,做倒 "T" 形剪口,插入气管插管并固定。分离 2 ~ 3 cm 颈总动脉,远心端用丝线结扎,近心端用动脉夹夹闭。用眼科剪在距远心端结扎处约 0.5 cm 以 45° 角在动脉壁剪口,将充满肝素生理盐水的动脉插管向心方向插入,丝线结扎牢靠,防止插管滑脱。连接压力换能器,记录动脉血压。

3. 正常指标的记录:启动生物信号采集与处理系统,选择 "兔动脉血压调节",启动波形记录按钮,开始记录。可将扫描速度和增益幅度调到适当的水平,记录正常血压。

4. 观察项目,做好记录填写在表 7–6 中。

(1)耳缘静脉缓慢注射可乐定 20 μg(0.2 mL),观察 10 min 后血压变化。

(2)侧脑室缓慢注射可乐定 20 μg(0.2 mL),待降压作用明显后(约降低 40 mmHg 左右),耳缘静脉注射育亨宾 1 mL/kg,观察血压变化。

表 7-6　可乐定降压作用记录表

家兔体质量：_____kg　　　麻醉药：　　　　　麻醉药用量：_____mL

	给药前	可乐定	可乐定＋育亨宾	育亨宾＋可乐定
收缩压（mmHg）				
心率（次/min）				

（3）待上述干预血压变化明显后，耳缘静脉缓慢注射可乐定 20 μg（0.2 mL），观察血压变化。

【注意事项】

1. 冠状缝呈线形，作颅骨钻孔时，钻孔点必须在冠状缝上。

2. 静脉注射时，药液需缓慢注入。

【讨论与思考题】

1. 可乐定的降压机制是什么？

2. 如何证明某药物为中枢性降压药？

🄔 知识拓展　干细胞与高血压治疗

（宁夏医科大学　周永忠）

实验 5　刺激中枢核团对心血管活动的影响

【案例导入】

男性，56 岁。头痛伴恶心、呕吐 8 天。自述高血压病史 10 余年，血压最高 220/160 mmHg，口服卡维地洛、培哚普利（雅施达）降压，血压控制在 150/100 mmHg 左右。8 天前突感头痛，呈前额部持续性胀痛，伴恶心、呕吐，胃内容物呈咖啡色，偶有头晕，症状持续不缓解。查体：BP 180/110 mmHg（左），185/100 mmHg（右），左侧眼球呈内斜位，四肢肌力 V 级，病理征双侧可疑阳性，双侧浅感觉对称，颈强直，克氏征（+），双下肢不肿。CT 提示：脑室出血。临床诊断：高血压，脑出血。

【临床到基础】

1. 哪些因素参与高血压的形成？

2. 血管中枢是如何调控血压的？

3. 如何定位血管中枢？

【实验目的】

1. 掌握：心血管活动的中枢调节机制及动物模型制备方法。

2. 了解：中枢神经系统功能定位实验方法。

【实验原理】

机体在不同的状态下，通过改变心排血量、动脉血压和器官血流等不同的心血管活动反应形式，以适应机体内外环境的改变，而这些改变受中枢神经系统各级水平的调节。控制心血管活动的神经元广泛分布在中枢神经系统，包括从脊髓到大脑皮层的各个水平上，它们各具不同的功能，又互相密切联系，通过复杂的整合，使整个心血管系统的活动协调一致，并与整个机体的活动相适应。目前认为，脊髓心血管神经元是中枢调控心血管活动的最后传出通路，延髓是调控心血管活动的最基本中枢部位,而延髓以上中枢部位对低位心血管中枢具有调控和整合作用。

刺激中枢相关核团,可引起心血管活动的改变。目前常采用横切和损毁、电刺激、化学刺激或损毁等方法研究心血管中枢的定位。本实验应用电刺激、损毁下丘脑外侧区和侧脑室微量注射神经递质等方法,观察电刺激和化学刺激中枢相关部位对心血管活动的影响。

【实验材料】

1. 动物:大鼠,体质量 200 ~ 250 g。

2. 试剂和药品:20% 乌拉坦、0.3% 肝素生理盐水、血管紧张素 Ⅱ(angiotensin Ⅱ,AgⅡ)、γ - 氨基丁酸(γ-aminobutyric acid,GABA)。

3. 装置和器材:生物信号采集与处理系统、脑立体定位仪、压力换能器、张力换能器、同心圆刺激电极、手术刀、缝合针、气管插管、股动脉插管、微量进样器、注射器等。

【实验方法】

1. 仪器连接

(1)将压力换能器与生物信号采集与处理系统的通道 1 相连,用于记录血压曲线。

(2)将心电与生物信号采集与处理系统的通道 2 相连,导联线与大鼠肢体的连接方法是:白—右前肢、红—左后肢、黑—右后肢,监测大鼠的标准肢体 Ⅱ 导联心电图,可在手术和记录过程中,随时观察大鼠的状态。

(3)刺激输出线与生物信号采集与处理系统的刺激输出插口相连,并将刺激标记设置在通道 3。

2. 麻醉与保定:取大鼠 1 只,称重后腹腔注射 20% 乌拉坦 0.6 mL/100 g,麻醉成功后将其仰卧位保定于鼠手术台上。

3. 颈部手术:颈部备皮,在颈部正中从甲状软骨向下做一 2 ~ 3 cm 长纵行切口,依次分离皮下筋膜、肌肉,暴露气管。在甲状软骨下做倒"T"形剪口,插入气管插管并固定。

4. 股部手术:下肢股部三角处剪毛,沿股动脉走行剪开皮肤,分离股动脉,并行动脉插管,与压力换能器相连(大鼠被保定在立体定位仪后连接)。

5. 头部手术:将大鼠小心地由仰卧位转为俯卧位,头部剪毛,在头部正中处剪开皮肤,用手术刀将皮下筋膜和骨膜刮干净,清楚暴露出脑颅骨的前后囟,然后用双氧水棉球将颅骨表面及周边进行干燥止血处理。

6. 正常指标记录:描记正常血压与心电曲线,并记录于表 7-7 中。

7. 造模:将大鼠通过耳棒固定在脑定位仪上。调整好脑表面,使脑的前后囟保持在同一水平。将同心圆刺激电极固定在三维推进器的电极夹上,调整电极在垂直位置。参照 Konig 和 Paxinos 鼠脑图谱,在侧脑室(AP=1.0 mm,R&L=1.5 mm,H=3.5 mm)和下丘脑外侧区(AP=3.6 mm,R&L=1.8 mm,H=8.4 mm)相应部位的颅骨处钻孔,打开颅骨和硬脑膜,并将刺激电极插入下丘脑外侧区,以备用。

8. 观察项目

(1)将同心圆刺激电极(在生理盐水中的直流电阻为 40 ~ 60 kΩ)插入下丘脑外侧区,用刺激输出线的正极连到同心圆刺激电极的内芯,负极连到同心圆刺激电极的外壳,用强度 5 V、频率 100 Hz、波宽 0.5 ms 的方波持续刺激 6 s,观察血压和心电的变化。

(2)将抽有 AgⅡ 的微量进样器固定在三维推进器的固定夹上,进行适当的调整,使进样器垂直,然后在侧脑室定位的钻孔处,将进样器的尖端下到脑表面,以脑表面为零点,推进 3.5 mm 即是侧脑室。向侧脑室内匀速推入 5 μL 的 AgⅡ(2 min 内匀速推进),观察 30 min,记录血压和心电的变化。

（3）将微量进样器退出，冲洗干净后，再抽取 5 μL GABA，如上同样的方法，将 GABA 推入侧脑室，30 min 后观察动物血压和心电的变化。

（4）用 3 mA、30 s 直流电损毁下丘脑外侧区，观察动物血压、心率和心电的变化（表 7-7）。

表 7-7 刺激中枢核团对心血管活动的影响

大鼠体质量：_____kg　　　麻醉药：_____　　　麻醉药用量：_____mL

	造模前	电刺激下丘脑外侧区	Ag II	GABA	损毁下丘脑外侧区
血压（mmHg）					
心率（次/min）					

【注意事项】

1. 将大鼠固定在脑定位仪上时必须使脑的前后囟保持在同一水平。

2. 微量注射药物时，应有一定的时间延搁。

3. 分离股动脉应尽量向上分离，并且一定固定好，避免插管扭转，影响血压的正常记录。

【讨论与思考】

1. 如何确定心血管中枢的定位？

2. 电刺激和损毁下丘脑外侧区，血压变化有何不同？为什么？

3. 脑内还有哪些核团参与血压的调控？

📧 知识拓展　世界高血压日

（吉林大学　李洪岩　康劲松）

数字课程学习

📖 扩展阅读资料　　📝 测试题

第八章 呼吸系统实验

实验 1 缺氧及救治

【案例导入】

男性,65 岁。半小时前,家人晨起发现患者叫不醒,无呕吐,遂紧急送诊。患者一人单住,房间较密闭,有一个煤火炉,未见异常药瓶。无慢性病史,无药物过敏史。查体:T 36.8℃,R 24 次 /min,P 98 次 /min,BP 110/70 mmHg,昏迷,呼之不应。皮肤黏膜无出血点,浅表淋巴结未触及,瞳孔等大,直径 3 mm,对光反射灵敏;口唇樱桃红色;四肢肌力对称。血气分析:血氧容量(CO_{2max})、动脉血氧含量(CaO_2)、动静脉血氧含量差($C_{a-v}O_2$)均下降。临床诊断:急性一氧化碳中毒。

【临床到基础】

1. CO 中毒有什么临床表现?

2. CO 中毒的机制是什么? 如何救治?

3. 如何复制 CO 中毒及其他类型缺氧动物模型?

【实验目的】

1. 掌握:小鼠腹腔注射及各种缺氧模型的制备方法。

2. 了解:各型缺氧的发生机制。

【实验原理】

组织、细胞因供氧不足或用氧障碍而导致代谢、功能和形态结构改变的病理过程称为缺氧(hypoxia)。根据缺氧的原因和血氧变化特点,可将缺氧分为四种类型:①乏氧性缺氧(又称低张性缺氧),基本特征为动脉血氧分压降低。常见原因有:外环境氧分压过低、外呼吸功能障碍、右向左分流的先天性心脏病等。当毛细血管血液中脱氧血红蛋白浓度达到或超过 5 g/dL 时,皮肤和黏膜呈现青紫色,称为发绀。②血液性缺氧,是由于血红蛋白数量减少或性质改变而导致的缺氧。由于氧分压正常,又称等张性缺氧。常见于贫血、一氧化碳中毒、高铁血红蛋白血症等。③循环性缺氧,因组织血流量减少引起的组织供氧不足。常见于休克、心力衰竭等全身性循环障碍及血管栓塞等引起的局部性循环障碍。④组织性缺氧,是指在组织供氧正常的情况下,因细胞不能有效地利用氧而导致的缺氧。常见原因包括氰化物中毒、维生素缺乏导致的呼吸酶障碍等。

【实验材料】

1. 动物:小鼠,体质量 20 ~ 25 g。

2. 试剂和药品:1% 苯甲酸钠咖啡因注射液、0.1% 复方冬眠灵注射液、甲酸、浓硫酸、钠石灰、生理盐水、1% 亚甲蓝、5% 亚硝酸钠、5% NaOH。

3. 装置和器材:缺氧瓶、乳胶管、弹簧夹、U 形夹、手术器械、温度计、酒精灯、凹面玻璃片、毛细玻璃管、注射器、氧气袋、电子秤、测耗氧量装置、一氧化碳发生装置。

【实验方法】

1. 乏氧性缺氧及中枢功能状态和环境温度对缺氧耐受性的影响

（1）连接测耗氧量装置,加入清水,调整液面至 30 mL 刻度处,并使该液面与由缺氧瓶塞引出的水平管处于同一水平,然后用弹簧夹夹闭中间连接的乳胶管。

（2）取体重相近、性别相同的小鼠两只,称重后标记,区分为甲、乙鼠。

1）甲鼠按 0.1 mL/10 g 腹腔注射复方冬眠灵后,放入一缺氧瓶(瓶中事先加入 5 g 钠石灰吸收 CO_2)中,观察动物呼吸频率、幅度、皮肤黏膜和口唇颜色,10 min 后(待药效充分发挥),盖紧瓶塞(瓶盖蘸水保证密闭效果),放入 0 ~ 4℃冷水(加冰块)中,开始计时。之后每 3 min 重复观察上述指标一次,直至动物死亡。

2）乙鼠按 0.1 mL/10 g 腹腔注射苯甲酸钠咖啡因后,放入另一缺氧瓶,观察动物呼吸频率、幅度、皮肤黏膜和口唇颜色,5 min 后盖紧瓶塞,放入 38 ~ 40℃热水中,开始计时。之后每 3 min 重复观察上述指标一次,直至动物死亡。

（3）待动物死亡后,立即打开弹簧夹。这时测耗氧量装置中的水流向缺氧瓶内。当液体流动停止后,记下测耗氧量装置中液面下降的毫升数,即小鼠总耗氧量的毫升数。

（4）打开瓶塞,取出小鼠,快速用毛细玻璃管内眦静脉取血,观察比较血液颜色。动物尸体留待其他实验做完后,依次打开其腹腔和胸腔,比较血液、皮肤黏膜或内脏颜色,做好记录填写在表 8-1 中。

（5）计算小鼠的耗氧率:

$$耗氧率[mL/(g·min)] = 总耗氧量(mL)/[体质量(g) × 存活时间(min)]$$

2. 一氧化碳中毒(血液性缺氧)

（1）取体质量相近、性别相同的小鼠两只,称重后标记,区分为丙、丁鼠。

1）丙鼠先内眦静脉取血,加 2 滴血液于凹面板上,观察血液颜色,再加等量的 5% NaOH,观察颜色变化。将小鼠放入缺氧瓶中(不盖瓶塞),观察正常表现。

2）制备、收集 CO:在一氧化碳发生装置的烧瓶内滴入甲酸 3 mL,酒精灯加热烧瓶,再经分液漏斗缓慢滴入浓硫酸(一定要慢,1 ~ 2 滴/s,否则瞬间产生大量的高浓度 CO 会直接阻断呼吸链,致使动物迅速死亡)2 ~ 3 mL,用两支 5 mL 注射器分别从一氧化碳发生装置接口处各收集 3 mL CO,用胶塞塞住注射器针孔,以防空气进入。

3）塞紧瓶塞,用弹簧夹夹闭乳胶管。将事先存放在注射器内的 CO 从瓶塞所连接的乳胶管近端推注 3 mL,将缺氧瓶倒置约 1 min 后放正。密切观察丙鼠情况,当小鼠站立不稳时,立即打开瓶塞,取出小鼠。打开氧气袋上的 U 形夹,对准小鼠口鼻部供氧,直至小鼠清醒。

4）取丁鼠放入缺氧瓶中,塞紧瓶塞。经瓶塞所连接的乳胶管将 3 mL CO 注入瓶内,将瓶体倒置约 1 min 后放正。

5）待丁鼠死亡后,将其从瓶中取出,并立即用毛细玻璃管内眦静脉取血,加 2 滴血液于凹面板上,观察颜色,再加等量的 5% NaOH(验证是否为 CO 中毒,Hb 与 CO 结合紧密,不易被氧化变色),观察颜色变化。做好记录填写在表 8-1 中。

（2）颈椎脱位法处死丙鼠,尸检丙鼠和丁鼠,依次打开其腹腔和胸腔,比较血液、皮肤黏膜或内脏颜色,做好记录填写在表 8-1 中。

表 8-1 各型缺氧小鼠缺氧表现及存活时间

	体质量 （g）	一般 行为	耗氧率 [mL/(g·min)]	呼吸 （次/min）	皮肤黏膜、 血液颜色	存活时间 （s）
复方冬眠灵 +0~4℃						
苯甲酸钠咖啡因 +38~40℃						
一氧化碳中毒 + 解救						
一氧化碳中毒 + 不解救						
亚硝酸钠中毒						
亚硝酸钠 + 亚甲蓝						

3. 亚硝酸钠中毒（血液性缺氧）

（1）取体质量相近、性别相同的小鼠两只，观察正常表现后，分别向腹腔注射 5% 亚硝酸钠 0.1 mL/10 g，其中一只注射亚硝酸钠后，立即向腹腔注射 1% 亚甲蓝 0.2 mL/10 g，另一只注射生理盐水 0.2 mL/10 g。

（2）观察动物的呼吸频率、幅度、皮肤及口唇颜色，每 3 min 记录一次，直至动物死亡，比较其表现及死亡时间，做好记录填写在表 8-1 中。

【注意事项】

1. 小鼠腹腔注射宜从左下腹进针，避免伤及肝，注意勿将药液注入肠腔或膀胱。

2. 复制 CO 中毒模型时，注意控制浓硫酸的滴入速度，以控制生成的 CO 浓度不会太高，避免小鼠迅速死亡。

3. CO 为有毒气体，实验中保证良好通风，注意安全。

【讨论与思考】

1. 乏氧性缺氧和血液性缺氧动物的血液及内脏、口唇、四肢及尾部皮肤的颜色有何不同？发绀的临床意义是什么？

2. 中枢功能状态和环境温度对缺氧耐受性有什么影响？

3. 一氧化碳中毒、亚硝酸钠中毒的机制是什么？对一氧化碳中毒的动物进行吸氧解救的理论依据是什么？

ℯ 知识拓展　青藏铁路生命守望者——吴天一

（西安交通大学　张　莉　王新凤）

实验 2　胸内负压与气胸

【案例导入】

男性，32 岁。因 2 h 前从 2 层楼摔下急诊入院。右胸疼痛，呼吸困难，咳嗽。神志清，查体合作，轻度发绀。查体：右前胸壁可见 10 cm×6 cm 皮下淤斑，胸壁浮动，可触及骨擦感，颈、胸部出现皮下气肿，右侧呼吸音消失。胸部 X 线提示：4、5、6 肋各有两处骨折，右肺被压缩约 85%，未见液平面。临床诊断：肋骨骨折，气胸。

【临床到基础】

1. 造成患者呼吸困难的原因是什么?

2. 此时患者胸内负压在呼吸过程中如何变化?

3. 若要维持正常的肺通气,前提条件是什么?

【实验目的】

1. 掌握:测量胸内负压的方法及气胸制作方法。

2. 了解:胸内负压在呼吸过程中的周期性变化及影响因素,胸内负压的生理意义。

【实验原理】

胸内压(intrapleural pressure)是指胸膜腔内的压力,胸膜腔是由紧贴于肺表面的胸膜脏层和紧贴于胸廓内壁的胸膜壁层共同围成的潜在密闭性腔隙。胸膜腔内没有气体,只含有少量的浆液。由于出生后胸廓的发育速度比肺组织快,使得肺始终处于一定的被动扩张状态,并能随着胸廓的扩大缩小而被动舒缩。胸膜腔负压的形成与作用于胸膜腔的两种力有关,一是肺内压,二是肺回缩压。在肺的内向回缩力和胸廓的外向回位力的作用下,胸膜腔内压便降低并低于大气压即形成负压。平静吸气时,肺容量扩大,肺回缩力增大,胸内负压也随之增大,平静呼气时则相反。胸内负压的意义在于维持肺处于扩张状态,并有利于外周静脉血和淋巴液回流。

当胸膜腔的密闭性受到破坏后,来自于外界或肺的气体与之相通,气体在胸膜腔堆积而形成气胸(pneumothorax)。此时胸膜腔正常负压被破坏,常出现肺塌陷萎缩,静脉回流受阻,引起呼吸和循环功能障碍。气胸常分为三种类型:闭合式气胸(单纯性气胸)、张力性气胸(高压性气胸)、开放式气胸。本实验通过人工方法造成家兔气胸模型,观察不同类型气胸时家兔血压、心率、呼吸及血气分析等指标的变化。

【实验材料】

1. 动物:家兔,体质量 2.0 ~ 2.5 kg。

2. 试剂和药品:20% 乌拉坦、0.3% 肝素生理盐水、生理盐水、蒸馏水(带颜色)。

3. 装置和器材:兔手术台、手术器械、压力换能器、呼吸换能器、气管插管、动脉插管、动脉夹、注射器、血气分析仪、水检压计、生物信号采集与处理系统等。

【实验方法】

1. 称重、麻醉:取家兔 1 只,称重后经耳缘静脉注射 20% 乌拉坦 5 mL/kg,麻醉成功后将其仰卧保定于兔手术台上。

2. 手术

(1)颈部备皮,在颈部正中从甲状软骨向下做一 5 ~ 6 cm 长纵行切口,依次分离皮下筋膜、肌肉,暴露气管。在甲状软骨下 1 ~ 2 cm 处,做倒 "T" 形剪口,插入气管插管并固定。气管插管一端与呼吸换能器相连。

(2)分离 2 ~ 3 cm 一侧颈总动脉,远心端用丝线结扎,近心端用动脉夹夹闭。用眼科剪在距远心端结扎处约 0.5 cm 以 45° 角在动脉壁剪口,将充满肝素生理盐水的动脉插管向心方向插入,丝线结扎牢靠,防止插管滑脱。此侧插管也可用于取血进行血气分析。

(3)将右侧第 4 ~ 5 肋间靠近腋前线处毛剪掉,用连于水检压计的粗注射针头,沿肋骨上缘垂直刺入胸膜腔内,刺入深度约 0.5 cm,不宜过深或过浅,如已刺入胸膜腔,水检压计液面即发生波动。检查确定无误后,将针头固定牢靠。观察平静呼吸运动时胸内负压的变化,记录胸内负压的数值。

3. 指标采集:启动生物信号采集与处理系统,连接呼吸换能器和压力换能器记录呼吸和血压的变化。

4. 观察项目:做好记录填写在表8-2中。

(1)观察平静呼吸运动时胸内负压的变化,记录胸内负压的数值。

(2)记录血气分析指标。用肝素润洗过的注射器经颈总动脉取血1 mL,测定动脉血pH、氧分压(PaO_2)、二氧化碳分压($PaCO_2$)、二氧化碳结合力(CO_2-CP)、缓冲碱(BB)、碱剩余(BE)、标准碳酸氢盐(SB)等。

(3)模拟用力呼吸。在吸气末和呼气末,分别夹闭或堵塞气管插管另一侧,观察在用力呼吸状态下胸内负压的变化,记录胸内负压的数值。

表8-2 不同呼吸状态下血压、呼吸、胸内负压与血气指标的变化

家兔体质量:_____kg 麻醉药:_____ 麻醉药用量:_____mL

	平静呼吸	用力呼吸	张力性气胸	闭合式齐胸	开放式气胸
胸内负压值(cmH_2O)					
呼吸幅度(g)					
呼吸频率(次/min)					
血压(mmHg)					
动脉血pH					
PaO_2					
$PaCO_2$					
CO_2-CP					
BB					
BE					
SB					

5. 复制闭合性气胸:关闭水检压计一侧三通开关,用注射器注入空气40～50 mL到胸膜腔,然后打开三通开关,用水检压计测量胸膜腔内压,若胸膜腔内压接近"零值"或刚至正压,则不用调整注入空气量(注射空气总量不宜超过50 mL)。保持稳定约10 min后,观察血压、呼吸曲线变化,取血做血气分析。

6. 复制张力性气胸:再次关闭水检压计,用注射器继续注入空气约150 mL,打开水检压计测量胸膜腔内压,使胸膜腔内压大于正压水平($20～30 cmH_2O$),保持稳定约10 min后,观察血压、呼吸曲线变化,取血做血气分析。

7. 复制开放式气胸

(1)另取家兔一只进行实验,方法同前1～4步骤。

(2)沿腹正中线打开腹腔,下推上腹部内脏,暴露出膈肌,透过半透明的膈肌中心腱,可看见粉红色的肺随着呼吸运动而舒缩。

(3)一侧气胸的观察:沿右侧第7肋骨上缘切开皮肤,用粗穿刺针穿透胸壁,使胸膜腔与大气相通形成气胸。通过水检压计的液柱变化观察胸内负压的变化。

（4）双侧气胸的观察：用手术刀分别刺破左侧及右侧膈肌（胸膜壁层膈部），使左右两侧胸膜腔的密闭性均破坏而形成双侧气胸。通过水检压计的液柱变化观察胸内负压的变化，观察血压、呼吸曲线变化。

【注意事项】

1. 穿刺胸膜腔时针头应与胸壁垂直，顺肋骨上缘插入，以免损伤肋间动脉，注意不要插得太深导致刺破脏层或太浅造成针头不易固定。

2. 注入和抽出空气时应先将通向水检压计的三通阀关闭，以免水检压计内的液体溢出而影响实验进行。

3. 取血做血气分析时，切忌血液接触空气。取血后应立即用少许肝素生理盐水冲洗动脉插管，避免动脉插管内血液凝固。

【讨论与思考】

1. 气胸对呼吸运动及酸碱平衡有哪些影响？不同类型的气胸对呼吸运动及酸碱平衡的影响有无区别？

2. 正常呼吸时在哪些情况下胸内压可以大于 0 或为正值？

3. 气胸发生后应急处理措施有哪些？

🅔 **知识拓展　外周呼吸化学感受器的发现**

（石河子大学　赵　磊　张忠双）

实验 3　呼吸运动调节与膈神经放电

【案例导入】

男性，55 岁。因呼吸急促加剧 2 天就诊。有慢性肺病史，30 年吸烟史（每天一包）。体检：噘嘴呼吸，胸部前后径扩大时有呼气性喘息。X 线提示：双侧肺野充气过度，透光度增加。肺功能测定：残气量 / 肺总量比值（RV/TLC）增高（＞40%）。临床诊断：肺气肿。

【临床到基础】

1. 肺气肿的病因有哪些？临床表现如何？

2. 肺气肿患者机体呼吸功能有何改变？

3. 机体呼吸运动受哪些因素调节？

【实验目的】

1. 掌握：哺乳动物呼吸运动和膈神经放电的实验原理和记录方法。

2. 了解：多种因素对呼吸功能的影响和机制。

【实验原理】

呼吸运动（respiratory movement）是指呼吸肌收缩和舒张引起胸廓扩大和缩小的运动。正常的呼吸运动是一种自动节律性活动。当延髓吸气中枢兴奋时传出冲动到达脊髓引起支配吸气的运动神经元发生兴奋，发出神经冲动经膈神经和肋间神经传到膈肌和肋间外肌，并使肌肉收缩，胸廓扩大，肺内压减小，从而引起吸气；肌肉舒张时，胸廓回缩，肺内压增大，则产生呼气。因此引导和观察膈神经传出纤维的放电可以反映呼吸中枢的活动，而记录胸廓的运动情况则可反映肺的吸气和呼气功能。改变吸入气中的二氧化碳、氧气的占比及增加迷走神经的传入冲动（可达呼吸中枢），均可观察到动物呼吸功能的反射性调节变化。

【实验材料】

1. 动物：家兔，体质量 2.0 ~ 2.5 kg。

2. 试剂和药品：20% 乌拉坦、液状石蜡、生理盐水、CO_2 气囊、钠石灰呼吸瓶。

3. 装置和器材：生物信号采集与处理系统、记录电极、张力换能器、小音箱、兔手术台、手术器械、玻璃分针、气管插管、30 cm 长橡胶管、注射器、丝线等。

【实验方法】

1. 称重、麻醉：取家兔 1 只，称重后经耳缘静脉注射 20% 乌拉坦 5 mL/kg，麻醉成功后将其仰卧位保定于兔手术台上。

2. 气管插管：颈部备皮，在颈部正中从甲状软骨向下做一 5 ~ 6 cm 长纵行切口，依次分离皮下筋膜、肌肉，暴露气管。在甲状软骨下 1 ~ 2 cm 处，做倒"T"形剪口，插入气管插管并固定。

3. 分离膈神经：用止血钳在颈外静脉和胸锁乳突肌之间向纵深分离至椎骨旁，可见较粗的臂丛神经向后外侧行走，在其内侧有一条较细的膈神经横过臂丛神经并和它交叉，向后内侧行走，仔细用玻璃分针分离一小段膈神经，穿线备用。

4. 分离双侧迷走神经：用玻璃分针在颈总动脉鞘内分离出迷走神经，穿线备用。

5. 呼吸运动的描记：在胸廓活动最明显的部位切开皮肤约 1 cm，用穿好丝线的小弯钩勾住皮肤，另一端连接于张力换能器。

6. 仪器连接与调试

（1）于分离膈神经的一侧用止血钳在膈神经处做一皮兜，注入 38℃ 液状石蜡浸泡神经，可起到保温、绝缘并防止神经干燥的作用；将记录电极固定于适当位置，轻轻拉起丝线将膈神经搭在悬空的电极上，记录电极连接于生物信号采集与处理系统通道 1，动物皮肤切口处接地。张力换能器连接于生物信号采集与处理系统通道 2，记录动物胸廓运动（呼吸运动）。

（2）软件通道参数设置：双击生物信号采集与处理系统图标，进入主界面，通道 1 记录膈神经放电（软件设置：输入信号→CH1→神经放电），通道 2 记录呼吸运动（软件设置：输入信号→CH2→张力），各通道参数根据实验要求和显示需要设置，小音箱接入监听插孔。

7. 观察项目，并将结果记录于表 8-3 中。

（1）描记一段家兔正常膈神经放电与呼吸运动的波形图（图 8-1），作为对照。

（2）增加吸入 CO_2 对膈神经放电和呼吸运动的影响：将 CO_2 气囊出气口靠近气管插管一侧开口，缓慢释放少量 CO_2，待观察到呼吸运动明显变化后立即撤去刺激，继续观察两个通道的信号变化。

（3）降低吸入 O_2 对膈神经放电和呼吸运动的影响：将气管插管一侧开口与钠石灰呼吸瓶连接，夹闭另一侧气管插管开口，待观察到呼吸运动明显变化后立即撤去刺激，继续观察两个通道的信号变化。

（4）增大无效腔对膈神经放电和呼吸运动的影响：将气管插管一侧接 30 cm 长橡胶管，另一侧夹闭，使呼吸无效腔增大，待观察到呼吸运动明显变化后立即撤去刺激，继续观察两个通道的信号变化。

（5）迷走神经对膈神经放电和呼吸运动的影响：结扎一侧迷走神经后剪断外周端，观察呼吸运动变化；再剪断另一侧迷走神经，观察呼吸运动的变化。之后，将刺激电极置于迷走神经中枢残端，施加连续电刺激（强度 3 ~ 5 V，频率 30 ~ 50 Hz），观察呼吸运动变化。

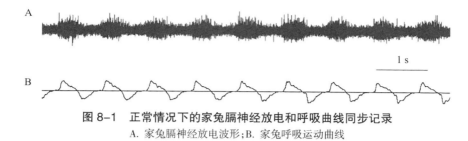

图 8-1　正常情况下的家兔膈神经放电和呼吸曲线同步记录

A. 家兔膈神经放电波形；B. 家兔呼吸运动曲线

表 8-3　不同处理因素对家兔呼吸运动的影响

家兔体质量：_____kg　　　麻醉药：_____　　　麻醉药用量：_____mL

	正常	增加 吸入 CO_2	降低 吸入 O_2	增大 无效腔	切断 迷走神经
呼吸频率（次 /min）					
呼吸幅度（g）					

【注意事项】

1. 麻醉不可过浅，以防动物躁动影响记录。

2. 分离神经时动作应轻柔，避免用力牵拉，分离后应保持湿润，以防损伤神经；膈神经传出信号不清时，电极可向中枢端移动。

3. 每个实验项目结束后，应待膈神经放电及呼吸运动恢复平稳后再进行下一项目。

【讨论与思考】

1. 呼吸运动的调节因素有哪些？各通过什么途径发挥调节作用？

2. 实验中各种刺激因素对膈神经放电与呼吸运动曲线有何影响？

e 知识拓展　新型冠状病毒肺炎——病毒虽小，影响深远

（汕头大学　沈建新　许淑芹　陈淑玲）

实验 4　急性肺水肿

【案例导入】

女性，53 岁。间断性心慌、气短 16 年，加重伴发热、咳痰 10 天。20 年前曾患风湿性心脏病。查体：T 39℃，R 28 次 /min，P 116 次 /min，BP 100/70 mmHg。端坐位，口唇发绀，颈静脉怒张，两肺散在大小水泡音及痰鸣音，心尖冲动在左侧第 5 肋间锁骨中线外 1.5 cm，心界向左扩大，心尖部可闻及收缩期吹风样杂音及舒张期隆隆样杂音。肝肋下 3.2 cm，剑突下 4.5 cm。肝颈静脉回流实验阳性，双下肢凹陷性水肿（+++）。血气分析：PaO_2 70 mmHg，$PaCO_2$ 48 mmHg。X 线提示：两肺纹理增粗，可见模糊不清的片状阴影。临床诊断：急性左心衰，急性肺水肿，急性呼吸功能不全。

【临床到基础】

1. 急性肺水肿的病因及临床特点是什么？

2. 急性肺水肿导致肺功能障碍的病理生理机制是什么?

3. 如何建立急性肺水肿动物模型?

【实验目的】

1. 掌握:急性肺水肿动物模型的制备方法及实验原理。

2. 了解:肾上腺素诱导急性肺水肿的机制。

【实验原理】

肺水肿(pulmonary edema)是指肺间质(血管外组织间隙)中有过量液体积聚和(或)溢入肺泡腔的病理现象。一般影响肺内液体分布的因素包括:肺毛细血管内流体静水压、肺毛细血管通透性、血浆胶体渗透压、肺淋巴循环、肺泡表面活性物质。当其中之一因素发生变化并超过机体的代偿范围时,即可发生肺水肿。

本实验通过以下3种处理措施建立家兔急性肺泡性肺水肿模型:①大量快速输注生理盐水,血容量增加,肺循环血流量增加。②切断迷走神经,交感神经起主导作用,收缩外周血管,致肺循环血流量增加。③加入肾上腺素,通过兴奋 α_1 受体,收缩皮肤、内脏器官血管(尤其是肾),体循环血流量减少,经肾液体排出减少,致使肺循环血流量进一步增加。因生理盐水属于晶体液,大量输注使肺毛细血管流体静压增高,血浆胶体渗透压降低,液体滤出增加;同时由于毛细血管高度扩张,血管壁通透性增大,也有利于液体滤出,甚至有少量红细胞漏出。

【实验材料】

1. 动物:家兔,体质量 2.0 ~ 2.5 kg。

2. 试剂和药品:生理盐水、20% 乌拉坦溶液、0.3% 肝素生理盐水、0.01% 肾上腺素溶液。

3. 装置和器材:生物信号采集与处理系统、手术器械、呼吸换能器、压力换能器、气管插管、动脉插管、静脉插管、动脉夹、静脉输液装置、兔手术台、电子秤、听诊器、丝线、滤纸等。

【实验方法】

1. 称重、麻醉:取家兔 1 只,称重后经耳缘静脉注射 20% 乌拉坦 5 mL/kg,麻醉成功后将其仰卧位保定于兔手术台上。

2. 颈总动脉和颈静脉分离:剪去颈部被毛,切开颈部正中皮肤,钝性分离气管、一侧颈总动脉和对侧颈静脉,各在其下穿线备用。

3. 气管插管:在甲状软骨下 1 ~ 2 cm 处,做倒 "T" 形剪口,插入气管插管并固定。插管一端与呼吸换能器连接,记录呼吸。

4. 颈总动脉插管:分离 2 ~ 3 cm 颈总动脉,远心端用丝线结扎,近心端用动脉夹夹闭。用眼科剪在距远心端结扎处约 0.5 cm 以 45° 角在动脉壁剪口,将充满肝素生理盐水的动脉插管向心方向插入,丝线结扎牢靠,防止插管滑脱。打开动脉夹,记录血压。

5. 颈静脉插管:分离颈静脉 2 ~ 3 cm,近心端用动脉夹夹闭,远心端用丝线结扎。用眼科剪在距远心端结扎处约 0.5 cm 以 45° 角在静脉壁剪口,将充满肝素生理盐水的静脉插管向心方向插入,丝线结扎。

6. 分离迷走神经:分离双侧迷走神经,并穿线备用。

7. 实验观察:做好记录填写在表8-4中。

(1)记录正常的呼吸、血压。用听诊器听诊正常呼吸音。

(2)按 100 mL/kg 大量快速输入生理盐水 180 ~ 200 滴 /min。

(3)输入所需量一半时剪断双侧迷走神经。

(4)在输液过程中应注意观察呼吸、血压的变化,不断用听诊器听诊肺底部,注意有无湿性啰音出现（右肺底部最早出现）及气管插管处有无淡红色泡沫样液体溢出。

（5）液体快输完时，加入肾上腺素 0.5 mL（1 mg/mL）。

（6）当证明有肺水肿出现时，注射过量麻醉药处死动物。

（7）打开胸腔，用丝线在气管分叉处结扎，以防止水肿液流出，在结扎上方剪断气管，提起结扎的丝线，小心分离肺以外的组织，最后把肺取出，用滤纸吸去肺表面的水分后称取肺质量，计算肺系数。观察肺大体的改变，然后切开肺，注意切面的改变及有无泡沫样液体溢出。

$$肺系数 = 肺质量(g)/体质量(kg)$$

表 8-4 急性肺水肿诱导因素对呼吸和血压的影响

家兔体质量：_____kg　　麻醉药：_____　　麻醉药用量：_____mL

	正常	快速大量输液 1/2 量	切断迷走神经	肾上腺素
呼吸幅度(g)				
呼吸频率(次/min)				
血压(mmHg)				
湿性啰音				
粉红溢液				
其他	肺系数： 肺大体观：			

【注意事项】

1. 输液速度应控制在 180～200 滴/min，勿过快或过慢。
2. 开胸取肺时，注意勿损伤肺和挤压肺组织，以防水肿液流出，影响肺系数。

【讨论与思考】

1. 肺水肿时动物有哪些表现？
2. 本实验急性肺水肿的发生机制是什么？

知识拓展　细胞的氧气感知

（山西医科大学　焦向英　郭建红）

数字课程学习

扩展阅读资料　　测试题

第九章　消化系统实验

实验1　消化道平滑肌生理特性及药物作用

【案例导入】

女性,40岁。腹痛、腹泻2 h。2 h前因进食不洁食物后出现中上腹、脐周持续性绞痛,解黄色稀水样大便,伴恶心、呕吐,粪便内有少量未消化食物,便后疼痛有所缓解。查体:T 36.5℃,R 26次/min,P 86次/min,BP 125/80 mmHg。上腹及脐周有压痛,无肌紧张及反跳痛,肠鸣音亢进。实验室检查:血常规基本正常,粪便镜检有少许红、白细胞。腹部B超提示:未见明显异常。临床诊断:急性胃肠炎。

【临床到基础】

1. 急性胃肠炎的病因有哪些?

2. 哪些类药物可以缓解腹痛?

3. 如何通过实验证实消化道平滑肌的生理特性?

【实验目的】

1. 掌握:离体肠标本的制备及灌流方法。

2. 了解:平滑肌的紧张性、自律性活动及药物或理化因素对平滑肌生理特性的影响。

【实验原理】

消化道平滑肌除了具有肌肉组织的共同特性,如兴奋性、传导性和收缩性,尚有自身的特性,主要表现为一定的紧张性、自动节律性收缩、较大的伸展性,以及对化学物质、温度及牵张刺激较为敏感而对机械和切割刺激不敏感等特性。将离体的小肠置于模拟的内环境(离子成分、晶体渗透压、酸碱度、温度、氧分压等方面近似于内环境)中,可在一定时间内保持其活性及功能。

【实验材料】

1. 动物:家兔,体质量2.0~2.5 kg(或豚鼠,体质量200~300 g;或大鼠,体质量200~250 g)。

2. 试剂和药品:20%乌拉坦、0.01%肾上腺素、0.01%乙酰胆碱、0.01%普萘洛尔、0.01%酚妥拉明、0.01%新斯的明、1%组胺、1%氯苯那敏、10%氯化钡、1 mol/L盐酸溶液、1 mol/L氢氧化钠溶液、无钙台氏液、复钙台氏液。

3. 装置和器材:手术器械、恒温平滑肌浴槽、大烧杯、L形通气管、酒精灯、温度计、生物信号采集与处理系统、张力换能器、注射器、气囊等。

【实验方法】

1. 准备工作:浴槽内加入38℃台氏液,将充满混合气体(95% O_2 + 5% CO_2)的气囊与L形通气管相连以供氧气。调节螺旋夹控制通气量,每分钟约30个气泡。

2. 标本制备:动物禁食 24 h 后,注射过量麻醉药处死动物。立即打开腹腔,通常取十二指肠或回肠,迅速放入充混合气体(95% O_2 + 5% CO_2)、恒温(37℃)的营养液中,用注射器以营养液将管腔内的食物残渣清洗干净,之后将其截成 2~3 cm 左右肠段。十二指肠的兴奋性和自动节律性较高,呈现活跃的舒缩活动。回肠较静息,其运动曲线的基线比较稳定。去除附着的系膜、脂肪等组织。

如果要分别观察肠管纵行肌或环行肌的运动,可将肠管沿其长轴剖开,取一条肌片,两端扎线固定,即可记录其纵行肌的活动。若要观察环行肌的运动,则要将肠管纵行切开后,作 S 形交互剪开,两端扎线固定牵张即成。

3. 仪器连接与设置:将肠管两端用细线结扎,一端系于通气管的挂钩上,另一端与张力换能器相连,换能器接于生物信号采集与处理系统。

4. 观察项目,做好记录填写在表 9-1 中。

(1)无钙台氏液的作用:在浴槽中加入无钙台氏液,观察肠管张力和收缩活动的变化,换液,再进行下一项。

(2)先在浴槽中加入无钙台氏液,观察肠管张力和收缩活动的变化,再加入 0.01% 乙酰胆碱 0.1~0.2 mL,观察肠管张力和收缩活动的变化,换液。

(3)复钙台氏液的作用:在浴槽中加入复钙台氏液,观察肠管张力和收缩活动的变化,换液。

(4)先在浴槽中加入复钙台氏液,观察肠管张力和收缩活动的变化,再加入 0.01% 乙酰胆碱 0.1~0.2 mL,观察肠管张力和收缩活动的变化,换液。

(5)普萘洛尔的作用:先在浴槽中加入 0.01% 普萘洛尔 0.1~0.2 mL,观察肠管张力和收缩活动的变化,再加入 0.01% 肾上腺素 0.1~0.2 mL,观察肠管张力和收缩活动的变化,换液。

(6)酚妥拉明的作用:先在浴槽中加入 0.01% 酚妥拉明 0.1~0.2 mL,观察肠管张力和收缩活动的变化,再加入 0.01% 肾上腺素 0.1~0.2 mL,观察肠管张力和收缩活动的变化,换液。

表 9-1　药物对小肠平滑肌生理特性的影响

药物或温度的变化	张力变化趋势
无钙台氏液	
无钙台氏液→乙酰胆碱	
复钙台氏液	
复钙台氏液→乙酰胆碱	
普萘洛尔→肾上腺素	
酚妥拉明→肾上腺素	
新斯的明	
组胺	
氯苯那敏→组胺	
氯化钡	
38℃→25℃→38℃	
盐酸	
氢氧化钠	

（7）新斯的明的作用：在浴槽中加入 0.01% 新斯的明溶液 0.1 ~ 0.2 mL，观察肠管张力和收缩活动的变化。待出现明显作用后，换液。

（8）组胺的作用：在浴槽中加 1% 组胺 0.1 ~ 0.2 mL，待出现明显作用后，换液。

（9）氯苯那敏的作用：先在浴槽中加入 1% 氯苯那敏 0.1 ~ 0.2 mL，5 min 后再加入 1% 组胺 0.1 ~ 0.2 mL，并同（8）比较，换液。

（10）氯化钡的作用：在浴槽中加入 10% 氯化钡 0.1 ~ 0.2 mL，待出现明显作用后，换液。

（11）温度的作用：将浴槽中的台氏液换成 25℃ 的台氏液，观察肠管的张力和收缩的变化；并逐渐加温至 38℃，进一步观察其反应，换液。

（12）盐酸的作用：加入 1 mol/L 盐酸溶液 0.1 ~ 0.2 mL，观察平滑肌的反应，换液。

（13）氢氧化钠的作用：加入 1 mol/L 氢氧化钠溶液 0.1 ~ 0.2 mL，观察平滑肌的反应。

【注意事项】

1. 肠管牵拉勿过紧或过松，且连线必须垂直，避免与浴槽的其他物品接触，浴槽中液体的量以没过肠段为准。

2. 药物应滴在肠管附近，并事先预热至 38℃。各药用量系参考值，若效果不明显，可以增补加药。

3. 每次加药出现反应后，必须立即更换浴槽内的台氏液至肠管恢复稳定活动后，再观察下一项目。

【讨论与思考】

1. 肠平滑肌上存在哪些类型受体？

2. 乙酰胆碱、组胺、氯化钡收缩平滑肌的机制有何不同？

3. 影响肠平滑肌实验结果的因素有哪些？

📖 **知识拓展　"生物型人工"肠道**

（皖南医学院　李　慧　郝　伟）

实验 2　应激性胃溃疡

【案例导入】

男性，45 岁。不慎被滚烫的色拉油烫伤，导致胸腹部、左臂、左下肢大面积烫伤。查体：T 38℃，P 122 次/min，BP 132/82 mmHg。血常规 WBC 1.5×10^9/L，其余指标正常。给予外用烫伤药、抗菌药等治疗后逐渐好转。然而，两日后出现上腹部不适，伴柏油样大便 2 次，大便潜血阳性。胃镜提示：胃黏膜充血，有多处表浅溃疡，溃疡处有新鲜出血。临床诊断：应激性胃溃疡。

【临床到基础】

1. 应激性胃溃疡的病因及临床表现是什么？

2. 应激性溃疡时神经 – 内分泌系统有何变化？

3. 如何复制应激性胃溃疡动物模型？

【实验目的】

1. 掌握：应激性胃溃疡动物模型的制备方法。

2. 了解：应激性胃溃疡严重程度的判断方法。

【实验原理】

应激性溃疡(stress ulcer)是机体在遭受重大突发事件等应激原的刺激下,如严重创伤、烧伤、休克等,胃和十二指肠发生的一种急性应激反应,表现为急性黏膜糜烂和溃疡。应激性胃溃疡的发生机制主要是在应激时,机体神经 – 内分泌紊乱,表现为下丘脑 – 垂体 – 肾上腺皮质轴和蓝斑 – 交感肾上腺髓质系统的异常激活,导致胃酸分泌增加,胃黏膜屏障破坏,造成胃溃疡的发生。

建立应激性胃溃疡动物模型的常见方法包括:大鼠、小鼠、豚鼠束缚 – 浸水法、大鼠热水烫伤法、家兔股骨粉碎性骨折法和家兔力竭性运动法。本实验采用束缚 – 浸水法建立大鼠应激性胃溃疡模型,观察应激状态下胃黏膜的变化。束缚 – 浸水会快速对大鼠的生理和心理造成伤害,使其体温下降,胃肠功能紊乱,胃酸分泌增加,导致急性胃黏膜损伤。

【实验材料】

1. 动物:大鼠,体质量 200 ~ 250 g。

2. 试剂和药品:生理盐水、10% 甲醛、乙醚。

3. 装置和器材:鼠板、水槽、注射器、手术器械等。

【实验方法】

1. 称重、麻醉:取大鼠 1 只,禁食不禁水 24 h 后用乙醚麻醉,麻醉成功后将其四肢、颈部及牙齿绑扎,仰卧位保定于鼠板上。

2. 造模:待大鼠清醒后,将其垂直浸于 30℃ 的恒温水槽中浸泡 20 ~ 24 h,水面保持在胸骨剑突水平。

3. 取出大鼠,擦干皮肤,过量乙醚麻醉处死大鼠,打开腹腔,结扎胃幽门,从食管向胃内注入 10% 甲醛溶液 10 mL,结扎贲门。自两结扎线的外侧剪断摘下全胃,浸泡于甲醛溶液 30 min 后,沿大弯将胃剖开,展平,用等渗盐水冲洗,检查胃黏膜损伤情况,做好记录填写在表 9-2 中。

4. 溃疡指数判定:胃黏膜损伤程度采用 Guth 计数法,用溃疡指数(ulcer index, UI)表示,即以黏膜损伤的直径(d)计算:1 分,d≤1 mm;2 分,1 mm<d≤2 mm;依次类推,d > 2 mm 者,分数加倍。每只大鼠的溃疡指数即为其累计分数。另取正常大鼠 1 只,处死后做对照观察。

表 9-2　束缚 – 浸水法建立大鼠应激性胃溃疡模型

大鼠体质量:＿＿＿＿＿g　　　麻醉药品:＿＿＿＿＿　　　麻药用量:＿＿＿＿＿mL

	正常大鼠	造模大鼠
胃外壁变化		
胃内壁变化		
出血		
溃疡指数		

【注意事项】

1. 造模时的水温对溃疡严重程度会有影响,因此水温要保持恒定。

2. 大鼠在禁食期间,要注意及时清理粪便。

【讨论与思考】

1. 建模时,为什么水温会影响溃疡的严重程度?

2. 应激性胃溃疡的发生机制是什么？

　知识拓展　手术患者的人文关怀

（四川大学　陈军利）

实验 3　急性中毒性肝损伤

【案例导入】

男性,32 岁。恶心、呕吐、巩膜黄染 3 天。自诉 2 周前曾生吃海鲜。查体:T 37.7℃,R 18 次 /min,P 89 次 /min,BP 120/80 mmHg,精神倦怠,神志清,平卧位,巩膜黄染,肝可触及,右肋下 2 cm。实验室检查:ALT 1120 IU/L, AST 1053 IU/L,总胆红素 73 μmol/L,直接胆红素 51 μmol/L, 抗 HAV–IgM 阳性。临床诊断:急性甲型肝炎。

【临床到基础】

1. 急性肝功能障碍的病因及临床特点是什么？

2. 急性肝功能障碍时相关指标会发生什么变化？

2. 如何建立急性肝功能障碍动物模型？

【实验目的】

1. 掌握:急性肝损伤动物模型的制备方法及肝功能的评价。

2. 了解:四氯化碳诱导肝损伤的机制。

【实验原理】

肝对来自体内和体外的许多非营养性物质(如各种药物、毒物及体内某些代谢产物)具有生物转化作用,通过新陈代谢将它们彻底分解或以原形排出体外,这种作用也被称作解毒功能(detoxification function)。某些毒物经过生物转化,可以转变为无毒或毒性较小、易于排泄的物质;但也有一些物质恰巧相反,可能会发生毒性增强(如假神经递质形成)、溶解度降低(如某些磺胺类药)等情况。肝的生物转化方式很多,一般水溶性物质,常以原形从尿或胆汁排出;脂溶性物质则易在体内积聚,并影响细胞代谢,必须通过肝一系列酶系作用将其灭活,或转化为水溶性物质,再予排出。

本实验通过四氯化碳建立家兔急性肝损伤模型。四氯化碳导致的肝损伤机制为 CCl_4 经肝微粒体 CytP450 活化后产生三氯甲基自由基,引起肝细胞膜和细胞器膜的不饱和脂肪酸过氧化,从而改变膜的流动性和通透性,使膜的 Ca^{2+}–ATP 酶失活,胞质内 Ca^{2+} 浓度升高,破坏肝细胞骨架,激活磷脂酶,并使氨基酸功能基团受损、核酸转化和突变,引起肝细胞死亡。

【实验材料】

1. 动物:家兔,体质量 2.0 ~ 2.5 kg。

2. 试剂和药品:四氯化碳、20% 乌拉坦、0.01% 肾上腺素、生理盐水。

3. 装置和器材:生物信号采集与处理系统、压力换能器、呼吸换能器、气管插管、动脉插管、动脉夹、手术器械、兔手术台、注射器、丝线等。

【实验方法】

1. 造模:取家兔 2 只,在实验前 24 h,甲兔背部皮下注射肝毒物四氯化碳(3 mL/kg),乙兔以同样方法注射等量生理盐水。

2. 称重、麻醉:家兔称重后经耳缘静脉注射 20% 乌拉坦 3 ~ 5 mL/kg(注射 1/2 总量后减慢速度,边注射边观察家兔反应),四氯化碳可导致肝转化作用障碍,注射麻醉药时应注意总量和速度。麻醉成功后将其仰卧位保定于兔手术台上,剪去颈部和上腹部被毛。

3. 颈部手术:分离气管和一侧颈总动脉,分别做气管插管和动脉插管,连接呼吸换能器和压力换能器。

4. 上腹部手术:沿腹白线做 4～6 cm 纵行切口,打开腹腔引出一段小肠及肠系膜,以生理盐水纱布覆盖备用。

5. 记录给药前的血压和呼吸,经耳缘静脉注入 0.01% 肾上腺素 0.2 mL,观察血压与呼吸的变化,待血压恢复后,再以同样剂量由肠系膜静脉注入,并观察所出现的反应。比较甲、乙两兔的反应结果,做好记录填写在表 9-3 中。

表 9-3　肝功能障碍时肾上腺素对呼吸、血压的影响

家兔体质量:_____kg　　　麻醉药:_____　　　麻醉药用量:_____mL

	给药前		耳缘静脉给药后		肠系膜静脉给药后		肝大体观
	呼吸	血压	呼吸	血压	呼吸	血压	
正常对照兔							
肝损伤兔							

6. 耳缘静脉注入过量麻醉药处死动物,剖开腹腔,取出肝,肉眼观察甲、乙两兔肝的外观形态及色泽有何不同。

【注意事项】

1. 四氯化碳以皮下注射为好,同时要防止注射针头抽出后,药液流出体外而影响肝损伤程度。

2. 由肠系膜静脉注入药物时,不要过分牵拉,以防刺激腹膜影响血压。

3. 四氯化碳致肝转化作用障碍,因此注射麻醉药时应注意总量和速度。

【讨论与思考】

1. 肝的生物转化作用等于解毒作用吗?

2. 本实验肝功能障碍的发病机制是什么?

🅔 知识拓展　才不近仙者不可为医,德不近佛者不可为医

(山西医科大学　焦向英　郭建红)

数字课程学习

📖 扩展阅读资料　　📝 测试题

第十章　泌尿系统实验

实验 1　影响尿生成的因素

【案例导入】

女性,59 岁。乏力半年,多饮、多尿 1 个月。自诉半年来,无明显诱因出现全身疲乏,体力下降,休息后无明显缓解,饮食较前增加,有轻微易饥感和口渴感,半年内体重下降 5 kg。实验室检查:糖化血红蛋白(HbA1C)9.5%,空腹血糖 9.0 mmol/L,餐后 2 h 血糖 15.1 mmol/L。尿常规:相对密度 1.018,葡萄糖 +++,蛋白质 −,酮体 +。临床诊断:糖尿病。

【临床到基础】

1. 糖尿病的病因及临床表现是什么?

2. 糖尿病可能引发哪些在尿液中有改变的代谢紊乱?

3. 影响尿液生成的因素有哪些?

【实验目的】

1. 掌握:哺乳动物膀胱或输尿管插管和尿量测定的方法。

2. 了解:神经、体液等因素对尿生成的影响及其与血压的关系。

【实验原理】

肾是机体主要的排泄器官,通过尿的生成与排出,清除机体不需要的、有害的、多余的代谢终产物,或者进入机体的异物,调节机体水、盐和酸碱平衡,调节动脉血压等,从而维持机体内环境的稳态。因此尿生成状况可以反映肾乃至整个机体功能状态。尿生成(urine formation)的过程包括:肾小球滤过,肾小管和集合管的重吸收与分泌。同时,尿生成的过程也受到肾内自身调节和神经体液因素的调节。

当机体血压为 70 ~ 180 mmHg 时,由于肾血流量的自身调节作用,肾小球毛细血管血压维持相对稳定的水平;当血压小于 70 mmHg 或大于 180 mmHg 时,超过了肾血流量自身调节的范围,肾小球毛细血管血压随机体血压的变化而变化,肾小球滤过率也发生相应的变化。肾交感神经支配肾血管,还支配肾小管上皮细胞和球旁细胞。肾交感神经兴奋释放的去甲肾上腺素可以通过下列途径影响尿生成:①影响有效滤过压直接影响肾小球滤过;②作用于肾素 – 血管紧张素 –醛固酮系统而影响肾小管对水、钠的重吸收;③与 α_1 受体结合,直接刺激近端小管和髓袢对水、钠的重吸收。体液因素方面,血液溶质浓度、渗透压、循环血量、激素水平均可以通过不同机制影响尿液的生成。例如渗透压对尿生成的影响,可以直接影响肾小球滤过、肾小管重吸收,也可以通过渗透压感受器调节抗利尿激素的分泌而影响集合管的重吸收。某些利尿剂(如呋塞米)则抑制髓袢升支粗段的 Na^+–K^+–$2Cl^-$ 同向转运体,抑制 NaCl 的重吸收、降低肾髓质的高渗梯度、抑制尿液浓缩,使尿量明显增加。

【实验材料】

1. 动物:家兔,体质量 2.0 ~ 2.5 kg。

2. 试剂和药品:20% 乌拉坦、生理盐水、0.01% 去甲肾上腺素、20% 葡萄糖、垂体后叶素、1% 呋塞米(速尿)、0.6% 酚红、10% NaOH、液状石蜡。

3. 装置和器材:兔手术台、手术器械、压力换能器、动脉插管、静脉插管、膀胱(或输尿管)插管、动脉夹、注射器、试管、受滴器、酒精灯、丝线、恒温水浴锅、生物信号采集与处理系统等。

【实验方法】

1. 称重、麻醉:取家兔 1 只,称重后经耳缘静脉注射 20% 乌拉坦 5 mL/kg,麻醉成功后将其仰卧位保定于兔手术台上。耳缘静脉留置头皮针以备输液给药(也可行颈静脉插管输液给药)。

2. 手术:颈部备皮,在颈部正中从甲状软骨向下做一 5 ~ 6 cm 长纵行切口,依次分离皮下筋膜、肌肉,暴露气管。在甲状软骨下 1 ~ 2 cm 处,做倒 "T" 形剪口,插入气管插管并固定。分离右侧迷走神经和左侧颈总动脉,分别穿线备用。颈总动脉插管,连接压力换能器,记录动脉血压变化。

3. 膀胱、输尿管或尿道插管

(1)膀胱插管:从耻骨联合向上沿中线作长 5 ~ 6 cm 的切口,打开腹腔,小心将膀胱轻拉到腹壁外(切口以能够将膀胱牵引出体外为度,勿使肠管外露、以免血压骤降),辨认清楚膀胱和输尿管的解剖位置。结扎外尿道后,用止血钳提起膀胱前壁(靠近顶端部分),选择血管较少处,做一纵行小口,插入膀胱插管引流尿液(图 10-1)。

(2)输尿管插管:仔细辨认并分离双侧输尿管,在近膀胱侧用丝线结扎输尿管,靠近结扎处,在管壁向肾侧剪一小切口,插入输尿管插管并结扎固定。

(3)尿道插管:暴露家兔尿道外口,将细导尿管涂液状石蜡,由尿道外口向膀胱插入,插入深度为 7 ~ 10 cm,转动调整导尿管方向和深度,直至尿液流出。

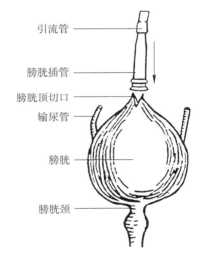

引流管
膀胱插管
膀胱顶切口
输尿管
膀胱
膀胱颈

图 10-1 膀胱插管示意图

4. 仪器连接:把受滴器的输入线接入生物信号采集与分析系统记滴输入接口,记录尿滴。选择实验项目中影响尿生成因素实验,启动信号采集,观察记录尿滴和血压信号。

5. 观察项目:经耳缘静脉给药,做好记录填写在表 10-1 中。

(1)记录正常的动脉血压和尿量(滴 /min,下同)。

(2)静脉快速注射 37 ~ 38℃ 的生理盐水 20 ~ 25 mL,观察记录尿量和血压的变化。取尿液用尿糖试纸做尿糖定性测试。

(3)尿量恢复平稳后(下同),用中等强度和频率的电刺激(串刺激或连续单刺激),刺激右侧颈迷走神经 5 ~ 10 s,观察记录尿量和血压的变化。

(4)静脉注射 20% 葡萄糖 5 mL,观察记录尿量和血压的变化。当尿量显著变化时,取尿液做尿糖定性测试,观察有无尿糖。

(5)静脉注射 0.01% 去甲肾上腺素 0.3 mL/kg,观察记录尿量和血压的变化。

(6)静注注射呋塞米 0.5 mL/kg,观察记录尿量和血压的变化。

(7)静脉注射 0.6% 酚红 0.5 mL/kg,用盛有 10% NaOH 溶液的培养皿收集尿液,计算从注射酚红后至尿中刚出现酚红所需的时间(酚红在碱性液中呈红色,可在培养皿下垫一白纸以便观察)。

(8)静脉注射垂体后叶素 2~3 U,观察记录尿量和血压的变化。

(9)动脉放血,将血压降至 50~60 mmHg,观察记录尿量和血压的变化。

表 10-1　各种因素对家兔尿生成和血压的影响

家兔体质量:_____kg　　　　麻醉药:_____　　　　麻醉药用量:_____mL

实验项目	尿量(滴/min)		变化率(%)	血压(mmHg)		变化率(%)
	对照	实验		对照	实验	
注射生理盐水						
刺激迷走神经						
注射葡萄糖						
注射去甲肾上腺素						
注射呋塞米						
注射垂体后叶素						
放血降低血压						

【注意事项】

1. 前一干预因素作用基本消失后才能进行下一个实验项目(注射呋塞米后需每隔 5 min 记录 1 次尿量,至少 3 次);分析时要注意血压与尿量的关系。

2. 实验各项顺序的安排,是在前一项尿量增多的基础上再进行尿生成减少的项目,在前一项尿量减少的基础上再进行促进尿量增加的项目。

3. 刺激迷走神经时,注意刺激不宜过强,避免血压急剧下降、心脏停搏,以免出现意外。

4. 手术操作需轻柔,避免过度损伤,引起反射性闭尿。

【讨论与思考】

1. 本实验中哪些干预因素是通过影响肾小球滤过率而改变尿量的? 各自的作用机制是什么?

2. 静脉注射 20% 葡萄糖 5 mL 为什么会出现尿糖?

3. 静脉注射的酚红是如何出现在尿液中的? 可能与尿生成过程中的哪些环节有关?

🌐 知识拓展　反兴奋剂与"尿检"

(杭州师范大学　刘传飞　沈　礼)

实验 2　急性肾衰竭

【案例导入】

男性,49 岁。因呕吐、腹泻 2 天入院,给予肌内注射庆大霉素治疗。3 天后出现无尿,眼结膜水肿,腹水,下肢水肿。查体:T 37.2℃,R 44 次/min,P 94 次/min,BP 140/90 mmHg。实验室检查:血尿素氮 42 mmol/L,血清肌酐 1 140 μmol/L,血清钾 6.8 mmol/L,二氧化碳结合力 13。临床诊断:

急性肾衰竭,高钾血症,代谢性酸中毒。

【临床到基础】

1. 急性肾衰竭的病因及临床表现是什么?

2. 急性肾衰竭时肾功能指标会发生什么变化?

3. 如何建立急性肾衰竭动物模型?

【实验目的】

1. 掌握:家兔急性中毒性肾衰竭动物模型的制备方法。

2. 了解:从肾泌尿功能的变化分析急性肾衰竭的机制。

【实验原理】

急性肾衰竭(acute renal failure)是指各种原因引起的双肾泌尿功能在短期内(数小时至数天)发生急剧障碍,以致机体内环境出现严重紊乱的病理过程。临床表现主要为:氮质血症、高钾血症和代谢性酸中毒。多数患者伴有少尿、无尿,即少尿型急性肾衰竭;少数患者尿量不减少,称为非少尿型急性肾衰竭。

急性肾衰竭实验动物模型复制方法主要有缺血性和中毒性两大类。缺血性常用肌内注射50% 甘油生理盐水、双侧肾动脉不完全夹闭等方法造模。中毒性常用肌内注射氯化汞($HgCl_2$)、硝酸铀等造模。本实验采用肌内注射 $HgCl_2$ 造成肾中毒而诱发急性肾衰竭。$HgCl_2$ 中毒致急性肾衰竭的机制是:Hg^{2+} 中毒主要造成近端肾小管的损害,Hg^{2+} 进入血循环并经肾小球滤出,与肾小管上皮细胞膜和胞内巯基(—SH)和二硫基(—S—S—)结合,形成硫醇盐,抑制了细胞内多种酶的活性;受累细胞由于汞 – 硫反应而导致肾小管上皮细胞及其膜的功能和结构损害,甚至出现不可逆的损伤和坏死。变性坏死的细胞脱落于管腔阻塞肾小管,使原尿通过受阻;损伤坏死的肾小管通透性升高并出现缺损,原尿向肾间质回漏,使肾间质水肿、内压升高,既压迫肾小管使肾小囊内压升高、肾小球滤过率下降,又压迫肾小管周围小血管、加重肾小管缺血坏死。另外,肾小管阻塞和原尿回漏可导致尿量明显减少。

【实验材料】

1. 动物:家兔,体质量 2.0 ~ 2.5 kg。

2. 试剂和药品:1% $HgCl_2$ 溶液、20% 乌拉坦或 3% 戊巴比妥钠溶液、5% 葡萄糖溶液、生理盐水、5% 醋酸、血肌酐测定试剂盒、血尿素氮测定试剂盒。

3. 装置和器材:兔手术台、手术器械、离心机、显微镜、酒精灯、恒温水浴箱、分光光度计、注射器、输尿管插管等。

【实验方法】

1. 实验前一天分别取性别相同、体质量相近的家兔 2 只,作为中毒实验兔和正常对照兔;实验兔肌内注射 1% $HgCl_2$ 溶液(1.5 mL/kg,后肢臀肌一次注射),对照兔则在相同部位肌内注射生理盐水(1.5 mL/kg)。

2. 称重、麻醉:将实验兔与对照兔分别称重后,经耳缘静脉注射 20% 乌拉坦 5 mL/kg(或 3% 戊巴比妥钠 1 mL/kg),麻醉成功后将其仰卧保定于兔手术台上。

3. 手术:颈部备皮,沿正中线切开皮肤,先行气管插管,再分离左侧颈总动脉并插入动脉插管,用于取血检测血肌酐和血尿素氮。

4. 经耳缘静脉缓慢输注 5% 葡萄糖溶液 20 mL/kg。

5. 兔下腹部备皮,自耻骨联合向上做长 5 ~ 6 cm 的腹正中切口,分离双侧输尿管,行插管后固定,收集尿液(约 1 mL)以作检查。(若尿量太少,则暴露膀胱,用注射器穿刺取出全部尿液,做尿液检查。)

6. 观察项目

（1）血清肌酐检测（具体操作见血肌酐测定试剂盒说明书），结果填入表10-2中。

（2）血清尿素氮检测（具体操作见血尿素氮测定试剂盒说明书），同上。

（3）尿蛋白定性检查：取长试管2支，标记，分别装入实验兔和对照兔尿液3 mL，用试管夹夹住试管，在酒精灯上加热至沸腾，若有浑浊，加入5%醋酸3~5滴，再煮沸；若尿液变清，是尿内尿酸盐所致；若浑浊加重，依浑浊不同判断，标准和记录见表10-3。

表10-2　家兔急性中毒性肾衰竭

家兔体质量：_____kg　　　　麻醉药品：_____　　　　麻药用量：_____mL

组别	血肌酐	血尿素氮	尿蛋白定性检查	尿液镜检	肾体比	肾大体观察
实验兔						
对照兔						

表10-3　尿蛋白浊度判断标准

	清晰	轻度浑浊	稀薄乳样浑浊	乳浊或少量絮片	絮状浑浊
程度	−	+	++	+++	++++
相当含蛋白量（g%）		0.01~0.05	0.05~0.2	0.2~0.5	>0.5
对照兔					
实验兔					

注：在对应的列打"√"。

（4）尿液镜检：将尿液一滴置于干净玻片上，置显微镜高倍视野下计数细胞数和低倍视野下计数管型，用10个视野报告结果。以最低数和最高数报告，如WBC 2~6/HP、管型0~3/LP。也可以取1 mL尿液置离心管中，1 500 r/min离心5 min，取沉渣涂于玻片上，同样用10个视野计算细胞和管型的近似平均值（结果填于表10-2）。

（5）形态学观察，结果填于表10-2中。

1）将实验兔和对照兔注射过量麻醉药处死，取出肾，称重，计算肾体比（肾质量与体质量之比）。

2）肾大体区别：观察并比较实验兔和对照兔肾的体积大小、皮质条纹（纵向剖开肾观察）及色泽等。

3）组织切片观察：在显微镜下观察皮质肾小管上皮细胞有无明显变性、坏死、脱落，管腔内有无大量蛋白、红细胞和管型存在。

【注意事项】

1. 取样、加样（血清、标准液等）剂量要准确，尿素氮检测时煮沸和冷却时间应准确，否则颜色反应消退。

2. 尿蛋白定性检查时试管要多转动，以免受热不均，注意加热时试管口不要对准他人，尿液沸腾时需及时将试管从热源适当移开，切勿让试管内尿液溢出。

3. 做输尿管插管时，若某一侧输尿管插管失败或不做插管，必须结扎输尿管（近肾侧或近膀脱侧),避免尿液流入腹腔或膀胱,影响尿液收集。

【讨论与思考】

1. 什么是急性肾衰竭?建立肾衰竭动物模型有哪些方法?

2. 肾衰竭发生的机制是什么?

3. 蛋白尿、管型尿的发生机制是什么?

e 知识拓展 利用 AI 技术改善对患者肾的长期预后预测

(汕头大学 沈建新 陈 穗 许淑芹)

实验 3 急性缺血性肾损伤

【案例导入】

男性,26 岁,车祸后右侧大腿疼痛、畸形伴活动障碍。查体:T 36.5 ℃,P 121 次 /min,BP 85/55 mmHg。神志清楚,表情淡漠,面色苍白,脉搏细弱,皮肤冰冷,痛苦面容。右侧大腿大片淤斑、血肿,向外侧呈角畸形,有反常活动,足背动脉搏动弱。实验室检查:Hb 80 g/L,RBC 2.5×10^{12}/L,尿素氮 39 mmol/L,血肌酐 634 μmol/L。临床诊断:右股骨干骨折,失血性休克,急性肾衰竭。

【临床到基础】

1. 患者为何会出现急性肾衰竭?

2. 临床上通过哪些肾功能相关指标可以判断急性肾损伤?

3. 通过哪些方法能够建立急性肾损伤动物模型?

【实验目的】

1. 掌握:急性缺血性肾损伤模型的制备方法,以及在缺血状态下肾功能改变的机制。

2. 了解:肾功能的评价指标。

【实验原理】

急性肾损伤(acute kidney injury)是指多种病因引起的肾功能快速下降而出现的临床综合征,其判定标准为:肾功能在 48 h 内急剧下降,血清肌酐(Scr)上升 > 0.3 mg/dL(26.5 μmol/L)或 7 天内 Scr 上升≥1.5 倍基础值,或尿量 < 0.5 mL/(kg·h)持续超过 6 h。常用的急性肾损伤模型建立方法包括:①缺血性急性肾损伤模型:如夹闭肾动脉或使用去甲肾上腺素、甘油等快速减少肾血流量,最终引起肾小管上皮细胞损伤,从而使动物发生急性肾衰竭临床表现;②中毒性急性肾损伤模型:主要包括顺铂、内毒素、氨基糖苷类抗生素、氯化汞、阿霉素等肾毒性的药物。

本实验采用夹闭双侧肾动脉建立急性缺血 – 再灌注损伤肾损伤模型,其机制为持续的肾缺血可导致急性小管坏死,由功能性肾衰竭转为器质性肾衰竭,此时可出现肾血流量减少、肾小球滤过功能或肾小管重吸收功能障碍等相关表现。

【实验材料】

1. 动物:家兔,体质量 2.0 ~ 2.5 kg。

2. 试剂和药品:20% 乌拉坦、生理盐水、0.3% 肝素生理盐水、5% 醋酸、肌酐检测试剂盒、尿素氮检测试剂盒。

3. 装置和器材:兔手术台、手术器械、压力换能器、呼吸换能器、生物信号采集与处理系统、血气分析仪、气管插管、动脉插管、静脉插管、膀胱插管、恒温水浴锅、酒精灯、显微镜、离心机、分光光度计等。

【实验方法】

1. 称重、麻醉:取家兔 1 只,称重后经耳缘静脉注射 20% 乌拉坦 5 mL/kg,麻醉成功后将其仰卧位保定于兔手术台上。

2. 颈部手术:沿颈部正中切开皮肤,分离气管,行气管插管术,插管一端连接呼吸换能器,记录呼吸变化。分离左侧颈总动脉,行动脉插管,连接压力换能器,记录血压,并取血进行血气分析。

3. 腹部手术:自耻骨联合向上做长 5~6 cm 的腹正中切口,找到膀胱。轻提膀胱并在膀胱顶部血管较少处剪一小口,插入膀胱插管,丝线结扎并固定。

4. 正常指标记录:动物状态稳定 5~10 min 后,记录各项指标填写在表 10-4 中。

表 10-4 急性家兔缺血性肾损伤

家兔体质量:_____kg　　　麻醉药:_____　　　麻醉药用量:_____mL

	造模前	造模后(缺血 1 h)	造模后(再灌注 1 h)
血压(mmHg)			
呼吸幅度(g)			
呼吸频率(次/min)			
尿量(mL/min)			
尿相对密度			
尿蛋白			
尿沉渣			
血尿素氮(mmol/L)			
血肌酐(μmol/L)			
动脉血 pH			
$PaCO_2$			
CO_2-CP			
PaO_2			
BB			
BE			
SB			

5. 模型复制:分离左右肾动脉,分别在左右肾动脉上各放置一动脉夹(最好套上合适的橡胶软管,防止动脉损伤),阻断肾的血液供应 60 min,然后再灌注 60 min,进行实验观察。手术操作结束后,用 38℃生理盐水纱布盖好手术切口。

6. 观察项目:阻断肾血液供应 60 min,然后再灌注 60 min,分别观察上述指标的变化。

7. 部分指标的检测方法

(1)尿相对密度测定:用 20 mL 量筒盛满尿液,然后用比重计测定尿比重。

(2)尿蛋白定性:取试管 2 支,分别取肾动脉结扎前和结扎后尿液各 3 mL,2 000 r/min 离心 5 min,将上清液移入另一试管,用试管夹固定,在酒精灯上加热至沸腾。若有混浊,加入 5% 醋酸 3~5 滴,再行煮沸,若尿液变清,是尿酸盐所致,若浑浊不退则蛋白定性阳性,依浊度不同判断

（标准见表 10-3）。

（3）尿沉渣：离心后的尿沉渣滴入 2 滴 5% 醋酸，然后将沉渣直接滴在干净的玻片上，盖上盖玻片，用普通光学显微镜进行镜检。管型计数至少检查 10 个低倍视野，细胞计数至少检查 10 个高倍视野，以最低数至最高数报告，如红细胞 4 ~ 10/HP（高倍视野），管型 0 ~ 3/LP（低倍视野）。

（4）血肌酐、尿素氮测定：严格按试剂盒说明书进行。

【注意事项】

1. 膀胱插管要轻柔，避免损伤神经及引起损伤性闭尿。

2. 取血做血气分析时，切忌血液接触空气。取血后应立即用少许肝素生理盐水冲洗动脉插管，避免动脉插管内血液凝固。

3. 尿蛋白定性检查时试管要多转动，以免受热不均，注意加热时试管口不要对准他人，尿液沸腾时需及时将试管从热源适当移开，切勿让试管内尿液溢出。

【讨论与思考】

1. 阻断肾动脉血流后，肾功能有何改变，机制是什么？

2. 根据实验结果比较缺血和再灌注后肾功能的变化，并分析其发生机制。

3. 哪些指标能够反映急性肾损伤？

🄴 **知识拓展　世界肾脏日**

（吉林大学　李洪岩　康劲松）

数字课程学习

📖 扩展阅读资料　　✍ 测试题

第十一章　神经系统实验

实验1　反射弧与反射中枢兴奋传布特征

【案例导入】

男性,41岁。进行性四肢无力、麻木9天,伴呼吸困难1天。查体:双侧膝腱反射减弱,运动障碍比感觉障碍明显。下肢神经运动传导速度异常,上肢神经运动传导异常,且下肢运动传导速度异常率显著高于上肢。神经电生理检查提示:肌电图正锐波、纤颤电位。结合肌肉收缩检查提示:轻用力收缩时运动单位数减少或运动单位时限延长,大力收缩时募集电位减少等神经源性损害改变。脑脊液穿刺蛋白 – 细胞分离现象。临床诊断:吉兰 – 巴雷综合征。

【临床到基础】

1. 什么是吉兰 – 巴雷综合征,发病原因是什么?

2. 吉兰 – 巴雷综合征反射弧有什么变化?

3. 影响神经传导的因素有哪些?

【实验目的】

1. 掌握:脊蟾蜍的制备方法,兴奋在中枢神经系统内的传布特征。

2. 了解:反射弧的组成及各部分的功能,对反射活动完整性的认识。

【实验原理】

机体功能的调节方式有神经调节、体液调节和自身调节,以神经调节为主,其主要方式是反射(reflex)。反射是指在中枢神经系统参与下,机体对内外环境变化所做出的规律性应答反应。反射的结构基础是反射弧,反射弧由感受器、传入神经、中枢、传出神经和效应器五个部分组成。在反射活动中,反射弧五个部分必须完整,缺一不可。各种理化因素刺激相应感受器后,刺激信号经传入神经传到中枢,中枢综合分析后发出指令经传出神经到达效应器,对刺激做出反应。

【实验材料】

1. 动物:蟾蜍或牛蛙。

2. 试剂和药品:0.25% 硫酸、0.5% 硫酸、1% 硫酸、1% 可卡因。

3. 装置和器材:手术器械、秒表、电子刺激器、探针、滤纸片等。

【实验方法】

1. 制备脊蟾蜍

(1)用探针破坏蟾蜍脑组织或用断头法离断脑和脊髓的联系。

(2)用丝线穿过蟾蜍下颌,将其悬挂在铁架横杆上。

(3)待脊蟾蜍的兴奋性恢复后,按下列顺序进行实验。

2. 观察项目:做好记录填写在表 11-1 中。

表 11-1　药物对反射时的影响

蟾蜍体质量:_____g

	正常反射时	反射抑制	可卡因作用神经干	可卡因作用同侧躯干皮肤
时间				

（1）正常脊髓反射活动的观察

1）以培养皿盛 0.5% 硫酸少许,接触蟾蜍后肢趾尖
(图 11-1),观察受刺激侧的屈肌反射和对侧的伸肌反射。

2）以浸有 0.5% 硫酸的小滤纸片贴于蟾蜍的背部,观察
后肢反应(搔扒反射)出现的时间及动作的准确性。

（2）兴奋在中枢传布特征的观察

1）反射时测定:依前法用 0.25% 及 1% 的硫酸刺激后
肢趾尖,用秒表测定反射时。每种浓度重复 3 次,求其平
均值。

2）反射的抑制:先用鳄鱼夹夹住蟾蜍大腿根部,待蟾蜍
不动后,再将后肢用 0.5%（或 1%）的硫酸刺激。测定反射
时有无变化。

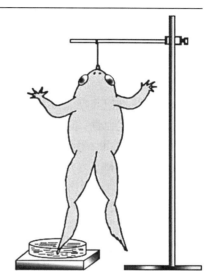

图 11-1　脊髓反射实验装置

3）脊髓内兴奋的扩散:用止血钳夹蟾蜍左后肢趾尖,力
量逐渐增强,观察参与反射肌肉的范围和强度。

4）刺激的总和:用单个电刺激找到刺激的阈强度（电压）,然后改用稍弱于阈强度的连续电
刺激,观察频率变化对反射效应的影响。用两个刺激电极对蟾蜍趾间隔 0.5 cm 的两点同时给予
阈下刺激,观察有无空间总和现象。

5）观察强刺激停止后,反射效应是否立即停止。

（3）感受器在反射活动中作用的观察:用剪刀在蟾蜍左侧后肢股部皮肤做一环形切口,将切
口以下皮肤剥净,直至趾端（包括趾底）,再以 0.5% 硫酸刺激脚趾,观察反应有何改变。

（4）传入、传出神经纤维作用的时间顺序观察:在右侧后肢股部的背侧,分离出坐骨神经,然
后将浸有 1% 可卡因的小棉球置于神经干之下,每隔 10 s,用硫酸刺激一下脚趾,至不出现反应
时,立即将浸有 1% 硫酸的小滤纸片贴于该后肢同侧躯干部的皮肤上,观察可卡因对坐骨神经传
入、传出神经纤维作用的时间顺序。

（5）中枢对肌紧张的维持:用探针破坏脊髓,比较破坏脊髓前后四肢的肌紧张情况。

【注意事项】

1. 用硫酸刺激蟾蜍后肢趾尖皮肤前,应将皮肤上的水渍吸干,以防硫酸被稀释;刺激后,应
迅速用水洗去皮肤上的硫酸,以免皮肤受伤。

2. 蟾蜍后肢趾尖皮肤每次接触硫酸的面积应一致。

3. 电刺激时,应保持皮肤湿润,以避免因皮肤干燥而达不到刺激效果。

【讨论与思考】

1. 根据实验结果分析反射弧的组成与作用。

2. 脊髓反射基本特征如何？兴奋在中枢内传布的特点如何？

3. 何谓脊休克？其恢复顺序如何？

℮ 知识拓展　神奇的电针治疗

（河南大学　谢振兴）

实验 2　兔大脑皮层的运动机能定位

【案例导入】

男性，50 岁。车祸后 1 h。查体：R 28 次 /min，P 95 次 /min，BP 138/90 mmHg。意识模糊，双侧瞳孔对光反射存在；左侧上肢肌力Ⅰ级，左下肢肌力Ⅱ级，右侧肢体肌力肌张力正常；左侧腱反射减弱，左下肢巴宾斯基征(+)，脑膜刺激征(+)。实验室检查：WBC 8.0×10^9/L，中性粒细胞比例上升，脑脊液呈血性，细胞数、糖均略升高。CT 提示：右侧额顶叶区点片状高密度影，无颅骨骨折及颅骨缺损。诊断：闭合性颅脑损伤（重型）。

【临床到基础】

1. 该患者颅脑损伤的部位和临床表现有哪些？

2. 如何根据患者的症状判定颅脑损伤的部位？

3. 人类运动区有哪些功能特征？

【实验目的】

1. 掌握：大脑皮层运动区对骨骼肌运动调节的定位关系及特征。

2. 了解：哺乳动物开颅手术方法。

【实验原理】

在灵长类动物，中央前回（4 区）和运动前区（6 区）是控制躯体运动最重要的区域，称为主要运动区。主要运动区有以下功能特征：①对躯体运动的调节支配具有交叉的性质，即一侧皮层主要支配对侧躯体的肌肉。②具有精细的功能定位，即一定部位皮层的刺激引起一定肌肉的收缩。运动愈精细复杂的肌肉，其代表区的面积愈大。③从运动区的上下分布来看，其定位安排呈身体的倒影，但头面代表区的内部安排是正立的；从运动区的前后分布来看，躯干和肢体近端肌肉的代表区在前部（6 区），肢体远端肌肉的代表区在后部（4 区），手指、足趾、唇和舌的肌肉代表区在中央沟前缘。

兔的大脑皮层比较光滑，几乎没有沟回，因此要精确定位比较困难。但电刺激兔大脑皮层的某一部位时，可见到躯体的相应部位发生运动反应，将刺激点与发生运动反应的躯体部位一一对应，便可大致了解兔大脑皮层运动区的机能定位。

【实验材料】

1. 动物：家兔，体质量 2.0 ~ 2.5 kg。

2. 试剂和药品：20% 乌拉坦、生理盐水、液状石蜡。

3. 装置和器材：兔手术台、手术器械、骨钻、骨钳、刺激电极、纱布块、干棉球、注射器、生物信号采集与处理系统等。

【实验方法】

1. 称重、麻醉：取家兔 1 只，称重后经耳缘静脉注射 20% 乌拉坦 5 mL/kg，麻醉成功后将其仰卧位保定于兔手术台上。

2. 手术

（1）气管插管：颈部备皮，在颈部正中从甲状软骨向下做一5~6 cm长纵行切口，依次分离皮下筋膜、肌肉，暴露气管。在甲状软骨下1~2 cm处，做倒"T"形剪口，插入气管插管并固定。

（2）再将兔俯卧固定于手术台上，剪去头部的被毛，由两眉间至枕部沿头顶正中线将头皮纵行切开，再切开骨膜，用刀柄剥离肌肉，推开骨膜，暴露出颅骨。

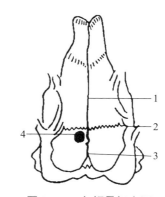

图11-2 兔颅骨标志图
1. 矢状缝 2. 冠状缝 3. 人字缝 4. 钻孔处

（3）在冠状缝后缘，矢状缝旁1 cm处（左右兼可），用兔颅骨钻钻开颅骨（图11-2），用骨钳一块块剪去颅骨，将创口逐步扩大，暴露两侧大脑皮层。应注意，在钻孔及扩大创口时需特别小心，千万勿伤及硬脑膜。手术成功的关键在于将出血减少到最低程度。正中有矢状静脉窦，容易出血，应先在颅骨内面小心地进行钝性剥离（用薄而钝的刀柄伸入矢状窦与头骨内壁之间，将矢状窦与头骨内壁附着处小心剥离），然后剪去颅骨。骨质出血时，可用骨蜡或切下的肌肉等组织块填塞止血。

（4）用眼科镊夹起（或用针挑起）硬脑膜，并用眼科剪仔细剪去，但不要损伤矢状窦。用温热生理盐水浸湿的棉花盖在裸露的大脑皮层上，或滴上少许液状石蜡，以防干燥（为了保护脑组织，也可不剪去硬脑膜，隔着硬脑膜进行刺激，但刺激强度需加大）。

（5）放松兔的前后肢，使运动不受阻碍。

3. 观察

（1）在白纸上画一张家兔大脑半球背面观的轮廓图。

（2）刺激可使用同心双极电极，将电极放在皮层运动区的不同部位，用适当强度的连续电脉冲（波宽0.1 ms，强度4~20V、频率20~100 Hz）进行刺激，观察当皮层某点受到刺激时，机体何处发生运动反应。也可将刺激电极的两根分开，将一根固定在头皮下，作为无关电极；另一根电极作刺激用。

（3）将实验观察到的运动反应用特定的符号表示，并标记在自己所绘图中相应的有效刺激点上，得到根据自己的实验结果绘制出的兔大脑皮层运动机能定位图。

（4）将自己绘制的图（图11-3）与图11-2进行比较。

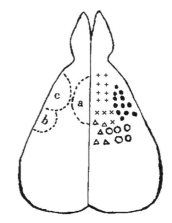

图11-3 兔大脑皮层的
运动机能定位图
a. 中央后区 b. 脑岛区 c. 下颌运动区
+ 颜面肌和下颌动 ● 下颌动 ○ 头动
× 前肢和后肢动 △ 前肢动

【注意事项】

1. 刺激不宜过强，以刚能引起接触肌肉收缩的强度为宜。

2. 刺激大脑皮层引起肌肉收缩，往往有较长的潜伏期，故每次刺激应持续5~10 s才能确定有无反应。

3. 使用刺激电极时，注意保护脑组织，防止损伤。

【讨论与思考】

1. 人和灵长类动物的大脑皮层运动区包括哪些？

2. 主要运动区有哪些功能特征？

e 知识拓展 脑刺激技术在运动技能学习中的应用

（延安大学 陈雅慧 高 枫）

实验 3 去大脑僵直

【案例导入】

男性,40 岁。车祸后 1 h。查体:呈中度昏迷状态,呼吸不规律,10 ~ 20 次/min,且节律不均匀;BP 100/60 mmHg,双侧瞳孔不等大,对光反射消失;Doll 眼征消失,四肢肌张力增高;巴宾斯基征阳性;深反射亢进。CT 检查提示:脑干出血。临床诊断:脑干损伤。

【临床到基础】

1. 脑干损伤有哪些阳性体征?

2. 人在发生去大脑僵直时有哪些临床表现?

3. 兔发生去大脑僵直时有哪些表现?其发生机制是什么?

【实验目的】

1. 掌握:去大脑僵直的表现,高位中枢对肌紧张的影响。

2. 了解:学习哺乳动物的开颅手术方法。

【实验原理】

正常情况下,人和动物的骨骼肌在无明显运动表现时,由于重力的作用,总是处于一种持续的轻度收缩状态,这种状态称为肌紧张(muscle tonus)。肌紧张发生的基础是紧张性牵张反射,它既是维持躯体姿势最基本的反射,又是其他姿势反射的基础。

在中脑四叠体(上、下丘)之间横断脑干的动物称去大脑动物。这种动物出现肌紧张亢进现象,尤其是伸肌紧张最甚,表现为四肢伸直,坚硬如柱,头尾昂起,脊柱挺硬,因这种姿势为去大脑后所特有,故称为去大脑僵直(decerebrate rigidity)。这是由于切断了大脑皮层运动区和纹状体等部位与网状结构的功能联系,造成抑制区活动减弱而易化区活动增强,使易化区的活动占明显优势,从而导致肌紧张过度增强的表现。所以说,去大脑僵直是一种增强的牵张反射,主要表现为伸肌(抗重力肌)的肌紧张明显加强。

从牵张反射的角度来分析,肌紧张加强的机制有两种:一种是高位中枢的下行性作用,直接提高脊髓 α- 运动神经元的活动,从而导致肌紧张加强;另一种是高位中枢的下行性作用,首先提高脊髓 γ- 运动神经元的活动,使肌梭的敏感性提高而传入冲动增多,转而使脊髓 α- 运动神经元的活动提高,从而导致肌紧张加强。将产生去大脑僵直的动物再切断背根传入纤维,消除肌梭传入冲动对中枢的作用后僵直消失,因此认为经典的去大脑僵直主要属于 γ- 僵直。

【实验材料】

1. 动物:家兔,体质量 2.0 ~ 2.5 kg。

2. 试剂和药品:20% 乌拉坦、生理盐水。

3. 装置和器材:兔手术台、手术器械、骨钻、骨钳、骨蜡、纱布块、干棉球、注射器等。

【实验方法】

1. 称重、麻醉:取家兔 1 只,称重后经耳缘静脉注射 20% 乌拉坦 5 mL/kg,麻醉成功后将其仰卧位保定于兔手术台上。

2. 手术

（1）颈部备皮，在颈部正中从甲状软骨向下做一 5～6 cm 长纵行切口，依次分离皮下筋膜、肌肉，暴露气管。在甲状软骨下 1～2 cm 处，做倒"T"形剪口，插入气管插管并固定。分离出两侧颈总动脉备用。

（2）开颅过程与大脑皮层机能定位实验相同，但所开的骨创口应向后扩展到枕骨粗隆，以能明显看到大脑枕叶与小脑之间的缝隙即可。硬脑膜可不剪开。

（3）开颅术完成后，结扎两侧颈总动脉，以减少在去大脑时和去大脑后的出血。通常在去大脑前结扎，先期结扎，则动物不易从麻醉中醒过来，出血也更多。

（4）放松兔的前后肢，使运动不受阻碍。

（5）脑部暴露以后，即可进行切割。下刀的位置准确与否是决定本实验成败的关键。用手术刀柄将小脑幕上的大脑枕叶掀起来，稍向侧方拨动，认清中脑的上丘和下丘。左手将动物的头托起，右手持手术刀在上、下丘之间插入，直达颅底，同时向两边拨动，将脑干完全切断。刀柄应略向后倾，使其与大脑顶叶平面的交角为 50°～60°（图 11-4）。如果一次切割没有成功，可以立即再切一次，切的位置应比第一次的位置略后。切割完成后将动物侧卧。

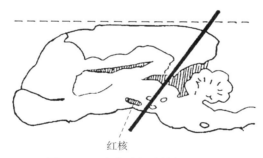

红核

图 11-4　去大脑僵直的切割部位

3. 观察：如果切割部位正确，动物很快即呈现去大脑动物所特有的姿势：四肢僵直、头后仰、尾上举、脊柱挺硬，这种姿势又叫角弓反张。

【注意事项】

1. 在刀片插入前，要保定好兔身，以防兔挣扎使进刀位置偏移，而影响实验效果。

2. 切断脑干的位置不能偏低，以免伤及延髓呼吸中枢引起呼吸停止。

【讨论与思考】

1. 产生去大脑僵直的机制是什么？

2. 为什么经典的去大脑僵直主要属于 γ-僵直？

3. 去大脑僵直与去皮层强直有何区别？

💿 知识拓展　警惕去大脑僵直

（延安大学　高　枫）

实验 4　脊髓半横切与小脑损伤

【案例导入】

男性，56 岁。摔伤致四肢活动受限伴大小便困难 2 个月。2 个月前从工位跌落头部着地，

MRI 检查提示:颈 3/4、颈 4/5 椎间盘突出,椎管狭窄,脊髓变性。急诊行"椎管减压术"。目前患者四肢活动受限,双肩疼痛,下肢麻木,小便导尿,大便失禁。临床诊断:脊髓损伤 C2,神经源性直肠,神经源性膀胱。

【临床到基础】

1. 患者损伤感觉平面如何判断?

2. 脊髓损伤可能有哪些表现或体征?

3. 如何鉴别脊髓损伤与小脑损伤?

【实验目的】

1. 掌握:脊髓半横切及全横断的感觉与运动障碍,小脑对躯体运动的调节功能。

2. 了解:脊髓横切与半横切的方法,小脑破坏的方法。

【实验原理】

脊髓具有两方面的功能,一是机体的低级反射中枢,可以完成一些简单的反射,如血管张力、排便反射、排尿反射、发汗反射等;二是躯体感觉和运动的传导通路,躯体感觉包括浅感觉和深感觉,两者的传导途径不同。浅感觉(痛、温、轻触觉)的传入纤维进入脊髓后在后角换元,第二级神经元发出的纤维经白质前连合交叉至对侧,在脊髓前外侧部上行,形成前外侧索传入系统;深感觉(肌肉本体感觉、精细触 – 压觉)的传入纤维进入脊髓后沿后索上行,在延髓薄束核和楔束核换元,换元后的第二级神经元发出的纤维交叉至对侧组成内侧丘系。故浅感觉的传导通路是先交叉后上行,而深感觉的传导通路是先上行后交叉,所以在脊髓半离断的情况下,离断水平以下的痛觉、温度觉和粗略触压觉感觉障碍发生在对侧,而本体感觉和精细触压觉的感觉障碍发生在同侧。

小脑是调节躯体运动的重要中枢,根据其传入传出纤维联系,可将小脑分为前庭小脑、脊髓小脑和皮层小脑三个功能部分。它的主要功能是维持身体平衡、调节肌紧张和协调随意运动、运动的策划和运动程序的编制。小脑损伤后发生躯体运动障碍,可表现为身体失衡、肌张力减弱及共济失调。

【实验材料】

1. 动物:小鼠,体质量 20 ~ 25 g。

2. 试剂和药品:乙醚、生理盐水。

3. 装置和器材:鼠手术台、手术器械、大头针或针头、小骨剪、金属棒(热或冷)等。

【实验方法】

1. 脊髓半横切

(1)先观察正常小鼠活动时的四肢动作情况。用针刺其后肢脚趾,观察反应情况。用金属棒(热或冷)接触后肢或足部,观察反应情况。

(2)麻醉、保定:将小鼠罩于烧杯内,放入浸有乙醚的棉球进行麻醉,待动物呼吸变为深慢且不再有随意活动时,将其取出,用橡皮筋缚其四肢,俯卧位保定于鼠手术台上。

(3)手术:用手指摸到小鼠的浮肋,以此为标志剪去背中部的毛,沿背中线剪开皮肤,紧贴第1 ~ 3 腰椎的棘突,用手术刀切开棘突两侧以及椎骨间的肌腱,分离肌肉,暴露椎骨。轻夹住其中一节腰椎,用镊子或小骨剪剪去其棘突和椎弓,暴露出白色的脊髓约 2 mm。以脊髓背面正中的脊后静脉为标志,用大头针将一侧脊髓从中央向外侧完全横断,以生理盐水棉球覆盖创口。待鼠清醒后即可进行以下观察,然后同上述方法,用大头针将另一侧脊髓也横断,造成脊髓全横断,再进行观察。

2. 小脑损伤

（1）先观察正常小鼠活动时的四肢动作情况，尤其是行走及平衡状态。

（2）麻醉、保定：与脊髓半横切的方法相同。

（3）手术：剪去头顶部的被毛，沿正中线切开皮肤直达耳后部。用左手拇、示指按住头部两侧，将头固定，右手用刀背分离顶间骨上的肌肉，刮剥去骨膜，充分暴露顶间骨，透过颅骨即可见到小脑。用针头垂直穿透一侧小脑上的顶间骨，进针深度约 3 mm，向前后搅动，充分破坏该侧的部分小脑。取出针头，用棉球压迫止血。

3. 观察项目：做好记录填写在表 11-2 中。

（1）脊髓半横切

1）观察小鼠的前肢和后肢的姿势并加以比较。

2）让小鼠在平面爬行，观察后肢有无瘫痪表现。

3）用针分别刺两侧后肢或脚趾，观察有无反应。

4）用金属棒（热或冷）分别接触两侧后肢或足部，观察有无反应。

5）在脊髓全横断后，观察小鼠双下肢运动和感觉变化。

（2）小脑损伤：将小鼠放在实验台上，待其清醒后，观察小鼠的姿势和运动情况。

表 11-2　脊髓半横切和小脑损伤

小鼠体质量：＿＿＿＿g　　　　麻醉药：＿＿＿＿　　　　麻醉药用量：＿＿＿＿mL

实验项目	四肢活动、步态	针刺后肢或脚趾	热（冷）刺激后肢或足部
正常小鼠			
脊髓半横切			
脊髓全横断			
小脑损伤			

【注意事项】

1. 麻醉时要密切观察动物的呼吸变化，避免麻醉过深致动物死亡。手术过程中如动物苏醒挣扎，可用乙醚棉球追加麻醉。

2. 剪开椎骨时注意不要损伤脊髓，横切时不要损伤脊髓背面正中的脊髓后动脉，以免失血过多。

3. 捣毁一侧小脑时针不可刺入过深，以免伤及中脑、延髓；针也不可左右摆动，以免破坏范围过大。

【讨论与思考】

1. 小鼠脊髓半横切后，哪一侧出现瘫痪？可能出现的感觉、运动障碍各有哪些？为什么？

2. 小鼠小脑破坏后向一侧旋转或翻滚运动，根据旋转或翻滚运动的方向判断小脑损伤的可能部位，分析其产生的机制。

🄔 知识拓展　小脑不"小"

（石河子大学　赵　磊　张忠双）

实验5　传出神经系统药物对瞳孔的作用

【案例导入】

女性,72岁。右眼胀痛伴视物模糊3天。高血压病史30年。查体:P 70次/min,BP 119/66 mmHg。眼科检查:视力,右眼光感、左眼0.8;眼压,右眼50 mmHg、左眼29 mmHg;右眼结膜充血水肿,角膜弥漫性水肿,前房浅,前房可见细胞,瞳孔对光反射迟钝,直径约5 mm,晶状体轻度混浊,眼底无法窥入。左眼晶状体前皮质轻度混浊。临床诊断:急性闭角型青光眼。

【临床到基础】

1. 急性闭角型青光眼有哪些临床表现?

2. 降低眼压的药物有哪些,其作用机制各是什么?

3. 常用散瞳药物有哪些,其作用机制各是什么?

【实验目的】

1. 掌握:拟胆碱药、抗胆碱药及拟肾上腺素药对瞳孔的作用及机制。

2. 了解:测瞳尺的使用,瞳孔对光反射的实验方法。

【实验原理】

虹膜内有两种平滑肌控制着瞳孔的大小。一种是瞳孔括约肌,其上分布有M受体,当M受体兴奋时,瞳孔括约肌向眼睛的中心方向收缩,瞳孔缩小。另一种是瞳孔开大肌(辐散形肌纤维),其上主要分布的是α_1受体,当α_1受体兴奋时,瞳孔开大肌向眼外周方向收缩,瞳孔扩大。

毛果芸香碱(pilocarpine)是M受体激动药,激动瞳孔括约肌上的M受体;毒扁豆碱(或新斯的明)则是可逆性抗胆碱酯酶药,抑制胆碱酯酶的作用,使其失去水解乙酰胆碱的作用,造成乙酰胆碱积聚,从而产生拟胆碱作用,激动瞳孔括约肌上的M受体,使瞳孔缩小。阿托品(atropine)是M受体阻断药,能阻断瞳孔括约肌的M受体使瞳孔括约肌松弛,而瞳孔开大肌仍保持原有收缩张力,故瞳孔扩大;去氧肾上腺素(phenylephrine)是α_1受体激动药,激动瞳孔开大肌上的α_1受体,使瞳孔扩大。

【实验材料】

1. 动物:家兔,体质量2.0~2.5 kg。

2. 试剂和药品:1%硫酸阿托品溶液、1%硝酸毛果芸香碱溶液、0.5%水杨酸毒扁豆碱溶液(或0.01%新斯的明溶液)、1%盐酸去氧肾上腺素溶液。

3. 装置和器材:兔固定箱、手电筒、测瞳尺、注射器、小鼠灌胃针头、剪刀。

【实验方法】

1. 取家兔2只,分别标记为甲兔和乙兔,放于兔固定箱内。剪去眼睫毛后,在自然光下用测瞳尺测量并记录左右两眼正常瞳孔的直径。用手电筒光做对光反射试验,要求手电筒光突然从侧面照射兔眼,如瞳孔随光照而缩小,即为瞳孔对光反射阳性,否则为阴性(阴性家兔需更换)。

2. 观察项目:拉开兔下眼睑呈杯状并用手指压住鼻泪管按表11-3顺序给药,每只眼2滴。给药10 min后,在同样自然光照条件下,分别测量两兔左、右眼的瞳孔大小和记录对光反射变化。

表 11-3　药物对兔眼瞳孔的影响

家兔体质量：_____kg　　　麻醉药：_____　　　麻醉药用量：_____mL

编号	眼睛	药物	瞳孔大小（mm）		对光反射	
			用药前	用药后	用药前	用药后
甲	左	1% 盐酸去氧肾上腺素溶液				
	右	0.5% 水杨酸毒扁豆碱溶液				
	右	10 min 后再滴盐酸去氧肾上腺素溶液				
乙	左	1% 硫酸阿托品溶液				
	右	1% 硝酸毛果芸香碱溶液				
	右	10 min 后滴硫酸阿托品溶液				

【注意事项】

1. 测量瞳孔时,勿刺激角膜,光照强度及光源的角度要求给药前后一致,否则将影响测量结果。

2. 观察对光反射只能用闪射灯光,且不能正面直射。

3. 滴药时应压紧鼻泪管,防止药物经鼻黏膜吸收导致药量作用不准确;滴药后要让所给药物在眼睑内停留 1 min,然后将手轻轻松开,让其自然溢出,保证药液充分作用。

【讨论与思考】

1. 毛果芸香碱和毒扁豆碱缩瞳机制有何不同? 通过本次实验能否证实两者的不同,为什么?

2. 阿托品和去氧肾上腺素散瞳作用有何不同?

3. 瞳孔对光反射的效应为什么是双侧性的? 若出现了异常,可能的原因是什么?

ⓔ 知识拓展　揭秘视网膜功能的先行者

（石河子大学　赵　磊　张忠双）

实验 6　烟碱对传出神经系统的作用

【案例导入】

男性,8 个月。与 5 位成人同处门窗紧闭的房间内,患儿哭闹后入睡,期间 5 位成人 40 min 内吸烟 20 支。3 h 后患儿睡醒,全身大汗淋漓,烦躁、震颤。查体:神志清,全身湿冷;眼球震颤、双侧瞳孔正常无缩小;四肢震颤,双膝腱反射亢进,无脑膜刺激征及病理反射。血清胆碱酯酶为 82 U/L。临床诊断:烟碱中毒。

【临床到基础】

1. 烟碱中毒的临床表现是什么?

2. 烟碱的毒性作用机制有哪些?

3. 如何用动物实验评价烟碱的毒性?

【实验目的】

1. 掌握:烟碱中毒动物模型的制备方法及其对传出神经系统的影响。

2. 了解：烟碱的生物效应机制。

【实验原理】

烟草暴露是导致心血管疾病、多种恶性肿瘤等慢性疾病发生的重要危险因素。烟草中的有害成分包括气相烟雾和微粒相两种。其中气相烟雾的有害成分主要包括：①致癌物质：亚硝基化合物、氯乙烯和肼等；②氮氧化物：一氧化氮和二氧化氮；③其他物质：一氧化碳、乙醛、氢氯酸等。而微粒相中的有害成分主要包括：①烟焦油：多环芳烃类化合物、β- 萘胺、放射性元素、微量元素等；②烟碱：又称为尼古丁，是烟草的主要成分之一。

烟碱（nicotine）为无色透明的挥发油样液体，易溶于水，遇光、空气可转变为棕色。烟碱毒性较强，1 支香烟中的烟碱含量可致 10 只小鼠死亡，25 支香烟中的烟碱可致一头牛死亡，40 ~ 60 mg 烟碱量可致人死亡。烟碱是 N 胆碱受体激动药的代表，对 N_M 和 N_N 受体及中枢神经系统均有作用。烟碱对神经节的 N 受体的调节作用呈双相性（与剂量有关），主要变现为小剂量时先短暂兴奋，大剂量时持续抑制神经节的 N 受体；烟碱对中枢神经系统的兴奋作用显著，适宜剂量引起震颤，较大剂量诱导惊厥。

【实验材料】

1. 动物：小鼠，体质量 20 ~ 25 g。

2. 试剂和药品：苦味酸溶液、生理盐水、香烟。

3. 装置和器材：水烟斗、吸耳球、电子秤、小鼠固定盒、注射器、记号笔等。

【实验方法】

1. 称重：取小鼠 10 只，称重并编号。

2. 制备香烟烟雾滤液：在水烟斗（图 11-5）中加入 2 mL 生理盐水，去除香烟烟蒂后插在水烟斗上，先排出吸耳球中气体，将吸耳球对准水烟斗的吸口处缓慢抽吸并震荡水烟斗，再拔出吸耳球排空其中的气体，反复多次，直至香烟燃尽为止。

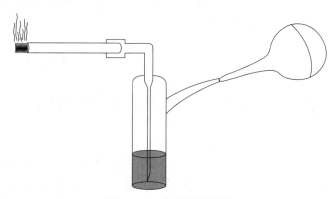

图 11-5　水烟斗示意图

3. 制备香烟微粒水溶液：将 1 支香烟的烟丝放入 50 mL 烧杯中，加入 20 mL 生理盐水，浸泡 20 min。

4. 正常指标记录：观察小鼠的一般活动情况、耳部皮肤颜色、呼吸、惊厥发生、死亡等指标的变化。

5. 给药：按照表 11-4 将生理盐水、香烟烟雾滤液和微粒水溶液分别通过腹腔注射（i.p.）和尾静脉注射（i.v.）给予小鼠。

6. 观察项目:记录上述各项指标的变化并填写在表 11-4 中。

表 11-4　烟碱对小鼠的毒性反应

编号	体质量(g)	处理因素	处理途径	注射量(mL/10 g)	毒性反应	发生时间
1		生理盐水	i.p.	0.3		
2		生理盐水	i.v.	0.3		
3		香烟烟雾滤液	i.p.	0.1		
4		香烟烟雾滤液	i.p.	0.3		
5		香烟烟雾滤液	i.v.	0.1		
6		香烟烟雾滤液	i.v.	0.3		
7		香烟微粒水溶液	i.p.	0.1		
8		香烟微粒水溶液	i.p.	0.3		
9		香烟微粒水溶液	i.v.	0.1		
10		香烟微粒水溶液	i.v.	0.3		

【注意事项】

1. 使用水烟斗缓慢抽吸时,要边吸边摇,使烟碱充分溶于生理盐水中。

2. 实验中应仔细观察并记录小鼠各项生命体征及一般情况的变化。

【讨论与思考】

1. 香烟烟雾滤液与微粒水溶液引发的急性毒性有无差别?

2. 二手烟会对机体造成哪些危害?

📧 知识拓展　齐白石戒烟

(厦门大学　魏　杰)

数字课程学习

📖 扩展阅读资料　　📝 测试题

第十二章 药物与机体相互作用实验

实验 1 受体亲和力与内在活性测定

【案例导入】

女性,35 岁。被家人发现昏迷急诊入院。入院查体:T 36.6℃,R 15 次/min,P 76 次/min,BP 115/70 mmHg。无恶心呕吐,无四肢抽搐,无口吐白沫。双侧瞳孔等大等圆,直径 3 mm,对光反射正常。四肢运动和感觉正常,膝腱、跟腱反射正常引出。患者半年前出现入睡困难、早醒等睡眠障碍,诊断为失眠症。医生给予艾司唑仑服用,睡眠有所改善。昨日曾与别人吵架,晨起家人在垃圾桶中找到了两个艾司唑仑药品的空盒子。临床诊断:催眠药艾司唑仑中毒。

【临床到基础】

1. 催眠药急性中毒如何治疗?

2. 镇静催眠药的药理作用和不良反应是什么?

3. 药物的量效关系如何测定?

一、乙酰胆碱激动 N_M 受体的亲和力和内在活性测定

【实验目的】

1. 掌握:蟾蜍腹直肌法量效关系测定,量效关系曲线的绘制。

2. 了解:pD_2 的计算方法。

【实验原理】

药物进入机体后,能够与特异性受体结合形成药物–受体复合物,该复合物可引发细胞内一系列酶促生化反应,导致药理效应出现。能够激动受体并产生效应的药物称为受体激动药(agonist)。乙酰胆碱(ACh)是胆碱 M、N 受体激动剂。蟾蜍的腹直肌是骨骼肌,分布有 N_M 受体。ACh 激动 N_M 受体引起骨骼肌收缩,并表现出一定的量效关系。ACh 用克分子浓度表示,按质量作用定律,量效关系呈直方双曲线,符合 Clark 方程式线性关系。

实验中给予不同浓度的 ACh 引起腹直肌收缩,记录收缩曲线,测量肌张力,得到剂量从小到大增加时骨骼肌的收缩曲线,然后绘制出量效关系曲线进行参数计算,得到 ACh 对腹直肌 N_M 胆碱受体的内在活性(E_{max})和亲和力(pD_2)。

🔍 知识拓展 Clark 方程式线性关系

【实验材料】

1. 动物:蟾蜍或牛蛙。

2. 试剂和药品:$3 \times 10^{-7} \sim 3 \times 10^{-2}$ mol/L 乙酰胆碱(ACh)、任氏液。

3. 装置和器材:生物信号采集与处理系统、手术器械、离体组织浴槽、张力换能器、注射器等。

【实验方法】

1. 蟾蜍腹直肌标本的制作:取蟾蜍一只,用探针捣毁脑和脊髓,背位保定于蛙板上;剪开腹部皮肤,暴露腹直肌;以丝线分别结扎一侧腹直肌耻骨端和胸骨端,并自腹中线将两侧腹直肌分离,放入任氏液备用。

2. 固定装置:离体组织浴槽内加入 60 mL 任氏液,标本一端固定于"L"形钩上,另一端通过丝线连于张力换能器,给予 2 g 左右前负荷;向营养液中通入空气,每秒 3～5 个气泡。

3. 给药与记录:标本稳定 5～10 min 后,根据表 12-1 滴加 ACh,记录肌肉收缩曲线;当每个浓度引起的腹直肌收缩反应达到最大时,立即累加下一个浓度,直到出现最大反应(图 12-1)。记录每一个浓度对应的肌肉收缩张力。

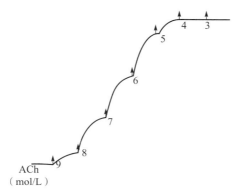

图 12-1　ACh 累加浓度给药腹直肌收缩反应示意图

表 12-1　不同浓度 ACh 引起的蟾蜍腹直肌收缩效应

蟾蜍体质量:_____g

ACh 原浓度(mol/L)	3×10^{-7}		3×10^{-6}		3×10^{-5}		3×10^{-4}		3×10^{-3}		3×10^{-2}	
加 ACh 量(mL)	0.2	0.4	0.14	0.4	0.14	0.4	0.14	0.4	0.14	0.4	0.14	0.4
浴槽内 ACh 浓度(mol/L)[D]	10^{-9}	3×10^{-9}	10^{-8}	3×10^{-8}	10^{-7}	3×10^{-7}	10^{-6}	3×10^{-6}	10^{-5}	3×10^{-5}	10^{-4}	3×10^{-4}
收缩效应(g)(E)												

4. 绘制量效关系曲线:将上表 12-1 实验结果输入 Excel,分别以[D]和 lg[D]为 X 轴,[E]为 Y 轴,绘制量效关系曲线和半对数量效关系曲线。

5. 计算 E_{max} 和 pD$_2$:可以通过 SPSS 软件、新药统计学软件,或者 Excel 获得。将表 12-1 结果输入 Excel 后绘制回归直线,得到"$Y = a + bX$"公式,根据 $a = K_D/E_{max}$,$b = 1/E_{max}$,计算出 K_D,pD$_2 = -\lg K_D$。

【注意事项】

1. 标本制备应轻柔,避免牵拉、压迫,标本应平衡一段时间后再开始实验。

2. ACh 极易水解破坏,实验前用任氏液配制备用。

3. 实验中以累加方式给药,每次给药后不冲洗标本。

【讨论与思考】

1. 什么是量效关系？量效关系曲线有哪些形式？

2. 什么是 E_{max} 和 pD_2，各有什么意义？

二、阿托品阻断 M 受体的亲和力指数 pA_2 测定

【实验目的】

1. 掌握：pA_2 的测定方法及其意义。

2. 了解：pA_2 的计算方法。

【实验原理】

不激动受体但占据受体，阻止激动剂与受体结合产生效应的药物称为受体阻断剂（antagonist）。受体阻断剂与激动剂竞争结合受体，使激动药的量效关系曲线右移，这种竞争性拮抗现象仍然符合 Clark 受体占领学说，可以用 Scott 比值法的直线回归运算。pA_2 是衡量阻断药亲和力的指标，可定量比较不同阻断剂对同一受体的亲和力大小或与激动剂的竞争性拮抗能力。pA_2 的概念是：能使激动剂的浓度提高到 2 倍时产生原来的效应（即 50% 的最大效应，或 50% 的受体被激动剂占领）所需阻断剂的克分子浓度负对数。pA_2 值越大，说明拮抗剂的作用越强。

pA_2 计算公式：　　　　　　　$pA_2 = pAx + \lg(Ab/A - 1)$

式中：pAx，竞争性拮抗剂克分子浓度负对数；Ab，竞争性拮抗剂存在时，激动剂引起 50% 反应的剂量（ED_{50}'）；A，无拮抗剂时，激动剂引起 50% 反应所需剂量（ED_{50}）。

【实验材料】

1. 动物：家兔，体质量 2.0 ~ 2.5 kg。

2. 试剂和药品：3×10^{-7} ~ 3×10^{-2} mol/L 乙酰胆碱、3×10^{-4} mol/L 阿托品、台氏液。

3. 装置和器材：生理信号采集与处理系统、恒温平滑肌槽、张力换能器、手术器械、注射器等。

【实验方法】

1. 标本制作：取家兔 1 只，注射过量麻醉药处死后立即打开腹腔，自幽门以下 5 cm 剪取空肠和回肠上段，用台氏液将肠内容物冲洗干净。将肠管剪成 2 ~ 2.5 cm 长的小段，置于冷台氏液中，两端穿线备用。

2. 标本固定：将肠管标本一端固定于"L"形钩上，浸入含 60 mL 台氏液的标本槽中，并向营养液中通入空气，每秒 3 ~ 5 个气泡；另一端连于张力换能器上和生物信号采集与处理系统连接。启动软件，记录肠管收缩曲线，稳定 10 min 后记录正常收缩活动。

3. 观察项目与给药方案

（1）未加阿托品时 ACh 累积浓度引起的肠管收缩：用注射器向浴槽内从低浓度到高浓度累积加入 ACh 溶液，直到收缩达到最大反应。给药方案、药物在浴槽内克分子浓度及效应的记录见表 12–2。

（2）加入阿托品后 ACh 累加浓度引起的肠管收缩：用预热的台式液清洗浴槽 3 次，标本再次稳定后，加入 3×10^{-4} mol/L 阿托品 0.2 mL，再逐次加入不同浓度的 ACh，记录收缩曲线。

4. 受体阻断药（阿托品）拮抗指数（pA_2）的计算

（1）无阻断剂存在时激动剂 K_D 计算：K_D 的计算详见本章实验 1。

（2）受体阻断药（阿托品）拮抗指数（pA_2）的测定：按照前述方法，计算加用阿托品后 ACh 量–效关系的变化，并计算出 K_D 值。

表 12-2　ACh 累加浓度兔肠管收缩反应及阿托品的影响

家兔体质量：＿＿＿＿kg

ACh 原浓度（mol/L）	3×10^{-7}		3×10^{-6}		3×10^{-5}		3×10^{-4}		3×10^{-3}		3×10^{-2}	
加 ACh 量（mL）	0.2	0.4	0.14	0.4	0.14	0.4	0.14	0.4	0.14	0.4	0.14	0.4
浴槽内 ACh 浓度（mol/L）	10^{-9}	3×10^{-9}	10^{-8}	3×10^{-8}	10^{-7}	3×10^{-7}	10^{-6}	3×10^{-6}	10^{-5}	3×10^{-5}	10^{-4}	3×10^{-4}
收缩效应（g）												
加阿托品后收缩效应（g）												

根据公式求出 pA$_2$ 值：$pA_2 = lg(B/A-1)-lgC$

式中，A：在无阿托品时，引起最大反应的 50% 时所需乙酰胆碱的浓度。B：在阿托品存在下，引起最大反应的 50% 时所需乙酰胆碱的浓度。C：为拮抗剂阿托品的浓度。

【注意事项】

同本章实验 1 的第一个实验乙酰胆碱激动 N$_M$ 受体的亲和力和内在活性测定。

【讨论与思考】

1. 受体拮抗剂如何进行分类？
2. pA$_2$ 的意义是什么？
3. 恒温动物离体器官的实验条件有哪些？

　知识拓展　乙酰胆碱的发现

（西安交通大学　史小莲）

实验 2　半数致死量测定

【案例导入】

男性，28 岁。外伤后左侧肱骨骨折，拟行切开复位内固定术。超声定位下行臂丛神经麻醉，针尖至目标区域回抽无血，缓慢注入 0.5% 罗哌卡因 20 mL。注药后 20 min 患者突然胸闷、呼吸急促、四肢及面部肌肉抽搐，BP 162/105 mmHg，心电图提示：窦性心动过速，心率 140 次/min。考虑为"局部麻醉药全身毒性反应"立即抢救。

【临床到基础】

1. 罗哌卡因的药理作用是什么？
2. 局部麻醉药中毒可能出现哪些症状？
3. 评价药物安全性的指标有哪些？

【实验目的】

1. 掌握：LD$_{50}$ 的概念和意义。
2. 了解：LD$_{50}$ 的测定方法和计算

【实验原理】

半数致死量（median lethal dose，LD$_{50}$）是指能够导致 50% 实验动物死亡的药物剂量。LD$_{50}$

是反映药物急性毒性的定量指标,LD_{50} 值越大,药物毒性越小;反之,LD_{50} 值越小,药物毒性越大。动物的死亡是较其他反应容易判断的指标,在以死亡为反应指标的质反应量效关系曲线中,药物对数剂量与动物死亡频数的关系呈正态分布(图 12-2a),药物对数剂量与动物死亡百分率的量效曲线呈双尾 S 形(图 12-2b),两端平缓,中段陡直,斜率最大。LD_{50} 处于曲线中段,灵敏度高,测定结果变异误差小。

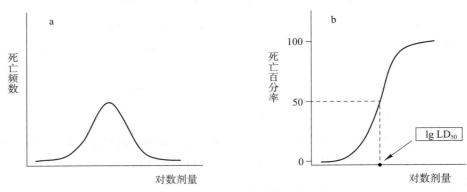

图 12-2 药物质反应量效关系曲线

测定 LD_{50} 的实验方法很多,较常用的有:加权概率单位法(Bliss 法)、寇氏法、简化概率单位法、孙氏改良寇氏法、序贯法等。Bliss 法是目前公认最准确的测定方法,是我国新药临床前研究 LD_{50} 测定规定采用的方法,也常用来鉴定和比较其他计算方法的准确性。但计算繁琐,多借助计算机程序计算。孙氏改良寇氏法精确度不及 Bliss 法,但计算简便实用,也可计算出全部有关参数,已成为一般实验室中的常规方法。序贯法则简便,且节省动物,但它多用于测定作用出现快的药物。

【实验材料】

1. 动物:小鼠,雌雄各半,体质量 20 ~ 25 g。

2. 试剂和药品:普鲁卡因、尼可刹米。

3. 装置和器材:鼠笼、注射器、电子秤等。

【实验方法】

1. 孙氏改良寇氏法测定普鲁卡因 LD_{50}:本法一般分为 5 ~ 8 个剂量组,要求剂量按等比级数(一般 1∶0.7 ~ 1∶0.8 为宜),每组动物数相等(一般 10 ~ 20 只),动物反应率大致符合常态分布。

(1)预试验:找出 100% 和 0% 死亡的上下限剂量,即最小全死剂量(Dm)和最大全不死剂量(Dn),确定分组及各组剂量。

1)取小鼠若干只,粗略确定或根据文献资料确定出估剂量给药,每组 3 只,3/3 死亡则降低剂量,0/3 死亡则增加剂量。由此找出 Dm 和 Dn。

2)确定分组及剂量:在 Dm 和 Dn 剂量范围内,按等比数列分 G 组,各组剂量的公比为 r。

$$r = \sqrt[G-1]{Dn/Dm}$$

从 Dm 剂量组开始,依次乘以公比 r 即得相邻下一组剂量。如分 5 组,各组剂量分别是:Dm,$r \cdot Dm$,$r^2 \cdot Dm$,$r^3 \cdot Dm$,Dn。配制等比稀释药液,使每只小鼠给药容积相等。

(2)正式实验

1)取小鼠 50 只,称重、标记。随机分为 5 组。

2）给药:每组10只小鼠,按表12-3所示分组剂量,腹腔注射0.1 mL/10 g不同浓度普鲁卡因。

3）观察并记录各组小鼠30 min内死亡数,计算死亡百分率。小鼠腹腔注射普鲁卡因后,1～2 min出现自主活动增加,然后惊厥,继而转入抑制,最后死亡。未死亡小鼠多数在15～20 min恢复正常。实验结果填入表12-3中。

表 12-3 孙氏改良寇氏法测定普鲁卡因 LD$_{50}$ 结果记录表

组别 G	剂量 （mg/kg）	对数剂量 X	实验动物数 n	死亡动物数	死亡率*	
					P	P^2
1	250	2.3979	10			
2	200	2.3010	10			
3	160	2.2041	10			
4	128	2.1072	10			
5	102.4	2.0103	10			
		d=0.097			$\sum P =$	$\sum P^2 =$

*注:死亡率以小数表示。

4）计算:按下列公式计算 LD$_{50}$。

$$LD_{50} = lg^{-1}\left[X_m - d\left(\sum P - 0.5\right)\right]$$

式中 X_m 为 Dm 剂量的对数,d 为相邻两组对数剂量的差值,P 为死亡率,$\sum P$ 为各组死亡率之和。

然后按下列公式计算 LD$_{50}$ 的 95% 可信限。

LD$_{50}$ 的 95% 可信限 $= lg^{-1}(lgLD_{50} \pm 1.96 \cdot S x_{50})$

$S x50$ 是 lg LD$_{50}$ 的标准误。

$$S x_{50} = d\sqrt{\frac{\sum P - \sum P^2}{n-1}}$$

$\sum P^2$ 为各组死亡率平方之和,n 为各组动物数。

2. 序贯法测定尼可刹米 LD$_{50}$

（1）预试验:与上述改良寇氏法相似,寻找死亡剂量范围的上下限（Dm 和 Dn）、确定分组及剂量。本实验分为6个剂量组,如表12-4所示,1号（Dm）到6号（Dn）尼可刹米浓度依次由高到低。

表 12-4 序贯法测定尼可刹米 LD$_{50}$ 结果记录表

组别	剂量 （mg/kg）	对数剂量 X	小鼠实验结果记录											动物数 N	C 值 N·X
			1	2	3	4	5	6	7	8	9	10	11		
1	1 750	3.243 0	X											1	
2	1 400	3.146 1		X		X								2	
3	1 120	3.049 2			o		X						⊕	3	
4	896	2.952 3						X		X		⊕		3	
5	717	2.855 5							o		o			2	
6	573	2.758 2													
														$\sum N$=11	$\sum C =$

（2）正式实验

1）给药观察：取小鼠 1 只，称重，腹腔注射 0.2 mL/10 g 尼可刹米 1 号溶液，即 Dm 剂量。给药后观察并记录小鼠 10 min 内是否死亡。如果死亡，在表 12-4 中相应位置记录为"×"；取下一只小鼠，降低一级剂量给药；如果存活，在表 12-4 中相应位置记录为"o"；取下一只小鼠，提高一级剂量给药。以此类推，直至做完 10 只小鼠。根据第 10 只小鼠的存活情况，可以预知第 11 只小鼠将使用的剂量组，以符号"⊕"记录入表。即：实验动物总数 10 只，记录动物总数（N）为 11 只。

2）计算：按下列公式计算 LD_{50} 值。

$$LD_{50} = lg^{-1}(\sum C / \sum N)$$

【注意事项】

1. 腹腔注射要操作准确，不要将药注射到皮下或肌肉。

2. LD_{50} 测定方法很多，报告测定结果时应说明测定和计算方法，同时说明动物品系、体质量、性别、给药途径、观察时间。

3. 室温、季节、实验时间、动物饥饱、光照、饲养条件均会影响实验结果，应维持一致，必要时加以说明。

【讨论与思考】

1. 序贯法与 Bliss 法和寇氏法比较有什么优缺点？

2. 孙氏改良寇氏法测定 LD_{50} 实验设计有哪些要求？

3. ED_{50} 如何测定？用治疗指数如何评价药物安全性？

🅔 知识拓展 定量药理学与孙瑞元

（山西医科大学 李 洁）

实验 3 糖皮质激素的药理作用

【案例导入】

女性，28 岁。高热伴寒战、全身肌肉酸痛、胸痛、咳嗽、咳痰带血丝 1 天。3 天前淋雨受凉后出现发热，自行口服头孢类抗菌药效果不明显。查体：T 39.6℃，R 26 次/min，P 120 次/min，BP 90/60 mmHg。双肺叩诊清音，双下肺可闻及湿啰音，未闻及干啰音及胸膜摩擦音。X 线提示：双下肺感染。临床诊断：重型肺炎。

【临床到基础】

1. 肺炎的病因和临床表现有哪些？

2. 糖皮质激素的抗炎作用机制是什么？

3. 如何建立急性非特异性炎症反应模型？

【实验目的】

1. 掌握：糖皮质激素的抗炎作用。

2. 了解：炎症动物模型的制作方法。

【实验原理】

炎症是许多疾病常见的表现，急性炎症主要表现为发红、肿胀等，即以血管反应为主。常用的炎症模型建立方法有小鼠耳片法和大鼠足跖法。本实验采用小鼠耳片法，因其模型复制成功率高，无需特殊测定装置，适用于大面积实验教学。二甲苯作为一种常用的化学致炎剂，涂抹于小鼠耳部,可诱导接触部位释放组胺、激肽、纤维蛋白溶解酶等炎性介质,引起局部毛细血管通透性增加,渗出增多,小鼠耳部急性肿胀,发生急性炎性。糖皮质激素具有强大的抗炎作用,能明显抑制化学性、机械性、免疫性及病原生物性等炎症反应。在炎症早期,可降低毛细血管通透性,减轻渗出、水肿,从而改善红、肿、热、痛等症状。

【实验材料】

1. 动物:小鼠,体质量 20~25 g。

2. 试剂和药品:0.5% 地塞米松、生理盐水、二甲苯、苦味酸。

3. 装置和器材:注射器、手术剪、手术镊、打孔器(直径 8 mm)、电子秤等。

【实验方法】

1. 称重、编号:取小鼠 2 只,称重并用苦味酸标记。

2. 给药:每只小鼠用 0.05 mL 二甲苯均匀涂抹左耳前后两面皮肤。30 min 后,实验组腹腔注射 0.1 mL/10 g 地塞米松,对照组腹腔注射等量的生理盐水。

3. 观察小鼠左耳肿胀情况并作记录,2 h 后将小鼠颈椎脱位处死,在两只小鼠左右耳相同部位,用打孔器取一耳片进行称量,记录在表 12-5 中。

4. 收集各实验小组数据,进行统计学分析。

表 12-5　地塞米松对二甲苯致小鼠耳肿胀的抗炎作用

试剂	组内结果			全班结果		
	耳片质量(mg)		肿胀程度	耳片质量(mg)		肿胀程度
	左	右		左	右	
0.5% 地塞米松						
生理盐水						

【注意事项】

1. 实验组与对照组致炎剂涂抹的量、位置和面积应一致。

2. 取耳片位置应保持一致。

【讨论与思考】

1. 糖皮质激素的抗炎机制是什么? 与解热镇痛药抗炎机制有何区别?

2. 糖皮质激素临床用药的注意事项有哪些?

📖 知识拓展　新型冠状病毒肺炎战役里的中国力量

（天津医科大学　苑　博　刘　奔）

实验 4　胰岛素的降血糖作用及过量解救

【案例导入】

女性,68 岁。患者呼之不应急诊入院。2 型糖尿病史 10 年,每日皮下注射诺和灵 50R 8 IU 2 次及诺和灵 N 10 IU 睡前 1 次。入院前家属在床头发现 3 支诺和灵 50R(每支 300 IU/3 mL)及 2 支诺和灵 N(每支 300 IU/3 mL)空瓶。查体:T 37.5℃,R 24 次/min,P 101 次/min,BP 183/74 mmHg,

中度昏迷。实验室检查:血糖 1.6 mmol/L。临床诊断:胰岛素应用过量。

【临床到基础】

1. 胰岛素降血糖的机制是什么?

2. 机体中有哪些激素参与血糖的调节?

3. 胰岛素过量如何抢救?

【实验目的】

1. 掌握:胰岛素降血糖作用,胰岛素惊厥的解救方法。

2. 了解:胰岛素降血糖的机制。

【实验原理】

糖类是人体内的主要供能物质,正常人空腹时血液中的血糖浓度一般为 3.89 ~ 6.11 mmol/L。测定血糖浓度的方法有多种,邻甲苯胺法为常用的一种,其原理为葡萄糖在热酸性溶液中与邻甲苯胺缩合反应生成蓝色的希夫碱。因此,根据颜色深浅不同,用分光光度计测定其光密度可知血糖浓度。

胰岛素(insulin)是促进合成代谢、调节血糖浓度稳定的主要激素。胰岛素能促进组织、细胞对葡萄糖的摄取和利用,加速葡萄糖合成糖原储存于肝和骨骼肌中,并抑制糖异生,促进葡萄糖转变为脂肪储存于脂肪组织,导致血糖浓度下降。胰岛素已由人工合成获得而成为药物,临床主要用于治疗糖尿病。注射给药(如皮下注射)吸收快,半衰期为 9 ~ 10 min,作用可维持数小时。胰岛素应用过量可导致不良反应,甚至中毒,如可引起低血糖症,患者出现饥饿感、出汗、心跳加快、焦虑、震颤等症状;严重者血糖浓度下降过快,细胞外液渗透压降低,水分向渗透压相对较高的细胞内转移,导致或者加重脑水肿,引起昏迷、惊厥、休克,甚至脑损伤及死亡。

【实验材料】

1. 动物:小鼠,体质量 20 ~ 25 g。

2. 试剂和药品:2 U/mL 及 40 U/mL 胰岛素注射液、50% 葡萄糖。

3. 装置和器材:血糖仪、注射器、手术镊、手术剪等。

【实验方法】

1. 血糖浓度测定

(1)取禁食 12 h 的小鼠 1 只,称重。

(2)眼眶后静脉丛取血 0.1 mL,用血糖仪测定空腹血糖浓度。

(3)给小鼠皮下注射 2 U/mL 胰岛素(0.1 mL/10 g)。给药 30 min 后取血 0.1 mL,用于测定血糖浓度。

(4)观察项目:将上述结果记录在表 12-6 中,比较给胰岛素前、后小鼠血糖的变化。

表 12-6　胰岛素的降血糖作用

小鼠体质量:_____g

	给药前	给药后
血糖浓度(mg/mL)		

2. 胰岛素过量反应与解救

(1)取小鼠 6 只,称重,编号,分为实验组 4 只与对照组 2 只。

(2)实验组小鼠腹腔注射 40 U/mL 胰岛素溶液 0.3 mL/10 g。

（3）对照组小鼠腹腔注射生理盐水 0.3 mL/10 g。

（4）将小鼠放在室温下观察，并比较两组动物的姿势及活动。当动物出现抽搐、翻滚等惊厥现象时，记录发生时间，并将实验组 2 只小鼠立即皮下注射 50% 葡萄糖 0.1 mL/10 g，另外 2 只不予解救。比较对照组动物、注射葡萄糖动物和未解救动物的活动情况记录在表 12-7 中。

表 12-7　胰岛素过量反应与解救动物的活动情况

实验阶段	对照组	实验组	
		解救	未解救
实验前			
给药后			
解救后			

【注意事项】

1. 取血时注意避免发生凝血。

2. 动物在实验前需饥饿 18 ~ 24 h。

3. 动物发生惊厥时要注意避免其从实验台跌落摔伤。

【讨论与思考】

1. 1 型和 2 型糖尿病如何区分？

2. 胰岛素降血糖的作用机制是什么？

3. 胰岛素的安全用药需要注意哪些事项？

　🅮 知识拓展　加强健康教育，远离"糖衣炮弹"

（哈尔滨医科大学　时丕龙　曹永刚）

实验 5　药物的基本作用

【案例导入】

男性，66 岁。心前区间断疼痛 2 个月，加重 3 天。原发性高血压病史 10 年，活动后心前区疼痛 2 个月，休息后缓解，近 3 天疼痛加重，吞服硝酸甘油症状未缓解。查体：T 36.6℃，R 18 次 /min，P 70 次 /min，BP 168/96 mmHg。颈静脉不怒张，胸部无叩压痛。实验室检查：心肌酶谱正常。心电图提示：左胸导联 ST 段压低大于 0.05 mV，T 波低平。运动平板试验阳性。临床诊断：原发性高血压，心绞痛。

【临床到基础】

1. 该患者吞服硝酸甘油后为什么症状没有缓解？

2. 不同的用药方式在临床上有什么意义？

3. 如何通过动物实验验证不同的给药方式所起的作用不同？

一、药物的拮抗作用

【实验目的】

1. 掌握：药物的拮抗作用及机制。

2. 了解：普鲁卡因中毒的表现。

【实验原理】

盐酸普鲁卡因（procaine hydrochloride）毒性较小，是常用的局部麻醉药之一。其属短效酯类局部麻醉药，亲脂性低，对黏膜的穿透力弱。一般不用于表面麻醉，常局部注射用于浸润麻醉。作用机制是能暂时阻断神经细胞膜上的电压门控性 Na^+ 通道，使神经传导出现阻滞，产生局麻作用。注射给药后 1 ~ 3 min 起效，可维持 30 ~ 45 min，加用肾上腺素后维持时间可延长 20%。普鲁卡因也可用于损伤部位的局部封闭。过量应用可引起肌肉震颤、烦躁不安和惊厥等中枢兴奋反应，亦可出现心肌抑制，外周血管扩张、神经节轻度阻断，致血压下降。

【实验材料】

1. 动物：家兔，体质量 2.0 ~ 2.5 kg。

2. 试剂和药品：5% 盐酸普鲁卡因、2% 戊巴比妥钠。

3. 装置和器材：注射器、粗剪刀、电子秤等。

【实验方法】

1. 取家兔 1 只，称重。

2. 先观察家兔的正常活动情况（四肢站立和行走姿态等），然后用注射器针头刺其后肢，观察其有无痛觉反射。

3. 于一侧坐骨神经周围（使兔作自然俯卧式，于尾部坐骨嵴与股骨头间摸到一凹陷处）注入 5% 盐酸普鲁卡因 1 mL/kg，观察同侧后肢有无运动和感觉障碍。

4. 待局部作用明显后（2 ~ 3 min），再按 1 mL/kg 抽取 5% 盐酸普鲁卡因注入肌肉。

5. 待出现明显中毒症状（惊厥），立即由耳缘静脉注射戊巴比妥钠溶液 1 mL/kg 至肌肉松弛为止，将观察结果填入表 12-8 中。

表 12-8 药物的拮抗作用

家兔体质量：_____kg

药物	注射量（mL/kg）	注射部位	症状表现
盐酸普鲁卡因（第一次）			
盐酸普鲁卡因（第二次）			
戊巴比妥钠			

【注意事项】

1. 局麻的部位应找准确，避免药物效果不佳。

2. 肌内注射盐酸普鲁卡因后出现中毒症状，应及时注射戊巴比妥钠解救，防止死亡。

【讨论与思考】

1. 盐酸普鲁卡因的局麻作用机制是什么？

2. 盐酸普鲁卡因肌内注射的作用机制，以及戊巴比妥钠抑制其作用的机制是什么？

二、不同给药途径药物的作用

【实验目的】

1. 掌握：硫酸镁不同给药途径产生不同药理作用。

2. 了解：硫酸镁的作用机制。

【实验原理】

硫酸镁（magnesium sulphate）可因给药途径的不同而产生不同的药理作用。大量口服硫酸镁，其硫酸根离子、镁离子在肠道内难被吸收，使肠内容物高渗，可抑制肠内水分的吸收，增加肠腔容积，扩张肠道，刺激肠道蠕动。硫酸镁注射可抑制中枢及外周神经系统，使骨骼肌、心肌、血管平滑肌松弛，具有镇静、抗惊厥及降压等作用。

【实验材料】

1. 动物：小鼠，雄性，体质量 20~25 g。

2. 试剂和药品：10% 硫酸镁、生理盐水。

3. 装置和器材：注射器、镊子、灌胃针、电子秤等。

【实验方法】

1. 取小鼠 6 只，随机分为甲、乙两组，每组 3 只。标记体重，然后分别采用不同的途径进行给药。

2. 甲组小鼠给予腹腔注射 10% 硫酸镁 0.2 mL/10 g。

3. 乙组小鼠给予灌胃 10% 硫酸镁 0.2 mL/10 g。

4. 观察并比较两组小鼠的一般状况，如有无腹泻，活动情况，呼吸是否平稳，肌张力及死亡与否，将观察结果填入表 12-9 中。

表 12-9　硫酸镁不同给药途径的作用

动物编号	体质量（g）	给药途径	症状表现	
			给药前	给药后
甲 1		腹腔注射		
甲 2		腹腔注射		
甲 3		腹腔注射		
乙 1		灌胃		
乙 2		灌胃		
乙 3		灌胃		

【注意事项】

1. 腹腔注射应注意掌握好手法，避免针头伤及脏器。

2. 灌胃避免药物误入肺内，造成动物窒息死亡。

【讨论与思考】

1. 硫酸镁口服导泻的作用机制是什么？

2. 硫酸镁注射给药产生什么作用，其机制是什么？

🄔 知识拓展　安全注射，责任重大

（皖南医学院　连立凯　俞婷婷）

数字课程学习

📖 扩展阅读资料　　📝 测试题

第三部分　综合拓展性实验

第十三章 综合性实验

实验1 弥散性血管内凝血及凝血功能异常

【案例导入】

男性,54 岁。间断发热、胸闷伴全身肌肉酸痛 2 天。查体:T 37.8℃,R 20 次 /min,P 86 次 /min,BP 130/81 mmHg,全身无活动性出血。实验室检查:白细胞及血小板下降,D- 二聚体升高,活化部分凝血活酶时间(APTT)、凝血酶原时间(PT)延长,3P 实验阳性。咽拭子 2019–nCoV 核酸检测为阳性。CT 提示:双肺多发磨玻璃影。临床诊断:新型冠状病毒肺炎合并弥散性血管内凝血(DIC)。

【临床到基础】

1. 诊断合并 DIC 的依据是什么?

2. 发生 DIC 常见的病因有哪些?

3. 如何建立 DIC 动物模型?

【实验目的】

1. 掌握:DIC 动物模型的制备方法及 DIC 的发病机制。

2. 了解:DIC 诊断常用血液指标的测定方法。

【实验原理】

弥散性血管内凝血(disseminated intravascular coagulation,DIC)是在许多疾病基础上,致病因素损伤微血管体系,导致凝血活化,全身微血管血栓形成、凝血因子大量消耗并继发纤溶亢进,引起以出血及微循环衰竭为特征的临床综合征。DIC 不是一个独立的疾病,而是众多疾病复杂病理过程中的中间环节,其主要基础疾病或诱因包括严重感染、恶性肿瘤、病理产科、手术及外伤等。

兔脑粉生理盐水浸液含有大量组织因子和细微颗粒,当静脉注入兔体内后,组织因子能迅速激活外源性凝血系统;其中的颗粒成分可通过激活Ⅻ而启动内源性凝血系统,生成大量的凝血酶。在凝血酶的作用下,纤维蛋白原被分解成纤维蛋白。凝血系统激活之后,纤溶系统也被激活,随之产生的纤溶酶又促进纤维蛋白原、纤维蛋白分解为纤维蛋白降解产物(FDP)。因此在注射兔脑粉生理盐水浸液后纤维蛋白原含量明显降低,参与内、外源性凝血系统的凝血因子被大量消耗,凝血过程障碍,凝血时间延长。血浆鱼精蛋白副凝实验(3P 实验)是测定血浆中可溶性纤维蛋白单体与 FDP 形成可溶性复合物的指标。在含有这种可溶性复合物的血浆中加入鱼精蛋白,可使这种复合物解体,游离的纤维蛋白单体之间自行聚合呈肉眼可见的纤维状、絮状或凝胶状沉淀。

【实验材料】

1. 动物:家兔,体质量 2.0 ~ 2.5 kg。

2. 试剂和药品:20% 乌拉坦、4% 兔脑粉生理盐水浸液、APTT 试液、PT 试液(或 P 试液)、K 试液、0.025 mol/L CaCl₂ 溶液、凝血酶悬液、1% 硫酸鱼精蛋白液、血小板稀释液、3.8% 枸橼酸钠溶液、生理盐水、饱和 NaCl 溶液。

3. 装置和器材:手术器械、兔手术台、分光光度计、离心机、显微镜、血细胞计数板、秒表、血红蛋白吸管、1.5 mm 外径硅胶管等。

【实验方法】

1. 取家兔 1 只,称重后经耳缘静脉注射 20% 乌拉坦 5 mL/kg,麻醉成功后将其仰卧位保定于兔手术台上。颈部备皮,行一侧颈总动脉插管,用于取血。

2. 取 4% 兔脑粉生理盐水浸液,按 2.0 mL/kg 体重计算,将总量用生理盐水稀释至 30 mL,由耳缘静脉注射,在 15 min 内注完。其注入速度为:第一个 5 min 以 1.0 mL/min 注入,第二个 5 min 以 2.0 mL/min 注入,最后 5 min 以 3.0 mL/min 注入。

3. 在兔脑粉浸液注入前、注入后 15 min 及 45 min,分别由颈总动脉取血,抗凝剂(3.8% 枸橼酸钠溶液)与血液之比为 1∶9(V/V),3 000 r/min,离心 15 min,获得含微量血小板血浆作为大部分实验测定用。每次取血时,采血 1~2 滴供血小板计数用。

4. 另取家兔 1 只作为对照,不注兔脑粉浸液而改为注生理盐水,注入途径、速度、采血量和取血时间等均与实验兔相同。

5. 血液学检查

(1) 活化部分凝血活酶时间(APTT)测定:取待测血浆 0.1 mL 加入试管内,加入 37℃ 预温 APTT 试液 0.1 mL,37℃ 水浴 5 min;加入 37℃ 预温 0.025 mol/L 的 CaCl₂ 溶液 0.1 mL,立即混匀并开始计时;10 s 后将试管从水浴中取出,不断倾斜进行观察,当试管内出现凝胶状沉淀、液面不动时停表。重复操作 2~3 次取平均值。

(2) 白陶土部分凝血活酶时间(KPTT)测定:取待测血浆 0.2 mL,加入试管内,置 37℃ 水浴中,然后加入 K 试液 0.2 mL,混匀,孵育 3 min;加入 0.025 mol/LCaCl₂ 溶液 0.2 mL,立即混匀并开始计时,观察方法同上。重复操作 2~3 次取平均值。

(3) 凝血酶时间(TT)测定:取待测血浆 0.2 mL,放入小试管中,置 37℃ 水浴中。加入适宜浓度的凝血酶悬液 0.2 mL,立即混匀并开始计时,观察方法同上。重复操作 2~3 次取平均值。

(4) 凝血酶原时间(PT)测定:取待测血浆 0.1 mL,加入小试管内,置 37℃ 水浴中,然后加入 PT 试液 0.2 mL,立即混匀并开始计时,观察方法同上。重复操作 2~3 次取平均值。

(5) 血浆鱼精蛋白副凝实验(3P 实验):取待测血浆 0.45 mL,置于小试管中,加入 1% 硫酸鱼精蛋白液 0.5 mL,混匀,在室温下放置 30 min,观察前轻轻摇动试管,有絮状或凝胶状沉淀为阳性,清澈则为阴性。

(6) 纤维蛋白原定量(饱和盐水法):取待测血浆 0.5 mL,置于 15 mm × 100 mm 的试管中,加入饱和 NaCl 溶液 4.5 mL,充分混匀,置 37℃ 水浴中孵育 3 min,取出后再次混匀,用分光光度计,520 nm 波长,测定光密度值。以生理盐水代替饱和氯化钠溶液做同样操作后为空白对照管调零,测出光密度,按下式计算纤维蛋白原含量。

$$纤维蛋白原含量(g/L) = (测定管光密度 / 0.5) × 10$$

(7) 血小板计数(BPC):吸取血小板稀释液 0.38 mL 于一试管内,用血红蛋白吸管吸血 20 μL 立即加入血小板稀释液内,充分摇匀后,用滴管取上述混悬液一滴滴入血细胞计数板计数室内,静置 15 min 后,用高倍镜计数,数 5 个中方格内之血小板数 × 10⁹/L 即可。

将实验结果记录在表 13-1 中。

表 13-1　注射兔脑粉浸液前后血液学指标变化

家兔体质量：＿＿＿＿＿kg　　　　麻醉药：＿＿＿＿＿　　　麻醉药用量：＿＿＿＿＿mL

测定项目	注射前	注射后（15 min）	注射后（45 min）
活化部分凝血活酶时间（APTT）			
白陶土部分凝血活酶时间（KPTT）			
凝血酶时间（TT）测定			
凝血酶原时间（PT）			
血浆鱼精蛋白副凝实验			
纤维蛋白原定量			
血小板计数（BPC）			

【注意事项】

1. 本试验中，兔脑粉浸液的制备及注射速度对实验成败影响很大，在注入兔脑粉浸液的过程中，密切观察动物的呼吸情况，必要时酌情调整注射速度。

2. 本实验中所用试剂、血浆样本及吸管较多，同一吸管只能吸取某一试剂或血浆样本，避免交叉使用。

3. 做纤维蛋白原定量测定时，一旦血浆与饱和氯化钠溶液接触，应立即混匀，否则易致局部沉淀，影响测定。

4. 做 3P 试验时，应先加血浆，再加鱼精蛋白液，否则易致假阳性。

【讨论与思考】

1. 本实验是否成功复制急性 DIC？有何依据？

2. 典型 DIC 的发展一般经过哪几期，特点是什么？

3. 发生 DIC 时 APTT、PT 如何变化，为什么？

🄴 知识拓展　"弥散性血管内凝血诊断中国专家共识"的建立

（皖南医学院　连立凯）

实验 2　失血性休克及治疗

【案例导入】

男性，35 岁。交通事故被撞倒地后胸腹部持续性疼痛 2 h。查体：T 34.5℃，R 24 次 /min，P 100 次 /min，BP 80/50 mmHg。痛苦面容，面色苍白，脉搏细弱，四肢湿冷。辅助检查：腹腔穿刺抽出不凝固血液。CT 提示：左侧肋骨骨折，腹腔积液，考虑为腹腔实质性脏器破裂，脾破裂可能。临床诊断：脾破裂，失血性休克，左侧肋骨骨折。

【临床到基础】

1. 送院前该患者处于休克的哪一阶段？

2. 休克此阶段微循环变化的特点是什么？

3. 如何建立失血性休克动物模型？

【实验目的】

1. 掌握：家兔失血性休克模型的复制及失血性休克动物的表现。

2. 了解：失血性休克发生机制及抢救原则。

【实验原理】

休克（shock）是指机体在严重失血失液、感染、创伤等强烈致病因子的作用下，有效循环血量急剧减少，组织血液灌流量严重不足，引起细胞缺血、缺氧，以致各重要生命器官的功能、代谢障碍或结构损害的全身性危重病理过程。失血导致血容量减少是休克常见的原因，机体失血量少于全身血量的 10% 时，机体可通过自身的代偿使血压和组织灌流量保持基本正常。机体快速失血超过总血量的 20% 时，机体血容量急剧减少，静脉回流不足，心输出量减少，血压下降，压力感受器的负反馈调节冲动减弱，引起交感神经兴奋，外周血管收缩，组织灌流量减少，临床上出现心脑功能障碍、心搏无力、皮肤发凉、发绀等表现。休克的微循环学说认为休克的发病关键不在于血压，而在于血流，所以治疗休克应在改善微循环、保证组织有效灌流量的基础上再应用血管活性药物。

【实验材料】

1. 动物：家兔，体质量 2.0 ~ 2.5 kg。

2. 试剂和药品：20% 乌拉坦、生理盐水、0.3% 肝素生理盐水、0.01% 去甲肾上腺素、1% 山莨菪碱。

3. 装置和器材：生物信号采集与处理系统、手术器械、压力换能器、微循环观察装置（恒温灌流盒）、动脉插管、静脉插管、输尿管插管、记滴器、注射器等。

【实验方法】

1. 称重、麻醉：取家兔 1 只，称重后经耳缘静脉注射 20% 乌拉坦 5 mL/kg，麻醉成功后将其仰卧位保定于兔手术台上。

2. 手术操作

（1）备皮：颈部、腹部及右侧腹股沟等手术部位备皮。

（2）颈部手术：在颈部正中切开皮肤 5 ~ 6 cm，分离气管行气管插管；分离左颈总动脉行动脉插管，连接压力换能器记录动脉血压；分离右侧颈静脉，将静脉导管插入到上腔静脉入右心房口处（锁骨下 1 ~ 2 cm），并连接压力换能器记录中心静脉压及输液用。未测 CVP 时，维持每分钟 10 ~ 15 滴输液速度，以保持管道通畅。

（3）股部手术：于右侧腹股沟动脉搏动明显处沿动脉走向切开皮肤 4 ~ 5 cm，分离出股动脉，行股动脉插管，暂不松开动脉夹，备放血用。

（4）腹部手术

1）在耻骨联合上做下腹正中约 5 cm 切口，分离双侧输尿管并插入输尿管插管，用记滴器记录每分钟尿滴数或尿量（或做膀胱插管记录尿量）。

2）向恒温灌流盒内注入 37℃ 生理盐水，启动恒温加热装置。在右侧腹直肌旁做 6 ~ 8 cm 的腹部旁纵切口，钝性分离肌肉，打开腹腔后推开大网膜，找出一段游离度较大的小肠肠袢，轻轻地从腹腔中拉出，置于微循环恒温灌流盒内，使肠系膜均匀平铺在有机玻璃凸形观察镜上，压上固定片，调整灌流液高度使液面刚好盖过肠系膜，用透射光在显微镜下观察肠系膜微循环。

3. 正常指标记录：手术完毕，待动物血压平稳后，观察记录各项指标，包括动物一般情况、皮肤黏膜颜色、肛温、动脉血压、呼吸、心率、CVP、尿量和肠系膜微循环（血管口径、血流速和肠系膜毛细血管数及血液流变学参数），做好记录填写在表 13-2 中。

表 13-2　失血性休克家兔指标的变化

家兔体质量：_____kg　　　麻醉药：_____　　　麻醉药用量：_____mL

	血压 （mmHg）	CVP （cmH₂O）	呼吸 （频率、幅度）	微循环 （流态、管径、血管周围）
正常对照组				
单纯输血组				
去甲肾上腺素组				
山莨菪碱组				

　　4. 复制失血性休克模型：松开股动脉上的动脉夹，快速放血到烧杯中（预先加入适量肝素）。快速放血，在 15 min 内使平均动脉血压（MAP）降至 40 mmHg，通过调节放血量使 MAP 在 40 mmHg 维持 20 min。

　　5. 观察项目

　　（1）测量放血量。

　　（2）记录失血期间动物各项观察指标的改变，每 5 ~ 10 min 记录 1 次，特殊变化随时记录。

　　6. 抢救

　　（1）单纯输血组：将所放出的血液用 50 mL 注射器从静脉缓缓回输，输血完毕后观察 30 min，每 10 min 记录 1 次各项观察指标变化。

　　（2）去甲肾上腺素组：动脉血压 40 mmHg 维持 20 min 后，将放出的血液自颈静脉缓缓输回，然后输入与失血量等量的生理盐水，盐水内加去甲肾腺素 1 mg，20 min 内滴完。观察记录输液过程中及输液后的各项指标的动态变化，是否可恢复正常并保持稳定。

　　（3）山莨菪碱组：盐水内加山莨菪碱 2 mg，其余同去甲肾腺素组。

　　【注意事项】

　　1. 麻醉深浅要适度，麻醉过浅，动物疼痛可致神经源性休克。

　　2. 分离神经、血管时，要先分辨清楚再分离，勿损伤血管和神经。

　　3. 牵拉肠袢要轻柔，以免引起创伤性休克。

　　【讨论与思考】

　　1. 失血性休克的主要病理生理变化有哪些？

　　2. 失血性休克抢救的关键是什么？为什么？

　　🄔 知识拓展　无缝衔接一体化急救模式助力创伤性失血性休克救治

（皖南医学院　李　慧　董　娟）

实验 3　感染性休克及治疗

【案例导入】

　　女性，81 岁。发热伴恶心、呕吐、腹泻 2 天。体检：T 38.6 ℃，R 40 次 /min，P 140 次 /min，BP 120/46 mmHg，神志不清，间断性抽搐，全身皮肤可见大量红点样皮疹及淤斑，以前胸、侧胸壁及足趾最为显著。实验室检查：WBC 23.56 × 10⁹/L，N 90%，PLT 193 × 10⁹/L，K⁺ 2.79 mmol/L，Glu

11.56 mmol/L。临床诊断:急性胃肠道感染,感染中毒性休克,糖尿病。

【临床到基础】

1. 感染性休克的诊断标准是什么?

2. 感染性休克的微循环状态有何改变?

3. 如何复制感染性休克动物模型?

【实验目的】

1. 掌握:感染性休克模型的复制方法及休克各期微循环的观察方法。

2. 了解:内毒素的制备及感染性休克的治疗。

【实验原理】

感染性休克(septic shock)是由细菌或其他感染原及其毒素(尤其是内毒素)或胞壁等产物引起的严重系统性炎症反应。这些致病因子可作用于血管,造成全身性血流循环障碍导致休克。感染性休克对机体的影响主要表现为血压下降、器官灌注不足等,而其主要的病理生理学改变是微循环障碍。休克状态下的微循环指标改变包括:①血管形态,测量微血管的管径。②血流动态,包括以下 3 项指标:流速,主要观察红细胞流速,测定红细胞流经同一微血管(口径为 2 ~ 3 个红细胞为宜)一定距离所需的时间;流态,当微循环发生障碍时流速降低,流态从正常的直线状变为断红状、颗粒状甚至淤滞状,其中红细胞的流态变化最易观察;血色,反映含氧量,正常时为鲜红色,微循环障碍缺氧时可呈暗红或紫红色。

控制感染是治疗感染性休克最关键的环节。同时,扩容作为改善有效循环血量不足的有力措施,也是休克治疗的基本手段。血容量基本恢复正常是血管活性药物应用的前提,因此治疗休克时应先扩容再应用血管活性药物。在休克早期,宜选择扩血管药物(如 α 受体阻断剂酚妥拉明),其可阻滞 α 受体而使血管舒张和外周阻力降低,解除微血管因过度代偿而出现的强烈收缩。在休克后期,可选用缩血管药物,多用 α 受体激动剂去甲肾上腺素,升高血压和增加心肌收缩力,保证心脑的灌注。

【实验材料】

1. 动物:家兔,体质量 2.0 ~ 2.5 kg。

2. 试剂和药品:生理盐水、20% 乌拉坦、0.3% 肝素溶液、新鲜培养的大肠埃希菌或内毒素、2.5% 酚妥拉明溶液、0.01% 去甲肾上腺素溶液。

3. 装置和器材:生物信号采集与处理系统、注射器、手术器械、气管插管、动脉插管、静脉插管、静脉输液装置、微循环观察显微镜等。

【实验方法】

1. 称重、麻醉:取家兔 1 只,称重后经耳缘静脉注射 20% 乌拉坦 5 mL/kg,麻醉成功后将其仰卧位保定于兔手术台上。

2. 颈部备皮,分离气管行气管插管。

3. 分离一侧颈总动脉行动脉插管,与压力换能器相连,记录动脉血压。

4. 分离一侧颈静脉并插管,建立静脉输液通道。

5. 肠系膜微循环观察:打开腹腔,在腹腔左上方选择一段游离度较大的小肠袢,拉出约 10 cm,平铺在浸润 37℃生理盐水的载物台上,在显微镜下观察;镜下选定视野,分辨肠系膜微动脉、微静脉和毛细血管网,观察血流速度、血管数量及毛细血管入口口径、出口口径,确定标记血管,以便做造模及治疗的前后比较。

6. 手术操作完成后稳定 5 ~ 10 min,记录基础状态的各项指标(血压、微循环状况、心率、呼吸频率等)。

7. 耳缘静脉注射新鲜大肠埃希菌[(6~10)×10¹⁰ 菌体 /mL,1 mL/kg]或内毒素(300 μg/kg),造成感染性休克,每隔 15 min 观察一次动物各指标,一般 30~60 min 即可观察到变化。

8. 分为 3 组做治疗并观察各项指标:补液从颈静脉按不低于 60 滴 /min 快速输入生理盐水,扩血管药物为 2.5% 酚妥拉明溶液(0.2 mL/kg),缩血管药物为 0.01% 去甲肾上腺素溶液(0.2 mL/kg)。第一组,早期补液及扩血管药物。第二组,早期补液及缩血管药物。第三组,晚期补液。将实验结果填入表 13-3 中。

表 13-3 家兔感染性休克结果记录

项目	血压(mmHg)	心率(次 /min)	微循环	呼吸频率(次 /min)
基础状态				
注射细菌后				
补液 +2.5% 酚妥拉明溶液				
补液 +0.01% 去甲肾上腺素溶液				
晚期补液				

❷ 知识拓展　大肠埃希菌活菌及粗制内毒素的制备

【注意事项】

1. 手术操作中尽量减少出血和疼痛。

2. 在观察微循环过程中,不断滴加 37℃生理盐水,保持观察区的温度和湿度。

3. 大肠埃希菌需新鲜培养,测量浓度前需摇匀。

【讨论与思考】

1. 静脉注射大剂量大肠埃希菌引发休克的机制是什么?

2. 休克不同时期微循环改变的机制是什么?

3. 应用血管活性药物治疗休克的病理生理学依据是什么?

❷ 知识拓展　感染防治中的中国力量

(甘肃医学院　石爱民　高　蓉)

实验 4　心律失常及药物治疗

【案例导入】

女性,81 岁。心悸、胸闷、乏力 2 天。既往有肺源性心脏病史。10 天前曾因心力衰竭住院 1 周,好转后出院,一直服用地高辛。心电图检查:心率 135 次 /min,提示双向性室性心动过速。实验室检查:血 K⁺ 浓度降低,血清地高辛浓度升高。临床诊断:室性心动过速,洋地黄中毒。

【临床到基础】

1. 洋地黄中毒会出现哪种心律失常?

2. 常用抗心律失常药的分类和代表药物有哪些?

3. 如何建立心律失常动物模型?

一、利多卡因对氯化钡诱发大鼠心律失常的治疗作用

【实验目的】

1. 掌握:氯化钡诱发室性心律失常模型的实验方法。

2. 了解:利多卡因抗心律失常作用机制。

【实验原理】

心律失常(arrhythmia)是由于心肌细胞电活动异常而导致心脏冲动的节律、频率、起源部位、传导速度或激动次序异常。常用的心律失常动物模型建立方法包括:药物(如乌头碱、哇巴因、氯化钡、氯化钙、肾上腺素、氯仿、氯仿 – 肾上腺素等)诱发动物心律失常,结扎冠状动脉前降支或电刺激心脏诱发心律失常。

氯化钡诱导心律失常可能是由于:①氯化钡增加心肌浦肯野纤维 Na^+ 内流,提高最大舒张期去极化速率,同时可促使心肌细胞 Ca^{2+} 内流而诱发迟后除极引起心律失常;② Ba^{2+} 阻断 K^+ 通道开放,从而使细胞内的正电位提高,与阈电位的差值减少,自律性提高,导致心律失常。表现为室性期前收缩、室性心动过速等(图 13-1)。

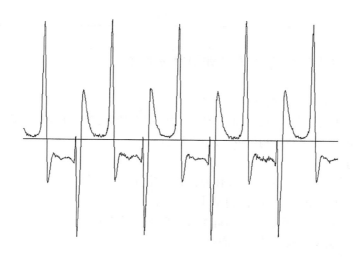

图 13-1 氯化钡诱发的大鼠双向室性心动过速

利多卡因是 I_B 类抗心律失常药,可降低细胞膜对 Na^+ 的通透性,使动作电位 0 相上升速度和幅度降低;减慢浦肯野纤维 4 相除极速率,改变兴奋阈值而降低自律性;促使 K^+ 外流,缩短浦肯野纤维动作电位时程和有效不应期,有效对抗 $BaCl_2$ 所致心律失常。利多卡因主要用于各种室性心律失常,是治疗急性心肌梗死致室性心律失常的首选药,亦用于强心苷中毒引起的室性心律失常。

【实验材料】

1. 动物:大鼠,体质量 200 ~ 250 g。

2. 试剂与药品:20% 乌拉坦、0.4% $BaCl_2$ 溶液、2% 盐酸利多卡因(临用时用生理盐水稀释至 0.5%)、生理盐水。

3. 装置和器材:生物信号采集与处理系统、心电图导联线、电子秤、鼠手术台、注射器、无齿手术镊、止血钳、棉球等。

【实验方法】

1. 称重、麻醉：取大鼠2只，称重，腹腔注射20%乌拉坦0.6 mL/100 g麻醉，麻醉成功后将其仰卧保定于鼠手术台上。

2. 记录正常心电图：大鼠四肢皮下向心方向插入心电图导联线（右前肢—白色线、左后肢—红色线、右后肢—黑色线），记录标准肢体Ⅱ导联心电图。

3. 心律失常模型制备：由大鼠舌下静脉注射$BaCl_2$ 4 mg/kg（0.4%，0.1 mL/100 g）。观察心电图变化，将心律失常出现的情况记录在表13-4中。

4. 心律失常的治疗

（1）对照鼠：氯化钡诱发心律失常明显时，舌下静脉注射生理盐水0.1 mL/100 g，观察心电图的变化情况，包括室性心律失常出现的时间、类型，以及心律失常持续的时间。

（2）治疗鼠：氯化钡诱发心律失常明显时，缓慢舌下静脉注射利多卡因5 mg/kg（用时将2%利多卡因稀释成0.5%的溶液，0.1 mL/100 g），观察心电图变化情况，记录心律失常持续的时间。比较两鼠心电图的变化情况，记录在表13-4中。

表13-4　利多卡因对氯化钡致大鼠室性心动过速的影响

麻醉药：_____

	体质量（g）	麻醉药用量（mL）	给药剂量	心律失常出现时间（min）	心律失常持续时间（min）
对照鼠			生理盐水，0.1 mL/100 g		
治疗鼠			利多卡因，5 mg/kg		

【注意事项】

1. 针形电极应向心方向插在皮下，如果插入肌肉对心电图干扰较大。

2. 给药途径可以是股静脉、颈静脉、舌下静脉或尾静脉，多采用舌下静脉。

3. 利多卡因应缓慢注射，防止发生中毒死亡。

【讨论与思考】

1. 心律失常的分类与发生机制是什么？

2. 氯化钡诱发心律失常的机制是什么？

3. 利多卡因为何能对抗氯化钡诱发的心律失常？

二、奎尼丁对乌头碱所致小鼠心律失常的对抗作用

【实验目的】

1. 掌握：乌头碱诱发心律失常模型的实验方法。

2. 了解：奎尼丁的抗心律失常作用机制。

【实验原理】

乌头碱可使心肌细胞钠通道开放，加速钠内流，促进细胞膜去极化，提高心房传导组织和房室束-浦肯野纤维等快反应细胞的自律性，形成一源性或多源性异位节律，缩短心肌不应期，而导致心律失常。乌头碱引起的心律失常表现为室性期间收缩、室性心动过速等。奎尼丁具有抑制钠离子内流的作用，对乌头碱诱发的心律失常具有对抗作用。

【实验材料】

1. 动物:小鼠,体质量 20～25 g。
2. 试剂与药品:1.5% 戊巴比妥钠、0.001% 乌头碱、0.08% 奎尼丁、生理盐水。
3. 装置和器材:生物信号采集与处理系统、心电图导联线、电子秤、鼠手术台、注射器等。

【实验方法】

1. 称重、麻醉:取小鼠 2 只,称重,腹腔注射戊巴比妥钠 150 mg/kg(1.5%,0.1 mL/10 g)麻醉,麻醉成功后将其仰卧保定于鼠手术台上。

2. 记录正常心电图:小鼠四肢皮下向心方向插入心电图导联线(右前肢—白色线、左后肢—红色线、右后肢—黑色线),记录标准肢体Ⅱ导联心电图。

3. 心律失常的治疗

(1)对照鼠:小鼠腹腔注射生理盐水 0.1 mL/10 g,6 min 后腹腔注射 40 μg/kg 乌头碱(0.0004%,0.1 mL/10 g)。观察心电图变化,包括心律失常出现的时间、类型,以及缓解的时间。记录从注射乌头碱到出现第一个室性期前收缩(有的未出现室性期前收缩而直接出现室性心动过速)的间隔时间。

(2)治疗鼠:小鼠腹腔注射 8 mg/kg 奎尼丁(0.08%,0.1 mL/10 g),6 min 后腹腔注射 40 μg/kg 乌头碱(0.0004%,0.1 mL/10 g)。观察心电图变化,记录从注射乌头碱到出现第一个室性期前收缩的间隔时间。

4. 比较两鼠心电图的变化情况,记录在表 13-5 中。

表 13-5　奎尼丁对乌头碱致小鼠室性心动过速的影响

麻醉药:＿＿＿＿＿＿＿＿＿＿

编号	体质量（g）	麻醉药用量（mL）	给药剂量	心律失常出现时间（min）	心律失常持续时间（min）
对照鼠			生理盐水,0.1 mL/100 g		
治疗鼠			奎尼丁,8 mg/kg		

【注意事项】

1. 动物前肢固定不宜过紧,以免影响呼吸。
2. 腹腔注射时不可注入皮下。
3. 乌头碱稀释调 pH 后冰箱保存,3 天内有效。

【讨论与思考】

1. 乌头碱导致心律失常的离子机制是什么?
2. 奎尼丁抗心律失常的作用机制是什么?

三、奎尼丁对大鼠缺血再灌注心律失常的对抗作用

【实验目的】

1. 掌握:缺血再灌注心律失常模型的实验方法。
2. 了解:缺血再灌注心肌损伤的机制。

【实验原理】

心肌缺血再灌注损伤(myocardial ischemia reperfusion injury)表现为心律失常、心肌顿抑、结

扎损害和心肌内出血等。再灌注期间尤其是再灌注即刻至 3 min 内可出现病理性 Q 波、室性期前收缩和室性心动过速。其发生机制主要与心肌细胞电生理改变、氧化应激自由基损伤、钙超载及钙反常现象有关。缺血再灌注心律失常是冠心病的严重并发症，常见于冠状动脉血栓消除、血管成形术、搭桥术后及冠状动脉痉挛解除后，严重者导致猝死。

【实验材料】

1. 动物：大鼠，体质量 200 ~ 250 g。

2. 药品与试剂：20% 乌拉坦、硫酸奎尼丁（临用时配制成 0.1% 的混悬液）、生理盐水。

3. 装置和器材：生物信号采集与处理系统、小动物呼吸机、心电图导联线、电子秤、鼠手术台、注射器、手术器械、塑料管等。

【实验方法】

1. 动物分组：大鼠称重编号，随机分为对照组与给药组，每组 5 只。

2. 给药：给药组以 10 mg/kg 硫酸奎尼丁灌胃（0.1%，1 mL/100 g），对照组以等容量生理盐水灌胃。

3. 冠状动脉结扎致缺血再灌注心律失常及药物疗效观察：腹腔注射 20% 乌拉坦 0.6 mL/100 g 麻醉，麻醉成功后将其仰卧保定于鼠手术台上。分离颈动脉并插管监测血压，切开气管接小动物呼吸机供开胸后进行人工呼吸。大鼠四肢皮下向心方向插入心电图导联线，记录标准肢体 Ⅱ 导联心电图。在左侧第 5 肋间处切开胸壁并沿胸骨左缘 2 mm 处断第 4 和第 5 肋骨，剪开心包膜。用 0/4 丝线连同一直径为 1.4 mm 塑料管结扎于冠状动脉前降支起始部，造成心肌缺血。15 min 后，剪断结扎丝线取出塑料管，恢复冠状动脉血流。通常再灌注后 15 min 内心律失常发生率最高。观察两组大鼠有无心律失常发生，记录在表 13–6 中。

4. 统计全班所有大鼠心肌缺血再灌注后出现病理性 Q 波、室性期前收缩、室性心动过速的动物数，统计心律失常发生率，记录在表 13–7 中。

表 13–6　奎尼丁对冠状动脉结扎大鼠缺血再灌注心律失常的影响

麻醉药：＿＿＿＿＿＿＿＿＿

	编号	体质量（g）	麻醉药用量（mL）	给药量（mL）	有无心律失常发生
对照组	1			生理盐水，＿＿＿	
	2			生理盐水，＿＿＿	
	3			生理盐水，＿＿＿	
	4			生理盐水，＿＿＿	
	5			生理盐水，＿＿＿	
	$\bar{x} \pm s$		—	—	—
给药组	6			奎尼丁，＿＿＿	
	7			奎尼丁，＿＿＿	
	8			奎尼丁，＿＿＿	
	9			奎尼丁，＿＿＿	
	10			奎尼丁，＿＿＿	
	$\bar{x} \pm s$		—	—	—

表 13-7　奎尼丁对冠状动脉结扎大鼠缺血再灌注心律失常发生率的影响

组别	药物及剂量（mg/kg）	动物数	发生心律失常动物数	χ^2 值	P 值
对照组	—				
给药组					

【注意事项】

1. 大鼠冠状动脉结扎的部位应保持一致。

2. 个别动物结扎冠状动脉后心电图无改变需剔除。

【讨论与思考】

1. 心肌缺血再灌注对心脏功能有何影响？

2. 心肌缺血再灌注损伤诱发心律失常的机制是什么？

📧 知识拓展　利多卡因的历史

（西安交通大学　史小莲　朱延河）

实验 5　急性右心衰竭及治疗

【案例导入】

男性，82 岁。食欲不振、便秘、腹痛，伴双下肢肿胀、走路困难 1 周。有急性右心室梗死、三尖瓣关闭不全病史，未行换瓣治疗。查体：T 36.6℃，P 96 次 /min，BP 180/110 mmHg。唇面部发绀，颈静脉怒张，肝 – 颈静脉回流征（+）。肝于肋缘下 1 cm 可触及，双下肢水肿。实验室检查：血清心肌酶增高、白细胞增多、中性粒细胞增高、血沉加快。心脏超声提示：右心室肥厚，下壁供血不足。临床诊断：急性右心衰竭，高血压 3 级，急性右心室梗死。

【临床到基础】

1. 急性右心衰竭的病因及临床表现是什么？

2. 急性右心衰竭如何治疗？

3. 如何建立急性右心衰竭的动物模型？

【实验目的】

1. 掌握：急性右心衰竭动物模型的建立方法。

2. 了解：右心衰竭的发病机制及病理生理变化过程。

【实验原理】

心力衰竭（heart failure）可分为左心衰竭、右心衰竭和全心衰竭。左心衰竭由左心室代偿功能不全所致，以肺循环淤血为特征。右心衰竭主要见于肺源性心脏病及某些先天性心脏病，以体循环淤血为特征。左、右心室同时或先后发生衰竭称为全心衰竭。引起心力衰竭的基本病因是原发性的心肌舒缩功能障碍与心脏负荷（前负荷与后负荷）过度。其中，前负荷指心脏舒张时所承受的容量负荷，而后负荷指心脏收缩时所承受的压力负荷。

右心衰竭是由于右心室负荷过重，不能将体循环回流的血液充分输送至肺循环，临床上以体循环淤血、静脉压升高、下肢甚至全身性水肿为主要表现。本实验通过静脉注射液状石蜡，造成急性肺小血管栓塞，导致右心后负荷增加，再大量快速输注生理盐水，增加右心前负荷。短时间内右心前、后负荷过度增加,造成右心室收缩/舒张功能障碍,导致急性右心衰竭。心力衰竭的发生机制是心肌 Ca^{2+} 转运异常造成的心肌兴奋收缩耦联障碍。强心苷类药物通过抑制 Na^+–K^+–ATP 酶,增加心肌细胞内 Ca^{2+} 浓度,从而发挥正性肌力作用,有效治疗心力衰竭。毒毛旋花子苷 K 为短效、速效强心苷类药物,静脉注射 5~10 min 即可起效。

【实验材料】

1. 动物:家兔,体质量 2.0~2.5 kg。

2. 试剂和药品:20% 乌拉坦、0.3% 肝素生理盐水、0.025% 毒毛旋花子苷 K、生理盐水、液状石蜡。

3. 装置和器材:生物信号采集与处理系统、电子秤、恒温水浴箱、兔手术台、压力换能器、输液泵、动物呼吸机、静脉插管、输液装置、动脉插管、气管插管、手术器械、动脉夹等。

【实验方法】

1. 称重、麻醉:取家兔 1 只,称重后经耳缘静脉注射 20% 乌拉坦 5 mL/kg,麻醉成功后将其仰卧位保定于兔手术台上。

2. 手术:颈部备皮,在颈部正中从甲状软骨向下做一 5~6 cm 长纵行切口,依次分离皮下筋膜、肌肉,暴露气管。在甲状软骨下 1~2 cm 处,做倒 "T" 形剪口,插入气管插管并固定。气管插管与动物呼吸机相连,调节潮气量为 10 mL/kg,呼吸频率为 30 次/min,呼吸时程比为 1.25:1。

3. 颈静脉插管与颈总动脉插管

(1)右侧颈静脉插管:分离右侧颈静脉 2~3 cm,近心端用动脉夹夹闭,远心端用丝线结扎。用眼科剪在距远心端结扎处约 0.5 cm 以 45° 角在静脉壁剪口,将充满肝素生理盐水的静脉插管向心方向插入至右心房附近,插管通过三通阀连接输液装置及输液泵以备给药,三通阀另一端连接压力换能器,测定中心静脉压。

(2)左侧颈总动脉插管:分离出左侧颈总动脉 2~3 cm,远心端用丝线结扎,近心端用动脉夹夹闭。用眼科剪在距远心端结扎处约 0.5 cm 以 45° 角在动脉壁剪口,将充满肝素生理盐水的动脉插管向心方向插入,丝线结扎牢靠,防止插管滑脱。连接压力换能器,记录血压变化。

4. 正常指标记录:待家兔状态稳定 5~10 min 后,记录以下数据作为前对照:呼吸(R)、血压(BP)、心率(HR)和中心静脉压(CVP)。

5. 造模:耳缘静脉以 0.2 mL/min 的速度缓慢注射 37℃ 液状石蜡 1 mL(石蜡用量不超过 0.5 mL/kg),待 BP 明显下降或 CVP 明显上升,即停止注射。血压稳定后,以 100~120 滴/min 的速度由静脉插管输入生理盐水,每 10 min 观察记录一次各项指标,至 BP 明显下降或 CVP 明显上升,或肝–颈静脉回流征阳性,即停止输液。

6. 观察项目:做好记录填写在表 13–8 中。

表 13–8 毒毛旋花子苷 K 对家兔急性右心衰竭的治疗作用

家兔体质量:_____kg　　　　麻醉药:_____　　　　麻醉药用量:_____mL

	正常状态	注射液状石蜡	注射生理盐水	注射毒毛旋花子苷 K		
				5 min	10 min	15 min
呼吸频率(次/min)						
血压(mmHg)						
心率(次/min)						
中心静脉压(cmH_2O)						

（1）注射 1 mL 液状石蜡后,观察上述指标的改变。

（2）以 100～120 滴 /min 的速度输入生理盐水,每隔 10 min 观察上述指标的改变。

（3）静脉缓慢注射 0.025% 毒毛旋花子苷 K（0.25 mg/kg）后,每隔 5 min,观察上述指标的改变。

【注意事项】

1. 液状石蜡使用前需温水加热至 37℃。

2. 注射液状石蜡必须适量缓慢输入,出现某一指标（尤其血压）显著变化,应立即停止注射。

3. 颈静脉壁薄,易损伤,钝性分离彻底后才可插入静脉插管。

【讨论与思考】

1. 本实验涉及哪些类型的缺氧? 相应的发生机制是什么?

2. 为什么右心衰竭会出现中心静脉压升高?

❷ 知识拓展　时间就是心肌,时间就是生命

（厦门大学　魏　杰）

实验 6　强心苷对心力衰竭的作用

【案例导入】

男性,65 岁。头昏、心悸、胸部憋闷、不能平卧,咳嗽、咳痰、烦躁 2 天。冠心病史 6 年。查体:P 91 次 /min,BP 160/92 mmHg。无颈静脉怒张,双肺底部较多湿啰音,心尖部可闻及收缩期和（或）舒张期杂音。肝于肋下未触及,无双下肢水肿。实验室检查:血清电解质、心肌酶谱正常。心脏超声提示:左心室肥厚,下壁供血不足。临床诊断:急性左心衰竭,高血压,冠心病。

【临床到基础】

1. 急性左心衰竭的病因及临床表现是什么?

2. 如何建立急性心力衰竭动物模型?

3. 急性心力衰竭时左心室功能相关指标会发生什么变化?

【实验目的】

1. 掌握:急性心力衰竭动物模型的制备方法及左心室功能的评价。

2. 了解:维拉帕米诱导心力衰竭的机制及药物对心功能指标的影响。

【实验原理】

心力衰竭（heart failure）是各种原因引起心脏结构或功能的改变,导致心室充盈和（或）射血功能受损,心排血量不能满足机体组织代谢需要的病理生理过程。常用的心力衰竭动物模型建立方法包括:①加重前负荷,包括快速大量输液,二尖瓣、三尖瓣或主动脉瓣关闭不全,动静脉短路等;②加重后负荷,包括主动脉缩窄或狭窄、肺动脉缩窄或狭窄等;③冠状动脉缺血,如冠状动脉的结扎;④心室快速起搏;⑤心肌毒性及抑制药物,如阿霉素、普萘洛尔、戊巴比妥钠、维拉帕米等。

本实验采用 L 型钙通道阻滞剂维拉帕米（verapamil）建立家兔急性心力衰竭模型。维拉帕米诱导心力衰竭的机制是:①对心脏的抑制作用,即负性频率、负性传导及负性肌力作用,且为剂量依赖性;②扩张血管作用,即明显扩张外周血管,使外周阻力降低,平均动脉压下降。将心导管插入动物左心室,测量左心室血流动力学相关参数,是评价心功能变化的重要手段。常用的观测

146

指标包括:左心室收缩压(LVSP)、左心室舒张最低压(LVDP)、左心室舒张末压(LVEDP)、左心室内压最大变化速率($\pm$dp/dt$_{max}$)等(图 13-2)。

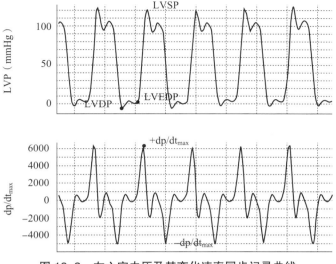

图 13-2　左心室内压及其变化速率同步记录曲线

强心苷是一类具有选择性强心作用的苷类化合物,可与心肌细胞膜上的强心苷受体 Na^+-K^+-ATP 酶结合并抑制其活性,使细胞内 Na^+ 量增加,进而通过 Na^+-Ca^{2+} 双向交换机制,最终导致心肌细胞内 Ca^{2+} 增加,心肌的收缩加强。

【实验材料】

1. 动物:家兔,体质量 2.0 ~ 2.5 kg。

2. 试剂和药品:20% 乌拉坦、0.3% 肝素生理盐水、生理盐水、0.01% 肾上腺素、0.001% 异丙肾上腺素、0.02% 去乙酰毛花苷、维拉帕米。

3. 装置和器材:兔手术台、手术器械、压力换能器、气管插管、动脉插管、静脉插管、输液装置、左心室插管、动脉夹、注射器、生物信号采集与处理系统等。

【实验方法】

1. 称重、麻醉:取家兔 1 只,称重后经耳缘静脉注射 20% 乌拉坦 5 mL/kg,麻醉成功后将其仰卧位保定于兔手术台上。

2. 手术:分离左侧股动脉并插入动脉插管,记录动脉血压。打开生物信号采集与处理系统,在通道 1 显示动脉血压波形。家兔心电导联线连接于通道 4,记录标准肢体 II 导联心电图。分离出气管并插入气管插管。分离一侧颈静脉,建立静脉输液通路,输入 0.3% 肝素生理盐水 2 mL/kg,全身肝素化后实施心室插管。

3. 左心室插管:将右侧颈总动脉分离出 4 ~ 5 cm,用丝线结扎远心端,用动脉夹夹闭近心端。在颈总动脉靠近远心端结扎线处用眼科剪剪一小口,将充满肝素生理盐水的左心室插管插入。在生物信号采集与处理系统通道 2 显示右侧颈总动脉压力波形。一手捏住动脉切口处,一手将导管缓缓插入深处,当导管进入左心室时,可以观察到动脉血压的波形突然变为左心室内压的波形(图 13-2)。将左心室插管同颈总动脉固定。对左心室内压进行微分,显示于通道 3,得到左心室内压变化速率信号。

4. 正常指标记录:动物状态稳定 5 ~ 10 min 后,记录以下数据作为前对照:标准肢体 II 导联心电图、动脉收缩压（SBP）、左心室收缩压（LVSP）、左心室舒张末压（LVEDP）和左心室内压最大变化速率（+dp/dt_max）。

5. 造模：采用 0.25% 维拉帕米（原液稀释 10 倍）以每分钟 40 滴的速度经静脉通路输入，待 SBP、LVSP 下降后减慢速度，以每分钟 10 滴的速度持续输入，使 +dp/dt_max 下降 40%，并维持 30 min 以上。记录各项指标的变化。

6. 观察项目：经静脉输液通路给药，做好记录填写在表 13-9 中。

表 13-9 药物对维拉帕米致急性心力衰竭家兔左心室功能的影响

家兔体质量：_____kg　　　麻醉药：_____　　　麻醉药用量：_____mL

	造模前	造模后	去乙酰毛花苷	肾上腺素	异丙肾上腺素
动脉收缩压 SBP（mmHg）					
左心室收缩压 LVSP（mmHg）					
左心室舒张末压 LVEDP（mmHg）					
左心室内压最大变化速率 +dp/dt_max（mmHg/s）					

（1）静脉注射 0.02% 去乙酰毛花苷 0.1 mL/kg，观察上述指标的改变。
（2）静脉注射 0.01% 肾上腺素 0.2 mL/kg，观察上述指标的改变。
（3）静脉注射 0.001% 异丙肾上腺素 0.3 mL/kg，观察上述指标的改变。

【注意事项】

1. 插入左心室插管前应首先在体表粗略测量一下需要的心导管长度，插入插管时动作应轻柔，边插入边注意观察压力波形变化，避免将心脏刺穿或插管紧贴心脏内壁。

2. 判断动物是否出现心衰以造模前指标为对照，注意做好记录。

3. 维拉帕米开始给药速度可较快，待 SBP、LVSP 下降后要及时减慢速度并维持。

【讨论与思考】

1. 建立动物心力衰竭模型的方法有哪些？

2. 左心室功能测定的常用指标有哪些？急性心力衰竭时有何变化？

3. 经静脉注射去乙酰毛花苷后，心功能各指标有何改变？

🅔 **知识拓展 "中国心"**

（西安交通大学　胡　浩　李　帆）

实验 7　神经体液因素及药物对血压的影响

【案例导入】

男性，52 岁。间断头痛、心悸 2 周。高血压病史 2 年，不规律口服美托洛尔（倍他乐克）、替米沙坦治疗。近期饮食偏咸，经常熬夜加班工作，体型肥胖没有运动锻炼的习惯，嗜烟，偶饮酒。查体：

T 36.8℃,R 20 次 /min,P 82 次 /min,BP 170/110 mmHg。实验室检查：血清电解质、心肌酶谱正常。心电图提示：窦性心律，左室高电压。心脏超声提示：左室肥厚改变。临床诊断：原发性高血压 3 级（极高危）。

【临床到基础】

1. 高血压的危险因素有哪些？

2. 美托洛尔和替米沙坦的降压机制是什么？

3. 神经体液因素是如何调节血压的？

【实验目的】

1. 掌握：神经体液因素及药物对血压的影响。

2. 了解：家兔血压的三级波形。

【实验原理】

血压（blood pressure）是血管内流动的血液对单位面积血管壁的侧压力，正常血压的维持有 4 个基本条件：心血管系统有足够的血液充盈、正常的心脏泵血能力、外周阻力及主动脉和大动脉的弹性贮器作用。在正常生理情况下，人和高等动物的动脉血压是相对稳定的，这种相对稳定性是通过神经和体液因素的调节而实现的。

心脏受交感和迷走神经的双重支配，血管平滑肌主要受交感缩血管神经纤维支配。支配心脏的交感神经兴奋时，末梢释放去甲肾上腺素，主要激动心肌细胞膜上的 β_1 受体，使心率增快，心肌收缩力增强，从而使心输出量增加；支配心脏的迷走神经兴奋时，末梢释放乙酰胆碱，主要激活心肌细胞膜上的 M_2 受体，引起心率减慢，心肌收缩力减弱，使心输出量减少。交感缩血管神经末梢释放去甲肾上腺素，与 α 受体结合能力较强，主要效应是血管收缩，外周阻力增大，血压升高。心血管活动的神经调节是通过各种心血管反射（cardiovascular reflex）直接支配心肌和血管平滑肌活动完成，其中以颈动脉窦和主动脉弓压力感受性反射尤为重要。此反射既可使突然升高的血压下降，又可使突然降低的血压升高，对于维持正常生理情况下动脉血压的相对稳定起关键作用。

【实验材料】

1. 动物：家兔，体质量 2.0 ~ 2.5 kg。

2. 试剂和药品：20% 乌拉坦、0.3% 肝素生理盐水、0.01% 酒石酸去甲肾上腺素溶液、0.01% 盐酸肾上腺素溶液、0.001% 硫酸异丙肾上腺素溶液、1% 酚妥拉明溶液、0.1% 盐酸普萘洛尔溶液、0.01% 氯化乙酰胆碱溶液、0.01% 硫酸阿托品溶液。

3. 装置和器材：兔手术台、手术器械、气管插管、压力换能器、动脉插管、动脉夹、注射器、生物信号采集与处理系统等。

【实验方法】

1. 称重、麻醉：取家兔 1 只，称重后经耳缘静脉注射 20% 乌拉坦 5 mL/kg，麻醉成功后将其仰卧位保定于兔手术台上。

2. 气管插管：颈部备皮，在颈部正中从甲状软骨向下做一 5 ~ 6 cm 长纵行切口，依次分离皮下筋膜、肌肉，暴露气管。在甲状软骨下 1 ~ 2 cm 处，做倒 "T" 形剪口，插入气管插管并固定。

3. 动脉插管：分离左侧颈总动脉 3 ~ 4 cm，远心端用丝线结扎，近心端用动脉夹夹闭。用眼科剪在距远心端结扎处约 0.5 cm 以 45° 角在动脉壁剪口，将充满肝素生理盐水的动脉插管向心方向插入，丝线结扎牢靠，防止插管滑脱。连接压力换能器，记录血压曲线。仔细分离右侧减压神经和迷走神经,穿不同颜色丝线备用。

4. 正常指标记录:动物状态稳定 5~10 min 后,记录收缩压、舒张压、平均动脉压和心率。同时辨认血压波形的一级波、二级波和三级波:一级波是由心室舒缩活动所造成的血压波动,心室收缩时血压上升,心室舒张时血压下降,其频率与心率基本一致;二级波是由呼吸运动所引起的血压波动,吸气时血压先下降继而上升,呼气时血压先上升继而下降,其频率与呼吸频率一致;三级波不常出现,可能与心血管中枢紧张性活动的周期变化有关(图 13-3)。

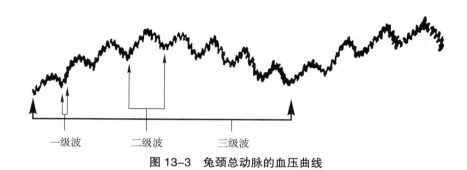

一级波　　　二级波　　　三级波

图 13-3　兔颈总动脉的血压曲线

5. 观察项目:做好记录填写在表 13-10 中。

(1) 牵拉颈总动脉:手持左侧颈总动脉远心端的结扎线,朝向心方向轻轻拉紧,然后做有节奏的往复牵拉(2~5 次 /s),持续 3~5 s,观察血压和心率变化。

表 13-10　神经体液因素对家兔血压的影响

家兔体质量:_____kg　　　麻醉药:_____　　　麻醉药用量:_____mL

	心率 (次 /min)	收缩压 (mmHg)	舒张压 (mmHg)	平均动脉压 (mmHg)
正常				
牵拉左侧颈总动脉				
夹闭右侧颈总动脉				
注射肾上腺素				
注射去甲肾上腺素				
注射异丙肾上腺素				
酚妥拉明 + 肾上腺素				
酚妥拉明 + 去甲肾上腺素				
普萘洛尔 + 肾上腺素				
普萘洛尔 + 异丙肾上腺素				
注射乙酰胆碱				
注射阿托品				
阿托品 + 乙酰胆碱				
刺激右侧迷走神经外周端				
刺激右侧减压神经				

（2）夹闭颈总动脉:用动脉夹夹闭右侧颈总动脉 10～15 s,观察血压和心率变化。在出现一段明显变化后,突然放开动脉夹,观察血压变化。

（3）观察肾上腺素受体激动剂对血压和心率的影响。

1）耳缘静脉注射 0.01% 肾上腺素 0.2 mL/kg,观察血压和心率变化。

2）耳缘静脉注射 0.01% 去甲肾上腺素 0.2 mL/kg,观察血压和心率变化。

3）耳缘静脉注射 0.001% 异丙肾上腺素 0.3 mL/kg,观察血压和心率变化。

（4）观察 α 肾上腺素受体阻断剂酚妥拉明对肾上腺素、去甲肾上腺素效应的影响。

1）耳缘静脉注射 1% 酚妥拉明 0.2 mL/kg,紧接着给予 0.01% 肾上腺素 0.2 mL/kg,观察血压和心率变化。

2）耳缘静脉注射 1% 酚妥拉明 0.2 mL/kg,紧接着给予 0.01% 去甲肾上腺素 0.2 mL/kg,观察血压和心率变化。

（5）观察 β 肾上腺素受体阻断剂普萘洛尔对肾上腺素、异丙甲肾上腺素效应的影响。

1）耳缘静脉注射 0.1% 普萘洛尔 0.3 mL/kg,紧接着给予 0.01% 肾上腺素 0.2 mL/kg,观察血压和心率变化。

2）耳缘静脉注射 0.1% 普萘洛尔 0.3 mL/kg,紧接着给予 0.001% 异丙肾上腺素 0.3 mL/kg,观察血压和心率变化。

（6）M 胆碱受体激动剂和阻断剂对血压和心率的影响。

1）耳缘静脉注射 0.01% 氯化乙酰胆碱 0.1 mL/kg,观察血压和心率变化。

2）耳缘静脉注射 0.01% 阿托品 0.1 mL/kg,观察血压和心率变化。

3）耳缘静脉注射 0.01% 阿托品 0.1 mL/kg,紧接着给予 0.01% 氯化乙酰胆碱 0.1 mL/kg,观察血压和心率变化。

（7）刺激右侧迷走神经外周端:待血压基本稳定后,双重结扎右侧迷走神经,并在两结扎线中间剪断迷走神经,用双极保护电极刺激迷走神经外周端,观察血压和心率变化,待血压变化明显时停止刺激。

（8）刺激右侧减压神经:待血压基本恢复正常后,电刺激完整的右侧减压神经,观察血压和心率变化。结扎并剪断减压神经,用中等强度电流刺激减压神经中枢端,观察心率和血压变化,待血压变化明显时停止刺激。

【注意事项】

1. 每观察一个项目,应待血压和心率基本恢复并稳定后,再进行下一个项目。

2. 每次静脉注射完药物后应立即推注 0.2～0.3 mL 肝素生理盐水,以防止药液残留在针头内及局部静脉中而影响下一种药物的效应。可由耳缘静脉给药,亦可做颈静脉插管给药。

3. 实验结束后,先用丝线结扎动脉近心端,然后再拔管。

【讨论与思考】

1. 夹闭一侧颈总动脉对血压有何影响? 为什么?

2. 刺激右侧迷走神经,血压有何变化? 为什么?

3. 注射肾上腺素和去甲肾上腺素对血压有何影响? 机制是什么?

🄔 知识拓展 血压计的发明

（山西医科大学 焦向英 王 瑾 李 洁）

实验 8 心肌缺血再灌注损伤及药物作用

【案例导入】

男性,53 岁。突发胸骨后闷痛,大汗 2 h。2 h 前出现胸骨后疼痛不适,呈压迫样,伴冷汗、恶心及低热,含服硝酸甘油未缓解。查体:P 70 次 /min,BP 118/64 mmHg。颈静脉未见怒张,双肺呼吸音粗,未闻及干、湿啰音。实验室检查:肌钙蛋白、肌酸激酶显著增高。心电图提示:前壁 V1–V5 ST 段弓背向上型抬高,Q 波形成,T 波倒置。临床诊断:急性前壁心肌梗死,冠心病。

【临床到基础】

1. 急性心肌缺血的临床表现有哪些什么?
2. 如何建立心肌缺血再灌注损伤动物模型?
3. 心肌缺血再灌注损伤时哪些指标会发生变化?

【实验目的】

1. 掌握:在体大鼠心肌缺血再灌注损伤模型的建立方法。
2. 了解:心肌缺血再灌注过程中心电图及心功能指标的改变。

【实验原理】

心肌缺血再灌注损伤(myocardial ischemia reperfusion injury)是指缺血心肌在恢复血液供应(即再灌注)后,缺血性损伤进一步加重的现象,是目前临床经皮冠状动脉介入术(PCI)、溶栓治疗、主动脉 – 冠状动脉旁路移植术等心脏介入治疗常见的严重并发症。心肌缺血再灌注损伤模型可以在整体动物、离体心脏、体外心肌细胞培养等不同水平上建立。常用的建模动物有大鼠、家兔、小型猪,可通过冠状动脉结扎术及松解术,造成冠状动脉闭塞和再通,引起心肌缺血再灌注损伤而建立在体模型。

本实验采用结扎大鼠左冠状动脉前降支(LAD)建立心肌缺血再灌注损伤模型。在体缺血再灌注过程中,由于心肌氧自由基大量增多、细胞内钙超载、心肌细胞能量代谢障碍、中性粒细胞激活与血管内皮细胞黏附等因素可引起再灌注性心律失常、心肌顿抑、心肌梗死范围增大、心肌形态学改变等。雷米普利为强效和长效血管紧张素转化酶抑制剂,缺血前使用,模拟缺血预适应,可对心肌产生保护作用。因其保护作用具有延迟性,需建模前 24 h 预处理。

【实验材料】

1. 动物:大鼠,雄性,体质量 200 ~ 250 g。
2. 试剂和药品:生理盐水、0.3% 肝素生理盐水、20% 乌拉坦、雷米普利、0.6% 台盼蓝溶液、1%TTC、10% 甲醛溶液。
3. 装置和器材:生物信号采集与处理系统、压力换能器、小动物呼吸机、电子天平、手术器械、动脉插管、气管插管等。

【实验方法】

1. 药物保护预处理:取大鼠 2 只,给药组大鼠于术前一天灌胃给予雷米普利 1 mg/kg,对照组大鼠给予等量生理盐水灌胃,给药容积均为 0.5 mL/100 g。24 h 后结扎 LAD 制备心肌缺血再灌注损伤模型。

2. 称重、麻醉:大鼠称重后腹腔注射 20% 乌拉坦 0.6 mL/100 g 麻醉,仰卧位保定于手术台上。

3. 手术:分离出气管并插入气管插管。分离左侧股动脉并插入动脉插管,监测动脉血压。

打开生物信号采集与处理系统,在通道 1 显示动脉血压波形。大鼠心电导联线连接于通道 2,记录标准肢体Ⅱ导联心电。

4. 制备模型:打开胸腔,连接呼吸机辅助呼吸。暴露心脏,以左冠状静脉为标志,从左心耳下缘 2 mm 水平进针,经冠状动脉左前降支下方,于肺动脉圆锥旁出针,术后稳定 15 min。将硅胶管置于手术线与血管之间,拉紧手术丝线以阻断 LAD 血流,缺血 30 min 后,松开丝线以恢复 LAD 血流,持续灌注 2 h,即可制备心肌缺血再灌注损伤模型。

心肌缺血标志:ST 段进行性抬高(图 13-4),左心室颜色发绀。

心肌再灌注标志:抬高的 ST 段逐步恢复,左心室颜色转红。

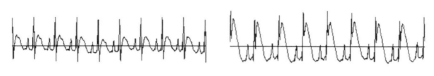

A. 缺血前 B. 缺血

图 13-4 大鼠心肌缺血损伤心电图变化

5. 观察项目

(1)观察心率(HR)、血压(BP)、ST 段抬高幅度,记录心律失常发生情况,包括室性期前收缩(VPC)、室性心动过速(VT)和心室颤动(VF)等各种室性心律失常(图 13-5)的发生次数,统计全班结果,计算其发生率,记录在表 13-11 中。

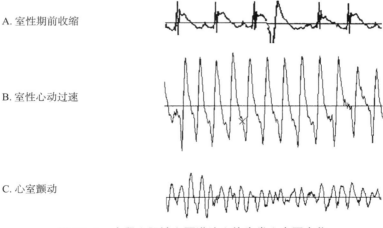

A. 室性期前收缩

B. 室性心动过速

C. 心室颤动

图 13-5 大鼠心肌缺血再灌注心律失常心电图变化

表 13-11 大鼠心肌缺血再灌注各类心律失常发生率

大鼠总数	VPC		VT		VF	
	次数	发生率	次数	发生率	次数	发生率
对照组						
雷米普利组						

（2）心肌梗死范围的测定：心肌再灌注 2 h 后立即结扎 LAD 阻断血流，由一侧股静脉注射 0.6% 台盼蓝溶液 2 mL。迅速剪下心脏，用预冷的生理盐水洗净残血和染料，置 −20℃冰箱 30 min 后取出。用锋利刀片沿心脏纵轴由心尖部至心脏底部将心脏依次切成 1 mm 厚的切片，可见蓝染组织为正常灌流区域，未着色组织为无血液灌流区，即为危险区（AAR）。分离出未着色的危险区组织置于 1%TTC 溶液中，37℃孵育 20 min。冲掉染料，砖红色组织为 AAR 内尚存活组织，灰白色组织为 AAR 内梗死心肌，即梗死区（IS）。分离的心肌组织置于 10% 甲醛溶液中固定 24 h 后将 IS 从 AAR 中分离，用天平精确称重，计算梗死区重量与危险区重量比值（IS/AAR），表示心肌梗死范围的大小，记录在表 13–12 中。

表 13–12　大鼠心肌缺血再灌注心肌梗死范围

	IS（mg）	AAR（mg）	IS/AAR
对照组			
雷米普利组			

【注意事项】
1. 股动脉插管使用前应预先充满肝素生理盐水。
2. 冠状动脉结扎部位要准确，结扎松紧度要适宜。
3. 严格控制心肌缺血时间。

【讨论与思考】
1. 心肌缺血再灌注过程中会出现的心律失常类型有哪些？
2. 心肌缺血再灌注损伤发生的机制有哪些？
3. 雷米普利对心肌缺血再灌注损伤的保护机制是什么？

🅔 知识拓展　"支起"生命的搏动

（天津医科大学　刘　奔　苑　博）

实验 9　高钾血症及其治疗

【案例导入】
女性，63 岁。全身乏力 1 周，加重 12 h。冠心病及糖尿病史 8 年。查体：T 37.1℃，R 24 次 /min，P 60 次 /min，BP 121/81 mmHg。神志清，精神差，慢性病面容。心音大致正常，双肺呼吸音清，腹软，双下肢不肿。实验室检查：血钾 7.1 mmol/L，血糖 8.6 mmol/L。心电图提示：QRS 波宽大畸形，心率 52 次 /min。临床诊断：高钾血症，糖尿病，冠心病。

【临床到基础】
1. 高钾血症的病因及临床表现是什么？
2. 高钾血症的心电图会发生什么变化？
3. 如何建立高钾血症动物模型？

【实验目的】
1. 掌握：高钾血症动物模型的制备方法。
2. 了解：高钾血症对心脏的影响及高钾血症的抢救治疗措施。

【实验原理】

人体内的 K^+ 是维持生命最重要的电解质之一。正常血清钾浓度 3.5 ~ 5.5 mmol/L。当血清钾浓度 >5.5 mmol/L 时，称为高钾血症（hyperkalemia）。高钾血症是临床上多种疾病所并发的一种常见病理生理过程，高钾血症临床症状常无特异性，易被原发疾病所掩盖，心电图是临床早期诊断高钾血症最有价值的检查。轻度升高的血钾水平（5.5 ~ 5.9 mmol/L）可能引起 T 波高尖；中度升高的血钾水平（6.0 ~ 7.0 mmol/L）通常导致 P-R 间期延长，P 波振幅降低或消失，QRS 波变宽或伴有传导阻滞，而严重高钾血症（> 7.0 mmol/L）则可能导致心室扑动、心室颤动和心搏停止。高钾血症对心脏的影响较为突出，可使心肌有效不应期缩短，自律性和收缩性下降，轻度高钾血症心肌兴奋性和传导性均增高，急性重度高钾血症可引起严重传导阻滞和兴奋性消失，而导致心搏停止。高钾血症的治疗可采用：①静脉注射 Na^+、Ca^{2+} 溶液以对抗高血钾的心肌毒性；②静脉注射或滴注胰岛素和葡萄糖溶液以促进 K^+ 进入细胞内；③限制钾的摄入；④促进钾的排出，使用阳离子交换树脂、利尿剂和透析疗法等。

本实验通过静脉滴注或腹腔注射不同浓度氯化钾，使血钾浓度短时间内快速升高造成急性高钾血症，通过心电图变化，了解高钾血症对心脏的影响及高钾血症的抢救治疗措施。

【实验材料】

1. 动物：家兔，体质量 2.0 ~ 2.5 kg（或大鼠，体质量 200 ~ 250 g）。

2. 试剂和药品：20% 乌拉坦、2% 和 10% 氯化钾溶液、10% 氯化钙溶液、5% 碳酸氢钠溶液、葡萄糖 – 胰岛素溶液（50% 葡萄糖 4 mL 加 1 U 胰岛素）、0.3% 肝素生理盐水溶液。

3. 装置和器材：兔手术台、手术器械、压力换能器、动脉插管、动脉夹、注射器、生物信号采集与处理系统、电解质分析仪等。

【实验方法】

1. 称重、麻醉：取家兔 1 只，称重后经耳缘静脉注射 20% 乌拉坦 5 mL/kg，麻醉成功后将其仰卧位保定于兔手术台上。

2. 颈总动脉插管：颈部备皮，分离颈总动脉并插管，用于采血测定血钾浓度。

3. 高钾血症家兔模型复制：从耳缘静脉滴注 2% 氯化钾溶液（15 ~ 20 滴 /min）复制家兔高钾血症模型。

4. 高钾血症大鼠模型复制：大鼠腹腔注射 20% 乌拉坦 0.6 mL/100 g，麻醉后将其仰卧保定于鼠手术台上。引导记录标准肢体 Ⅱ 导联心电图。一侧腹腔注射 10% 氯化钾溶液 0.4 mL/100 g，观察心电图波形变化，若 15 min 后心电图变化不明显，可再注射 10% 氯化钾溶液 0.1 mL，直至出现高钾血症心电图波形。

5. 观察项目

（1）用 1 mL 注射器取血 0.5 ~ 1 mL，用电解质分析仪测定实验前的血钾浓度。

（2）观察记录正常心电图：将针形电极分别插入家兔四肢踝部皮下，引导标准肢体 Ⅱ 导联心电。待图形稳定后，记录一段正常的心电图。

（3）观察记录出现高血钾时的血钾浓度与心电图：记录正常的心电图后，开始滴注 2% 氯化钾。当心电图波形出现 P 波低平增宽、QRS 波群压低变宽和 T 波高尖时，提示升高的血钾已影响心电活动，记录此时心电图特征，并取血 0.5 ~ 1 mL，测定此时的血钾浓度。

（4）观察记录高血钾经抢救治疗后的血钾浓度与心电图：当出现上述心电图波形改变后，立即停止滴注氯化钾，并迅速由另外一侧耳缘静脉推注已预先准备好的抢救药物（10% 氯化钙 2 mL/kg，或 5% 碳酸氢钠 4 mL/kg，或葡萄糖 – 胰岛素溶液 7 mL/kg）。抢救药物必须在尽可能短的时间内推注完(十几秒钟为宜),否则抢救效果不佳,心电图基本恢复正常作为抢救成功的标志。待心电图基本恢复正常后,再次取血,测定救治后的血钾浓度。做好记录填写在表13–13中。

大鼠高钾血症的治疗可在另一侧腹腔注射10%氯化钙溶液0.4 mL/100 g,5 min之后再腹腔注射5%碳酸氢钠溶液0.4 mL/100 g,观察心电图波形变化直到明显改善。

(5)心室颤动的观察:继续静脉推注10%氯化钾溶液8 mL/kg,并快速地由胸骨左缘第2、3肋骨处,剪断肋骨,打开胸腔,观察心脏的搏动状态,可用手触摸动物心脏以感受心室颤动和心脏停搏时的状态。此阶段可同时观察家兔心室扑动、心室颤动的心电图波形。

表13–13 高钾血症及其治疗

家兔体质量:_____kg　　　　麻醉药:_____　　　麻醉药用量:_____mL

	造模前	造模后	治疗后
血钾浓度(mmol/L)			
动物的呼吸			
心电图波形			

【注意事项】

1. 心电图的针形电极使用前要保持干燥、清洁,使用时要插入动物四肢踝部皮下,避免插入肌肉而出现肌电干扰。

2. 耳缘静脉输注氯化钾时注意控制输液速度,滴入太快易导致动物突然发生心室颤动而死亡。

3. 预先设计好抢救方案并准备好药物,实施抢救一定要及时。

【讨论与思考】

1. 建立动物高钾血症模型有哪些方法? 心电图有哪些典型特征?

2. 应用钙剂和钠盐解救高钾血症的原理是什么?

ℯ 知识拓展　大力推广心肺复苏

(皖南医学院 李 慧)

实验10 呼吸功能不全与酸碱平衡紊乱

【案例导入】

女性,73岁。乏力、气急伴咳嗽1周,呼吸困难3 h。查体:T 38.9℃,R 34次/min,P 140次/min,BP 95/67 mmHg。神志恍惚、问话不答,呼吸窘迫,口唇发绀,两肺呼吸音粗,可闻及痰鸣音。实验室检查:WBC 12.7×10^9/L,中性粒细胞81%,CRP 150 mg/L。血气分析:pH 7.36,PaO_2 48 mmHg,$PaCO_2$ 27.2 mmHg,SaO_2 85%,BE –5 mmol/L。CT提示:两肺炎症,右侧少量胸腔积液。临床诊断:急性呼吸窘迫综合征。

【临床到基础】

1. 急性呼吸衰竭的病因及临床表现是什么?

2. 如何建立急性呼吸衰竭动物模型?

3. 急性呼吸衰竭时机体会出现哪些类型的酸碱平衡紊乱？

【实验目的】

1. 掌握：呼吸功能不全动物模型的建立方法。

2. 了解：呼吸功能不全时呼吸及血气指标的变化。

【实验原理】

呼吸功能不全（respiratory insufficiency）是指由于外呼吸功能障碍，致使动脉血氧分压（PaO_2）降低，或伴有动脉血二氧化碳分压（$PaCO_2$）增高的病理过程。呼吸功能不全的发生主要是由通气障碍、气体弥散障碍及肺泡通气/血流比例失调引起的。呼吸衰竭（respiratory failure）是呼吸功能不全的严重阶段。当外呼吸功能严重障碍，以致机体在静息状态吸入空气时，PaO_2 低于 60 mmHg，或伴有 $PaCO_2$ 高于 50 mmHg，引起一系列临床表现的病理过程，称为呼吸衰竭。根据血气变化的特点分为 I 型和 II 型呼吸衰竭两种。本实验通过造成家兔气胸、肺水肿，复制由于气体弥散障碍及肺泡通气/血流比值失调引起的 I 型呼吸衰竭；通过造成家兔完全窒息，复制由于通气障碍引起的 II 型呼吸衰竭。

【实验材料】

1. 动物：家兔，体质量 2.0 ~ 2.5 kg。

2. 试剂和药品：1% 普鲁卡因溶液、0.3% 肝素生理盐水、生理盐水、10% 葡萄糖溶液（或油酸），20% 乌拉坦溶液。

3. 装置和器材：兔手术台、手术器械、压力换能器、张力换能器、气管插管、动脉插管、动脉夹、注射器、血气分析仪、生物信号采集与处理系统等。

【实验方法】

1. 称重、麻醉：取家兔 1 只，称重后经耳缘静脉注射 20% 乌拉坦 5 mL/kg，麻醉成功后将其仰卧位保定于兔手术台上。

2. 手术：分离气管行气管插管。分离左侧颈总动脉行动脉插管，记录动脉血压。分离左侧股动脉行动脉插管以备采血，做血气分析。在剑突处皮肤上用皮针引导 4 号缝合线穿过该处皮肤，与张力换能器连接记录动物的呼吸曲线。

3. 全身肝素化：从耳缘静脉注入 0.3% 肝素生理盐水 2 mL/kg。

4. 正常指标记录：动物状态稳定 10 min 后，记录呼吸（频率、幅度、呼吸音性质）、血压；用充有肝素的注射器从股动脉取血约 0.6 mL，将针头迅速插入橡皮块内，做血气指标分析（PaO_2、$PaCO_2$、pH、BE 值），以此作为前对照。

5. 制作模型：做好相关记录填写在表 13–14 中。

（1）复制阻塞性通气障碍模型：用弹簧夹或血管钳将 Y 形气管插管上端侧管橡皮管完全夹住，使动物处于完全窒息状态 30 s。观察呼吸、血压变化，并取血做血气分析。之后解除夹闭，待动物恢复正常。

（2）复制限制性通气障碍模型：

1）将连有水检压计的 16 号针头插入家兔右胸 4 ~ 5 肋间，检测正常胸腔负压值。

2）复制开放性气胸模型：将水检压计上的三通道旋转至于大气开放，观察呼吸及血压的变化，并取血做血气分析。

3）复制张力性气胸模型：从三通管与大气相通处向家兔胸腔注入 50 ~ 100 mL 空气，观察呼吸、血压变化，并取血做血气分析。

4）用 50 mL 注射器将胸腔内气体抽尽，使胸腔负压恢复。

表 13–14　家兔呼吸功能不全与酸碱平衡指标记录

指标	正常	阻塞性通气障碍		开放性气胸		张力性气胸		肺水肿	
		实验后	实验前	实验后	实验前	实验后	实验前	实验后	实验前
呼吸（次 /min）									
BP（mmHg）									
pH									
BE									
$PaCO_2$（kPa）									
PaO_2（kPa）									

（3）复制肺水肿模型：抬高手术台头端约 30° 角，保持气管于正中部位，用 2 mL 注射器吸取 10% 葡萄糖溶液 1 mL/kg，将针头插入气管插管分叉处，5 min 内缓慢匀速地将葡萄糖滴入气管内以造成渗透性肺水肿（或者由耳缘静脉注入油酸 0.8 mL/kg，复制急性肺损伤模型）。10 min 后放平兔台，观察呼吸及血压的变化，并取血做血气分析。

注射过量麻醉药处死动物，解剖观察肺部变化（有无泡沫液体流出），于气管插管处结扎气管，取出肺称重，计算肺体系数。正常家兔肺体系数为 4.2 ~ 5.0。

肺体系数 = 肺质量（g）/ 体质量（kg）

【注意事项】

1. 抽血所用的注射器要预先吸取少许肝素溶液排出空气，取血后立即将针头插上橡皮块，以隔绝空气。

2. 所取血样标本要立即送检。若不能立即送检则需放入 4℃冷藏，且标本搁置时间不宜超过 1 h。

3. 气胸后胸腔内空气一定要抽尽。

【讨论与思考】

1. 呼吸衰竭的发生机制是什么？

2. 肺水肿可能通过哪些机制引起呼吸衰竭？

3. 呼吸衰竭时可发生哪些类型的酸碱平衡紊乱？

🅔 知识拓展　体外膜肺氧合（ECMO）

（延安大学　李小记　高　枫）

数字课程学习

📖 扩展阅读资料　　📝 测试题

第十四章　拓展性实验

实验1　不同因素对呼吸及心血管活动的影响

【案例导入】

女性,40 岁。困倦、无力,入睡后憋醒 1 个月,加重 1 周。高血压病史 7 年,血压控制不佳,打鼾 10 年。查体:P 72 次/min,BP 170/110 mmHg。肥胖体型,咽腔明显狭窄。实验室检查:清醒时血气分析正常,睡眠呼吸暂停时血气:PaO_2 43 mmHg,SaO_2 75%,$PaCO_2$ 58 mmHg。完整多导睡眠图检查:鼾症指数为 106.4 次/h,呼吸暂停/低通气指数为 16.5 次/h,呼吸暂停/低通气发作最长持续 30 s。临床诊断:阻塞型呼吸睡眠暂停,高血压。

【临床到基础】

1. 阻塞型呼吸睡眠暂停的病因及临床表现是什么?

2. 阻塞型呼吸睡眠暂停患者血压升高的原因是什么?

3. 为什么持续气道正压通气是治疗阻塞型呼吸睡眠暂停的常用方法?

【实验目的】

1. 掌握:同步记录家兔呼吸流量和血压的方法。

2. 了解:机械通气、自主性过度通气和其他类型过度通气时心血管活动的改变。

【实验原理】

呼吸系统与循环系统的功能紧密相连,两者协同确保全身组织器官能够持续获得氧气并排出二氧化碳。机体内外环境的改变能够引起呼吸和循环系统通过神经和体液调节等方式发生适应性调整。在这些调节机制中,呼吸系统和循环系统共享了一些环节,如有效刺激、感受器、传入神经等,所以有些因素能够同时影响机体的呼吸和循环功能。临床上有些疾病看似呼吸系统疾病,但却表现为心血管功能的异常,例如阻塞型呼吸睡眠暂停。有的治疗直接影响肺通气,例如呼气末正压通气,但却是心脏病患者常用的治疗手段。这些都说明了存在调节呼吸和循环功能的共同因素,存在心肺功能的相互作用。

血液中 PO_2 下降、PCO_2 升高、H^+ 浓度过高时,可通过刺激位于颈动脉体和主动脉体的化学感受器,发挥兴奋血管运动中枢,引起血管收缩的效应,信息也可以传送到脑干呼吸控制中枢,调节呼吸运动的频率和幅度。肺牵张反射是保证呼吸运动有节律的机制之一,减压反射是调节血压相对稳定的机制之一,两种神经反射的传入神经最后都会并入迷走神经,所以电刺激迷走神经会影响呼吸和血压。而儿茶酚胺、抗利尿激素等缩血管物质在升高血压的同时,引发减压反射,迷走神经上传冲动增加,同时影响呼吸功能,所以在实验中可以观察到呼吸幅度的下降。本实验同时记录呼吸流量和动脉血压曲线,记录平均吸气量、呼吸频率、血压和心率等生理指标,以探索呼吸和循环系统的功能联系。

【实验材料】

1. 动物:家兔,体质量 2.0 ～ 2.5 kg。

2. 试剂和药品:20% 乌拉坦、1% 普鲁卡因、0.3% 肝素生理盐水、生理盐水、0.01% 肾上腺素、0.01% 去甲肾上腺素、垂体后叶素。

3. 装置和器材:兔手术台、手术器械、呼吸流量换能器、压力换能器、气管插管、动脉插管、动脉夹、注射器、盛有 CO_2 和 N_2 的球囊、保护电极、生物信号采集与处理系统等。

【实验方法】

1. 称重、麻醉:取家兔 1 只,称重后经耳缘静脉注射 20% 乌拉坦 5 mL/kg,麻醉成功后将其仰卧固定于兔手术台上。

2. 手术:分离出气管并插入气管插管,Y 形气管插管一端连接呼吸流量换能器,另一端连接 CO_2 球囊(球囊关闭,备用)。分离左颈总动脉并插入动脉插管,与血压换能器相连,同时分离双侧迷走神经备用。打开生物信号采集与处理系统,在通道 1 显示呼吸流量波形,通道 2 显示动脉血压波形(图 14-1)。

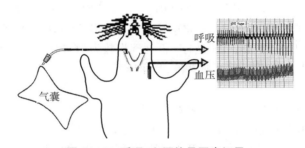

图 14-1　呼吸、血压信号同步记录

3. 正常指标记录:动物状态稳定 10 min 后,记录以下数据作为对照:平均吸气流量(mL/s)、呼吸频率(次 /min)、动脉收缩压(SBP)、动脉舒张压(DBP)、心率(次 /min)。

4. 观察项目:做好记录填写在表 14-1 中。

(1)观察正常呼吸流量曲线波形和血压波形。辨认呼吸曲线上波形的方向,向上的波形为呼气波,向下的波形为吸气波。观察血压的一级波、二级波和三级波,二级波与呼吸节律的对应关系。

(2)改变吸入气成分,观察对呼吸和心血管活动的影响:注意比较吸入高浓度 CO_2 和 N_2 所引发的呼吸兴奋和血压改变的不同之处。

1)观察 CO_2 对呼吸和心血管活动的影响,打开已经连接在 Y 形气管插管另一端的 CO_2 球囊开关,快速放出 CO_2 10 ～ 15 s,然后立即关闭开关,使家兔短期内吸入高浓度 CO_2,观察上述指标的改变。

2)观察 N_2 对呼吸和心血管活动的影响,更换连接在 Y 形气管插管另一端的球囊为 N_2 球囊,打开开关,快速放出 N_2 10 ～ 15 s 后立即关闭,观察上述指标的改变。注意比较吸入 N_2 时和关闭 N_2 球囊时,呼吸和心血管活动的改变。

(3)耳缘静脉注射血管活性物质,观察对心血管活动和呼吸的影响。

1)耳缘静脉注射 0.01% 肾上腺素 0.2 mL/kg,观察上述指标的改变。

2)耳缘静脉注射 0.01% 去甲肾上腺素 0.2 mL/kg,观察上述指标的改变。

3)耳缘静脉注射垂体后叶素 1 U/kg,观察上述指标的改变。

表 14-1　不同因素对家兔呼吸及心血管活动的影响

家兔体质量:_____kg　　　　麻醉药:_____　　　　麻醉药用量:_____mL

观察项目	平均吸气流量(mL/s)	呼吸频率(次/min)	SBP(mmHg)	DBP(mmHg)	心率(次/min)
正常时					
吸入 CO_2					
停止吸入 CO_2					
吸入 N_2					
停止吸入 N_2					
注射肾上腺素					
注射去甲肾上腺素					
注射垂体后叶素					
电刺激迷走神经(不切断)					
切断一侧迷走神经					
电刺激迷走神经中枢端					
电刺激迷走神经外周端					
剪断另一侧迷走神经					
再次注射垂体后叶素					

(4) 观察电刺激完整的迷走神经及分别刺激迷走神经中枢端和外周端时呼吸和心血管活动的变化,比较切断一侧和两侧迷走神经对呼吸及心血管活动的影响。电刺激参数:连续电脉冲, 2~5 V, 10~20 Hz,持续 6~10 s。

1) 不剪断迷走神经,电刺激迷走神经,观察上述指标的改变。

2) 切断一侧迷走神经,观察上述指标的改变。

3) 电刺激切断侧迷走神经中枢端,观察上述指标的改变。

4) 电刺激切断侧迷走神经外周端,观察上述指标的改变。

5) 切断另一侧迷走神经,观察上述指标的改变。

(5) 在双侧迷走神经切断后,再次耳缘静脉注射垂体后叶素 1 U/kg,观察迷走神经在垂体后叶素影响呼吸和心血管活动中的作用。

【注意事项】

1. 本实验为定量实验,因此在实验开始前换能器需要定标调零。

2. 每一个观察项均应有正常的呼吸、血压曲线作为对照。即每完成一个实验项目,应待呼吸与血压曲线基本恢复后,再进行下一个实验项目。

【讨论与思考】

1. 短期吸入高浓度的 CO_2 或 N_2 对呼吸的影响有何差别? 机制如何? 两者对心血管活动的影响一致吗? 为什么?

2. 机械通气能够减轻患者左室后负荷、减轻肺水肿的原因是什么?

3. 肾上腺素、去甲肾上腺素、垂体后叶素在升高血压的同时对呼吸是否有影响？电刺激迷走神经对呼吸和心血管活动有何影响？

知识拓展　人是一个整体

（同济大学　张介平）

实验 2　急性肝衰竭

【案例导入】

男性,50 岁。半月前出现肝区疼痛、烦躁、大喊大叫,3 天前呕出大量暗红色血块。既往慢性肝炎史。查体:T 38.0℃,P 110 次/min,BP 80/50 mmHg。重病面容,面色萎黄,巩膜、皮肤黄染,面部及上胸部可见蜘蛛痣,腹部胀满,有明显移动性浊音,双下肢凹陷性水肿。实验室检查:RBC 3×10^{12}/L,Hb 90 g/L,WBC 9.6×10^{9}/L,PLT 61×10^{9}/L,HBsAg(+),白蛋白 14.4 g/L,球蛋白 39.6 g/L,胆红素 51 μmol/L,血氨 123 μmol/L,K^+ 4 mmol/L,Cl^- 103 mmol/L,NPN 88.5 mg/dl。临床诊断:慢性肝炎,肝硬化,肝性脑病。

【临床到基础】

1. 患者的血氨浓度为何会升高？

2. 患者为何会出现昏迷？

3. 如何建立急性肝衰竭动物模型？

【实验目的】

1. 掌握:急性肝衰竭动物模型的制备方法及血氨升高在肝性脑病发病机制中的作用。

2. 了解:肝性脑病的治疗。

【实验原理】

各种致肝损伤的因素可损害肝细胞,使其合成、降解、解毒、贮存、分泌及免疫功能障碍,机体可出现黄疸、出血、感染、肾功能障碍及肝性脑病等临床综合征,称为肝功能不全(hepatic insufficiency)。肝功能不全晚期一般称为肝衰竭(hepatic failure),主要临床表现为肝性脑病及肝肾综合征。根据病情经过,常分为急性和慢性肝衰竭。常用的急性肝衰竭动物模型建立方法包括:①药物中毒性肝损伤模型,包括四氯化碳、D–半乳糖、甲基亚硝胺、对乙酰氨基酚等肝毒性药物;②酒精性肝损伤动物模型,摄入大量酒精;③手术肝损伤动物模型,部分肝切除、全肝切除等;④免疫学方法诱发肝损伤模型,包括异种血清、刀豆蛋白等。

本实验采用部分肝切除手术复制急性肝衰竭模型,并在此基础上通过十二指肠输入 NH_4Cl 溶液,进一步复制肝性脑病动物模型。其发生机制为肝功能严重障碍时,一方面由于三磷酸腺苷(ATP)不足、鸟氨酸循环系统酶活性降低及鸟氨酸循环底物缺失导致鸟氨酸循环障碍,血氨清除不足,这是肝性脑病血氨增高的主要原因。另一方面,严重肝功能障碍,门脉血流受阻,肠道细菌活跃,氨基酸氧化酶分解氨基酸产氨增多,尿素酶分解尿素产氨增加,如果伴有上消化道出血,肠道产氨进一步增加,这是氨生成增加的主要因素。这部分氨还可经门体分流直接进入体循环,通过血脑屏障进入脑组织,影响神经递质的传递,干扰脑能量代谢,引起脑功能障碍。

【实验材料】

1. 动物:家兔,体质量 2.0 ~ 2.5 kg。

2. 试剂和药品:20% 乌拉坦、2.5% 复方 NH_4Cl 溶液、2.5% 复方谷氨酸钠溶液、乳果糖、0.3%

肝素生理盐水、生理盐水、血氨试剂盒。

3. 装置和器材：兔手术台、手术器械、压力换能器、呼吸换能器、气管插管、动脉插管、动脉夹、注射器、分光光度计、离心机、水浴锅、生物信号采集与处理系统等。

【实验方法】

1. 称重、麻醉：取家兔称重后经耳缘静脉注射 20% 乌拉坦 5 mL/kg，麻醉成功后将其仰卧保定于兔手术台上。

2. 手术

（1）剪去颈部被毛，在颈部正中从甲状软骨水平至胸骨上缘做一长 5~6 cm 的纵行切口，分离气管做气管插管，气管插管一端与呼吸换能器相连。

（2）分离一侧的颈总动脉，行颈总动脉插管。根据实验需要，必要时松开动脉夹取血。

（3）肝大部分结扎切除术：剪去上腹部正中线附近的被毛，从胸骨剑突下沿腹部正中线做一长约 6 cm 切口，打开腹腔，暴露肝，剪断肝与膈肌之间的镰状韧带，再将肝叶上翻，剥离肝胃韧带，使肝叶完全游离。辨明肝各叶，用粗棉线沿肝左外叶、左中叶、右中叶和方形叶的根部围绕一周并进行结扎，若结扎成功，被结扎肝叶会迅速变为暗褐色。亦可待上述肝叶变成暗褐色后用组织剪逐叶剪除。

（4）十二指肠插管：沿胃幽门找出十二指肠，将细塑料管向下插入十二指肠内，作荷包缝合固定，再以皮钳对合夹住腹壁切口，关闭腹腔。

3. 观察项目：观察并记录家兔一般情况、呼吸、角膜反射、瞳孔大小及神经肌肉的兴奋性等情况，以是否出现肌肉痉挛、抽搐及强直为观察指标，并记录出现相应症状所需的 NH_4Cl 用量及时间，测定血氨浓度。分为对照组、肝衰竭模型组和治疗组观察。做好记录填写在表 14-2 中。

（1）对照组

1）对照 1：肝叶假切除，肠腔推注复方 NH_4Cl 溶液，除肝叶不结扎切除外，其余操作与造模家兔相同。

2）对照 2：肝叶大部分结扎切除，并肠腔推注生理盐水，其余操作与造模家兔相同。

（2）肝衰竭模型组

1）肝大部结扎切除并每隔 5 min 向十二指肠肠腔内快速推注复方 NH_4Cl 溶液 5 mL。观察各项指标的变化，记录家兔从用药开始至出现相应症状所需时间和复方 NH_4Cl 溶液用量，取血 5 mL 测定血氨浓度。

表 14-2 家兔急性肝功能衰竭指标变化

	对照 1	对照 2	模型	治疗 1	治疗 2
呼吸幅度					
呼吸频率					
角膜反射					
肌张力					
对疼痛刺激的反应					
氯化铵的用量					
出现大抽搐的时间					
血氨浓度					

2）继续推注复方 NH_4Cl 溶液直至出现全身性抽搐时,停止注射。立刻取血测定血氨浓度并观察其他指标变化,记录所用复方 NH_4Cl 溶液用量。

（3）治疗组

1）治疗 1:肝大部结扎切除并肠腔推注复方 NH_4Cl 溶液,当家兔出现相应症状后,静脉注射复方谷氨酸钠溶液或肠腔推注乳果糖治疗,观察并记录治疗后症状有无缓解,取血测定血氨浓度并记录其他指标。

2）治疗 2:肝大部结扎切除并肠腔推注复方 NH_4Cl 溶液,静脉注射生理盐水,其余操作与治疗 1 家兔相同。

𝑒 知识拓展　血氨测定 (波氏反应直接显示法)

【注意事项】

1. 游离肝动作轻柔,避免肝破裂出血,结扎线应位于根部,切除肝时一定要在结扎线以上,以免引起大出血。

2. 剪切镰状韧带时不要刺破膈肌,剥离肝胃韧带时勿弄破周围大血管。

3. 十二指肠插管不要插向胃的方向,氯化铵溶液切勿注入腹腔。

【讨论与思考】

1. 血氨升高为何会引起肝性脑病?

2. 本实验中哪只家兔的血氨会升高? 为什么?

3. 给予复方谷氨酸钠或乳果糖,家兔会发生什么变化?

𝑒 知识拓展　7.28 世界肝炎日

（吉林大学　李洪岩　康劲松　石河子大学　赵　磊　张忠双）

实验 3　水肿形成及利尿药作用

【案例导入】

男性,54 岁。间断性下肢水肿 2 年,腹围增大 10 天。查体:T 36.2℃,R 21 次 /min,P 84 次 /min,BP 175/99 mmHg。腹部明显膨隆,未见腹壁静脉曲张,无压痛、反跳痛及肌紧张,移动性浊音阳性。双下肢凹陷性水肿。腹部超声提示:肝大,脾大,腹腔积液 7.6 cm。腹部 CT 提示:大量腹水,下腔静脉狭窄,主动脉硬化。下腔静脉造影提示:下腔静脉狭窄。临床诊断:布 – 加综合征,下腔静脉狭窄,高血压。

【临床到基础】

1. 什么是布 – 加综合征? 临床主要表现是什么?

2. 如何建立下腔静脉阻塞的动物模型?

3. 下腔静脉阻塞后为何会导致水肿?

【实验目的】

1. 掌握:通过阻断下腔静脉回流复制腹腔积液模型的方法。

2. 了解:利尿药消除水肿的作用效果、强度及临床应用。

【实验原理】

水肿(edema)是指过多液体在组织间隙或体腔中积聚的一种病理过程。体腔内液体积聚称为积液或积水,如心包积液、脑积水、腹水等。水肿的发病机制包括血管内外液体交换平衡失调

(组织液生成大于回流)及体内外液体交换平衡失调(钠水潴留)两大机制。血管内外液体交换失衡主要由于毛细血管流体静压增高、血浆胶体渗透压降低、毛细血管壁通透性增高、淋巴回流受阻。体内外液体交换失衡是全身性水肿的重要发病机制,肾是维持体内外水钠平衡的基本脏器。因此,引起钠水潴留的机制在于肾的水钠排泄功能受阻,其基本发病环节是肾小球滤过率(GFR)降低和(或)肾小管重吸收钠水增多。

呋塞米(furosemide,速尿)通过抑制肾脏髓袢升支粗段肾小管细胞膜上的 Na^+–K^+–$2Cl^-$ 共同转运体的功能,使小管液中的 Na^+、Cl^- 浓度升高,而髓质间液 Na^+、Cl^- 浓度降低,肾浓缩功能下降,因而排出大量近于等渗的尿液,产生强大的利尿作用。临床上常用于治疗各种严重的水肿。高渗葡萄糖(hypertonic glucose)溶液静脉注射给药后,可迅速提高血浆渗透压,使组织间液向血浆转移而产生组织脱水作用,也明显增加循环血容量和肾小球滤过率;还使水和部分离子在肾小管的重吸收减少,排出量增多,产生渗透性利尿。本实验通过夹闭家兔下腔静脉,阻断静脉回流使体循环静脉压明显增高,并辅以快速输入大量生理盐水,使血浆胶体渗透压下降、血容量明显增加而复制腹水模型。

【实验材料】

1. 动物:家兔,体质量 2.0 ~ 2.5 kg。

2. 试剂和药品:20% 乌拉坦、盐酸普鲁卡因溶液、0.3% 肝素生理盐水、生理盐水、1% 呋塞米、50% 葡萄糖溶液。

3. 装置和器材:呼吸机、生物信号采集与处理系统、兔手术台、动脉夹、静脉插管、带针头塑料管、静脉输液装置、计滴器、手术器械、导尿管、注射器等。

【实验方法】

1. 称重、麻醉:取家兔称重后经耳缘静脉注射 20% 乌拉坦 5 mL/kg,麻醉成功后将其仰卧位保定于兔手术台上。

2. 气管插管:颈部备皮,在颈部正中从甲状软骨向下做一 5 ~ 6 cm 长纵行切口,依次分离皮下筋膜、肌肉,暴露气管。在甲状软骨下 1 ~ 2 cm 处,做倒 "T" 形剪口,插入气管插管并固定。将气管插管连接到呼吸机上,设置呼吸机参数(呼:吸 = 2:1,呼吸频率约为 25 次 /min,潮气量为 10 mL/kg)。

3. 颈静脉插管:分离颈静脉 2 ~ 3 cm,近心端用动脉夹夹闭,远心端用丝线结扎。用眼科剪在距远心端结扎处约 0.5 cm 以 45° 角在静脉壁剪口,将充满肝素生理盐水的静脉插管向心方向插入,丝线结扎。缓慢输入生理盐水(5 ~ 10 滴 /min),以保持静脉通畅。

4. 尿道插管:于尿道口滴入 2 ~ 3 滴盐酸普鲁卡因溶液,导尿管头端涂少量液状石蜡。将导尿管经尿道口插入膀胱,见尿液流出后再推进 2 cm,使插入总长度为 10 ~ 12 cm。

5. 阻断下腔静脉回流:右侧胸壁备皮,沿胸骨右缘做长度为 6 ~ 7 cm 的纵行切口,钝性分离骨骼肌,暴露第 7、8、9 肋骨。用一把大止血钳靠紧胸骨右缘平行地自第 9 或第 10 肋间隙插入,从第 6 或第 7 肋间隙穿出并夹紧止血钳。再用同法平行夹上另一把大止血钳(注意:两把止血钳的间距应尽可能大,保证手术视野,便于看到并夹闭下腔静脉)。用粗剪从两止血钳间剪断相应肋骨并剔除附着的肋骨残端,打开右侧胸腔,找到下腔静脉,用止血钳(止血钳头部套塑料管或胶布)完全夹闭下腔静脉,关闭胸腔。

6. 快速静脉输入生理盐水:调节静脉滴注速度至 120 滴 /min 左右,记录输液瓶中液面刻度并计时。在液体输入过程中,注意观察家兔腹部有无变化(与夹闭下腔静脉前比较)。当液体输入约 300 mL(输液约 60 min)时,可见家兔腹部明显膨隆。停止输液,打开腹腔,观察有无腹水(颜色及量),肝外观(体积、颜色、边缘及表面)有无改变。

7. 观察项目:腹水模型复制成功后,用注射器吸出腹腔积液并记录腹水量后,各实验组家兔分别给予以下不同处理,10~15 min 后记录家兔 5 min 尿量、5 min 腹水量,并观察肝外观。实验结束比较各组家兔观察指标的差异,将结果填在表 14–4 中。

(1)第一组:解除下腔静脉夹闭,并静脉注射 1% 呋塞米 1.0 mL/kg。

(2)第二组:解除下腔静脉夹闭,但不给 1% 呋塞米。

(3)第三组:持续下腔静脉夹闭,给予 1% 呋塞米 1.0 mL/kg。

(4)第四组:解除下腔静脉夹闭,给予 50% 葡萄糖溶液 10 mL/kg。

表 14–4　不同处理方式对家兔尿量和水肿体征的影响

分组	体质量 (kg)	处理及药物	药物剂量 (mL/kg)	尿量 (mL/5 min)	肝脏改变	腹水 (mL/5 min)
第一组		解除下腔静脉夹闭,给予 1% 呋塞米				
第二组		解除下腔静脉夹闭,不给予 1% 呋塞米				
第三组		持续下腔静脉夹闭,给予 1% 呋塞米				
第四组		解除下腔静脉夹闭,给予 50% 葡萄糖				

【注意事项】

1. 开胸前,两把止血钳必须平行夹闭肋骨,否则会发生不必要的肋间血管出血。

2. 下腔静脉位于右心后面,较粗,深蓝色。寻找下腔静脉需要手术灯光源充分照射手术视野。

3. 家兔输入生理盐水的总量有个体差异,一般为 300~500 mL。

【讨论与思考】

1. 腹水形成的机制是什么?

2. 本实验在夹闭下腔静脉后快速输入大量生理盐水的目的是什么?

3. 本实验中为何要使用利尿药?

🌐 知识拓展　布 – 加综合征

（甘肃医学院　石爱民　高　蓉）

实验 4　血管内外和体内外液体交换平衡失调

【案例导入】

女性,81 岁。胸部憋闷、四肢水肿 5 天,加重 2 天。于 5 天前无明显诱因出现胸闷、憋气,伴乏力,腰部酸痛,咳嗽、咳痰困难,伴双手、双下肢水肿,2 天前憋气加重、不能平卧。有冠心病、高血压、糖尿病、肺栓塞病史。查体:神志清,双肺呼吸音粗,可闻及干、湿性啰音,P 85 次 /min,

BP 154/93 mmHg,双下肢水肿,颈静脉怒张。实验室检查:D 二聚体 2 600 ng/mL,肌红蛋白 347 ng/mL,B 型脑利尿钠肽 3 030 pg/mL,尿素氮 12.10 mmol/L,肌酐 144.96 μmol/L。临床诊断:急性右心衰竭,高血压,急性肾炎。

【临床到基础】

1. 心源性水肿的临床表现及病理生理过程是什么?

2. 肾源性水肿与心源性水肿有何区别?

3. 肝功能障碍、血清白蛋白降低对水肿有何影响?

【实验目的】

1. 掌握:蟾蜍灌流标本和蟾蜍水肿模型的制备方法。

2. 了解:血浆晶体渗透压、胶体渗透压、毛细血管内压及微血管壁通透性的改变对水肿形成的影响。

【实验原理】

引起水肿(edema)的机制包括血管内外液体交换平衡失调和体内外液体交换平衡失调两个因素。有效滤过压、血管壁通透性的改变可影响组织液的生成和重吸收,淋巴与静脉回流障碍可导致液体在组织间隙内积聚。采用血管灌注等渗、高渗晶体溶液或中分子右旋糖酐,或者改变灌流高度增加毛细血管内流体静压、静脉滴注组胺等方法,通过体质量的增减变化,可以判定血管内外液体交换平衡与组织液生成情况。本实验利用离体蟾蜍背主动脉后肢标本,观察血管内压、血浆晶体渗透压及胶体渗透压改变对水肿形成的影响。

【实验材料】

1. 动物:蟾蜍或牛蛙。

2. 试剂和药品:0.3% 肝素溶液、3.65% 葡萄糖溶液、25% 葡萄糖溶液、6% 中分子右旋糖酐、0.1% 组胺葡萄糖溶液。

3. 装置与器材:生物信号采集与处理系统、张力换能器、蛙后肢灌流装置、动脉插管、蛙后肢固定卡、蛙板、手术器械、注射器等。

【实验方法】

1. 安装蟾蜍动、静脉灌流装置:将 4 套 100 mL 输液装置悬挂在输液架上,向输液瓶中分别加入 3.65% 葡萄糖溶液(等渗液)、25% 葡萄糖溶液、6% 中分子右旋糖酐(等渗液)、0.1% 组胺葡萄糖溶液 20~30 mL,排出墨菲管以下部分输液管中的气泡,旋紧调节器,备用。

2. 蟾蜍体循环灌流系统的制备

(1)取蟾蜍 1 只,用探针自枕骨大孔刺入,损毁脑和脊髓,使呼吸消失,上下肢呈瘫软状态。

(2)将蟾蜍仰卧保定于蛙板上,沿腹正中线剪开胸腔、胸锁关节,用眼科剪剪开心包,充分暴露心脏,辨认心脏各部分和主要血管。

(3)分离左主动脉,在其下方穿两根备用线,用 1 mL 注射器向心室内注射 0.3% 肝素溶液 0.2 mL。结扎近心端的备用线,在紧靠远心端结扎处用眼科剪剪一小口,将充满 3.65% 葡萄糖液、带有三通接头的动脉插管向远心端插入,结扎固定(图 14-2)。

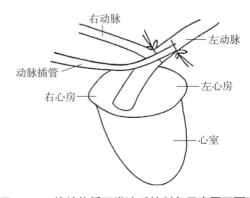

图 14-2　蟾蜍体循环灌流系统制备示意图正面观

　　（4）在心脏上方主动脉下横向放一备用丝线,在心脏舒张时,用蛙心夹夹住心尖部,上翻心脏,使备用线位于上翻心脏的下方。分辨心室、心房、静脉窦等结构。在房室交界处的心房壁上剪一小口,将排液导管插入至静脉窦(图14-3)。用预留的备用线结扎排液导管。

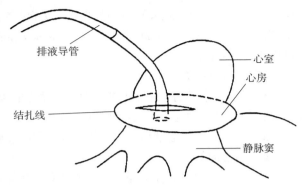

图14-3　蟾蜍体循环灌流系统制备示意图背面观

　　（5）用3.65%葡萄糖溶液6~8 mL接三通塑料管快速冲洗标本,使心腔内血液涌出。

　　3. 悬挂标本:将悬挂固定卡的下端牢固固定在蟾蜍四肢背部的皮肤上,上端用挂钩吊起悬挂在张力换能器下方,记录基础体质量。

　　4. 灌流

　　（1）等渗常压灌流:将动脉插管与含有3.65%葡萄糖溶液的灌流装置相连,调整墨菲管内液面与动脉插管末端间的高度差在20~25 cm(该压力相当于蟾蜍的主动脉压),打开调节器,使灌注速度为25~30滴/min,持续5~10 min,观察体质量的改变。

　　（2）高渗常压灌流:将动脉插管与含有25%葡萄糖溶液的灌流装置相连,调整墨菲管内液面与动脉插管末端间的高度差在20~25 cm,打开调节器,使灌注速度为25~30滴/min,持续5~10 min,观察体质量的改变。

　　（3）结扎躯干后等渗常压灌流:在手术切口下结扎躯干,重复操作(1)后剪开结扎线。

　　（4）等渗高压灌流:将动脉插管与含有3.65%葡萄糖溶液的灌流装置相连,调整墨菲管内液面与动脉插管末端间的高度差在80~100 cm,打开调节器,使灌注速度为25~30滴/min,持续5~10 min,观察体质量的改变。

　　（5）中分子右旋糖酐常压灌流:将动脉插管与含有6%中分子右旋糖酐(等渗液)的灌流装置相连,调整墨菲管内液面与动脉插管末端间的高度差在25~30 cm,打开调节器,无限速灌流,持续5~10 min,观察体质量的改变。

　　（6）0.1%组胺葡萄糖溶液等渗常压灌流:将动脉插管与含有0.1%组胺葡萄糖溶液的灌流装置相连,调整墨菲管内液面与动脉插管末端间的高度差在20~25 cm,打开调节器,使灌注速度为25~30滴/min,持续5~10 min,观察体质量的改变。

　　5. 观察项目

　　（1）打开生物信号采集与处理系统,调整好基线及扫描速度(缓慢走速),开始描记蟾蜍体质量基线。

　　（2）依次观察以上六项灌流步骤对蟾蜍体质量的影响,做好记录,填写在表14-5中。可间断开动描记蟾蜍体质量曲线变化,例如,自灌流开始每间隔2 min描记体质量曲线一次,每次时长1 min,重复3次。

　　【注意事项】

　　1. 主动脉插管应固定好,防止扭曲、滑脱、穿破动脉,以免影响灌流。

　　2. 液面高度决定灌流压力,灌流中要保持所要求液面高度的恒定。

　　3. 安装灌流装置时,墨菲管以下部分必须全部充满液体,不能留有气泡。

表 14-5　不同灌流处理对蟾蜍体质量的影响

蟾蜍体质量：_____g　　　抗凝药：_____　　　用量：_____mL

灌流步骤	体质量(g)	变化值(g)
等渗常压		
高渗常压		
结扎 + 等渗常压		
等渗高压		
右旋糖酐常压		
0.1% 组胺等渗常压		

【讨论与思考】

1. 水肿的主要发生机制是什么？

2. 比较本实验各观察项目体质量曲线的变化，判断是否有水肿发生？

3. 晶体物质在水肿形成过程中有何作用？

ℯ 知识拓展　消除水肿方法多

（宁夏医科大学　周永忠）

实验 5　有机磷酸酯类中毒及解救

【案例导入】

男性，19 岁。意识不清伴全身抽搐 3 h。查体：T 36.5 ℃，R 24 次 /min，P 121 次 /min，BP 80/50 mmHg，指脉氧饱和度 85%。浅昏迷，口唇发绀，呼吸急促，全身肌肉颤动，全身湿黏，可闻及蒜臭味。双侧瞳孔呈针尖样，对光反射迟钝。双肺呼吸音粗，可闻及广泛湿啰音。实验室检查：pH 7.21，PaO_2 52 mmHg，$PaCO_2$ 27 mmHg，HCO_3^- 16 mmol/L，胆碱酯酶 600 U/L（正常值 > 3 000 U/L）。临床诊断：有机磷中毒。

【临床到基础】

1. 有机磷中毒诊断的依据是什么？

2. 该患者出现了哪些 M 样症状、N 样症状和中枢症状？

3. 有机磷急性中毒的抢救原则是什么？

【实验目的】

1. 掌握：有机磷中毒的症状，阿托品和解磷定对有机磷中毒的解毒效果。

2. 了解：有机磷农药中毒机制。

【实验原理】

有机磷酸酯类（organophosphates）主要用于农林业杀虫，对人和动物均有较强毒性。有机磷酸酯类中毒后，胆碱酯酶活性受到抑制，失去水解乙酰胆碱（ACh）的能力，ACh 在体内不被水解且大量蓄积，引起一系列中毒症状，一般分为对胆碱能神经突触影响的 M 样症状、对胆碱能神经 – 肌肉接头影响的 N 样症状和对中枢神经系统影响的中枢症状三种。

本实验采用美曲膦酯（敌百虫）复制家兔有机磷农药急性中毒模型，观察中毒时特征性 M 样、N 样症状及体征。然后分别用缓解 M 样症状的阿托品或缓解 N 样症状的胆碱酯酶复活药碘解磷定（或氯解磷定）救治。抗胆碱药阿托品能拮抗 ACh 的作用，迅速阻断 M 受体而解除有机磷酸酯类中毒时的 M 样症状，如呼吸道和胃肠平滑肌的痉挛。胆碱酯酶复活药解磷定能使被有机磷酸酯类抑制的胆碱酯酶活性恢复，对缓解骨骼肌震颤效果最快，从而缓解 N 样症状。两药合用则能使有机磷酸酯类的中毒症状得到全面改善。

【实验材料】

1. 动物：家兔，体质量 2.0 ~ 2.5 kg。

2. 试剂和药品：5% 美曲膦酯溶液、0.2% 硫酸阿托品溶液、2.5% 碘解磷定溶液，0.3% 肝素。

3. 装置和器材：兔固定箱、注射器、试纸（测兔唾液量）、游标卡尺等。

【实验方法】

1. 取家兔 2 只，称重，观察下列指标：呼吸（包括频率、幅度、节律是否均匀）、瞳孔大小（用游标卡尺测量）、唾液分泌、肌张力及有无震颤、大小便、活动情况等。

2. 用酒精棉球擦拭兔耳缘静脉，使其尽量充盈，用刀片横向切开中段耳缘静脉，使血液（0.5 ~ 1.0 mL）自然流入采血杯中，并轻轻摇动采血杯，防止凝血。甲乙两兔耳缘静脉血各一份，供测正常胆碱酯酶活性用。

3. 复制模型：将家兔保定在兔固定箱中，耳缘静脉注射 5% 美曲膦酯溶液 2.4 mL/kg（120 mg/kg），观察各项指标。待中毒症状明显时（开始出现抽搐、唾液分泌增多、肌肉震颤、运动障碍现象），依上法再次采血供中毒后测胆碱酯酶活性用。

4. 中毒解救：甲兔立即静脉注射 0.2% 阿托品 1.0 mL/kg（2 mg/kg），乙兔立即静脉注射 2.5% 碘解磷定溶液 2.0 mL/kg（50 mg/kg），观察并记录甲、乙两兔的中毒症状有何变化，进行对比，记录于表 14–6 中。待症状明显改善时采血，测解救后胆碱酯酶的活性。

表 14–6　有机磷酸酯类中毒及其解救实验记录表

甲兔体质量：_____kg　　　　　乙兔体质量：_____kg

分组	观察指标	动物症状、体征表现		
		造模前	造模后	解救后
甲兔（造模后给予阿托品）	整体状态（自如）			
	呼吸情况（次/min）			
	瞳孔大小（mm）			
	唾液分泌（-,+,++,+++）			
	粪便质量（干湿）			
	肌肉震颤（有无）			
乙兔（造模后给予碘解磷定）	整体状态（自如）			
	呼吸情况（次/min）			
	瞳孔大小（mm）			
	唾液分泌（-,+,++,+++）			
	粪便质量（干湿）			
	肌肉震颤（有无）			

注：表中符号：-，+，++，+++分别表示程度为：无，较少，中等，较多。家兔在正常时神情和运动自如，造模后随着中毒由轻、中到重度的逐步加深，出现 M 样、N 样和中枢神经系统中毒症状，应注意观察记录。其余指标变化比整体状态趋前、同步或滞后，应认真对比动态观察。瞳孔大小用游标卡尺测量瞳孔的直径表示。唾液分泌用试纸按兔嘴，按纸上水印大小用符号表示。粪便质量观察干湿与程度。肌肉震颤观察有无和震颤程度。

5. 进一步可以给予甲兔耳缘静脉补注碘解磷定,乙兔耳缘静脉补注阿托品,观察症状有无变化。

【注意事项】

1. 本实验使用的美曲膦酯对人有毒性,实验中需做好防护。

2. 家兔常用耳缘静脉注射给药,也可腹腔注射给药复制模型。解救药物常用静脉给药。

3. 本实验亦可使用小鼠腹腔注射给药造模,效果良好,但小鼠瞳孔小难以观察,其他指标表现明显。

4. 如实验条件和课时具备,建议增加胆碱酯酶测定,以证明药物作用机制。

【讨论与思考】

1. 家兔有机磷酸酯类中毒有何典型症状?

2. 阿托品与碘解磷定分别能缓解有机磷酸酯类哪些中毒症状?为什么?

3. 中毒为应激反应,可引起神经体液的反应,以本实验模型为例,如何增加指标进行探索验证?

💡 知识拓展 合理使用农药,建设美丽中国

(西藏民族大学 李 捷 周 娟)

实验 6 镇痛药的作用

【案例导入】

女性,63 岁。关节疼痛、肿胀反复发作 6 年,加重、伴晨僵及全身不适 2 个月。查体:T 37.5℃,R 16 次 /min,P 95 次 /min,BP 135/85 mmHg。双侧腕关节、双侧掌指关节、双侧膝关节肿胀,压痛(+),活动受限。双侧肘鹰嘴突附近触及大小不一结节(直径 0.5 ~ 2.0 cm),质硬,无压痛。实验室检查:红细胞沉降率加快,类风湿因子(+),免疫复合物和补体均升高。X 线检查提示:双侧腕关节和膝关节周围软组织肿胀,双侧腕关节面出现虫蚀样改变,双侧膝关节间隙狭窄。临床诊断:类风湿关节炎。

【临床到基础】

1. 类风湿关节炎发病机制是什么?

2. 类风湿关节炎如何治疗?

3. 常用的镇痛实验方法有哪些?

【实验目的】

1. 掌握:扭体法和热板法镇痛实验方法。

2. 了解:比较哌替啶、布洛芬、阿司匹林的镇痛效果及特点。

【实验原理】

疼痛(pain)是一种因实际或潜在的组织损伤而产生的痛苦感觉,常常伴有不愉快的情绪或心血管、呼吸等方面的变化。任何形式的刺激达到一定的强度有可能或已经造成组织的损伤时都有可能引起痛觉。疼痛可分为躯体痛、内脏痛和神经性痛等类型。许多理化因素刺激神经末梢或神经纤维都可致痛,如温度(44.9℃以上)、机械刺激(切割、夹捏、压迫等)、电刺激等均可引起疼痛;许多化学因素,如酸(pH < 5.3)、碱(pH > 9.3)、高渗或低渗盐水等也可致痛。这些刺激统称为伤害性刺激。动物对疼痛所引起的反应各不相同,主要有反射性退缩、利于逃避刺激的姿势、强力逃避行为(如跑动、跳跃)和延长保护性活动(如舔、咬、挣扎)等。

　　疼痛既是机体的保护性反应,也是许多疾病的常见症状。控制疼痛是临床药物治疗的主要目的之一。本实验采用扭体法和热板法评价镇痛药药效。扭体法是给小鼠腹腔注射醋酸溶液刺激腹膜引起持久性疼痛,表现为腹部收缩内凹、腹前壁紧贴地面、臀部歪扭和后肢伸张,呈一种特殊姿势的扭体反应。热板法是利用小鼠的足底光滑裸露无毛的特点,适于复制热刺激致痛模型。若将小鼠置于温度55℃左右的金属热板上,则其"舔后足"现象可以作为出现疼痛反应的指标。

【实验材料】

　　1. 动物:小鼠,体质量18 ~ 22 g。

　　2. 试剂和药品:0.2%哌替啶(度冷丁)溶液、布洛芬溶液(取1 mL布洛芬加生理盐水稀释至12.5 mL)、0.7%冰醋酸溶液、生理盐水、0.02%盐酸吗啡或0.2%盐酸哌替啶、1%阿司匹林、苦味酸。

　　3. 装置和器材:鼠笼、电子天平、注射器、热板测痛仪、秒表、电热板。

【实验方法】

1. 扭体法

　　(1)称重、标记:取小鼠30只,称重并用苦味酸标记,观察其一般活动。

　　(2)分组、给药:将小鼠随机分为3组,每组10只。哌替啶组小鼠皮下注射0.2%哌替啶溶液0.1 mL/10 g,布洛芬组给皮下注射布洛芬溶液0.1 mL/10 g,生理盐水组皮下注射生理盐水0.1 mL/10 g。15 min后,小鼠腹腔注射0.7%冰醋酸溶液,0.2 mL/只,立即观察。

　　(3)观察指标:注射0.7%醋酸溶液后20 min内扭体反应的次数,填在表14-7中。

表14-7　哌替啶、布洛芬对小鼠扭体反应的影响

组别	动物数	扭体反应动物数	扭体次数
哌替啶组			
布洛芬组			
生理盐水组			

2. 热板法

　　(1)筛选动物:取雌性小鼠,放入事先加热至(55 ± 0.5)℃的热板测痛仪的金属板上,用秒表记录小鼠自投入热板至出现舔后足的时间作为该鼠的痛阈值。每只小鼠测定2次,以平均值不超过30 s者为合格。不到5 s或超过30 s或喜跳跃者均剔除。

　　(2)分组、给药:取合格小鼠30只,称重后随机分为3组:哌替啶组,腹腔注射0.2%哌替啶0.1 mL/10 g;阿司匹林组,腹腔注射1%阿司匹林0.1 mL/10 g,生理盐水组,腹腔注射生理盐水0.1 mL/10 g。

　　(3)痛阈测定:给药后15、30、45、60 min各测痛觉反应一次,如小鼠在60 s内不出现痛觉反应,则按60 s计,取出动物不再继续刺激。将结果填写在表14-8中。

　　(4)以时间为横坐标,痛阈提高百分率为纵坐标,绘出镇痛作用时程曲线,以分析药物的作用强度、开始作用时间和持续时间。汇总各组实验结果,并进行统计分析。

【注意事项】

　　1. 扭体法实验中,冰醋酸溶液应临时新鲜配制。

　　2. 将给药组与对照组相比,若药物使小鼠扭体反应发生率减少50%以上,才能认为其有镇

表 14-8 哌替啶、阿司匹林对小鼠痛阈的影响

组别	剂量 (g/kg)	给药前 痛阈值(s)	给药后(min)痛阈值(s)				给药后(min)痛阈提高百分率(%)			
			15	30	45	60	15	30	45	60
哌替啶组										
阿司匹林组										
生理盐水组										

注:痛阈提高百分率计算公式:痛阈提高百分率(%) $= \dfrac{用药后平均痛阈值 - 用药前平均痛阈值}{用药前平均痛阈值} \times 100\%$

痛作用。

3. 热板法中,小鼠选择以雌性为好。雄性因阴囊受热后易松弛,与热板接触致疼痛反应而影响实验结果。

【讨论与思考】

1. 中枢性镇痛药镇痛作用的机制是什么?

2. 阿司匹林与哌替啶在镇痛作用上有何异同?

⊘ 知识拓展　国际禁毒日

(延安大学　刘　涛　刘晓龙　高　枫)

实验 7　抗惊厥药的作用

【案例导入】

男性,5 岁。双眼上翻、口吐白沫 2 h。癫痫病史 3 年,连续服用抗癫痫药控制,偶有癫痫小发作。此次停药 8 天后突然出现紧咬牙关、双眼上翻、四肢抖动、口吐白沫等症状,在送医院的途中,频繁抽动达 20 余次,最后一次抽动持续 1 h 不能缓解。临床诊断:癫痫持续状态。

【临床到基础】

1. 癫痫的发病机制是什么?

2. 不同癫痫发作类型所需的抗癫痫药分别有哪些?

3. 常用动物惊厥模型的制备方法有哪些?

【实验目的】

1. 掌握:苯巴比妥对尼可刹米所致惊厥的防治作用。

2. 了解:复制动物惊厥模型的常用方法。

【实验原理】

惊厥(convulsion)是中枢神经系统过度兴奋的一种症状,也是癫痫发作的常见表现。动物惊厥模型常被用来发现和筛选抗惊厥、抗癫痫药物。通常可以采用声、光、电等物理方法刺激动物复制惊厥模型,也常用戊四唑、苦味毒、士的宁、氨基脲、3- 巯基丙酸、谷氨酸钠、尼可刹米等药物作为致惊剂,制备化学性惊厥模型。其中,最大电休克模型和戊四唑癫痫模型是两个常用的急性癫痫模型,分别用于模拟人类的强直阵挛性癫痫大发作和肌阵挛癫痫全身发作,模型制备方法简单,药物筛选效率高。

　　苯巴比妥为镇静催眠药,同时具有较强的抗惊厥作用,临床上主要用于治疗癫痫局限性发作、癫痫大发作及癫痫持续状态。本实验使用延髓呼吸中枢兴奋药尼可刹米诱发惊厥,以后肢或四肢伸直为惊厥指标。诱发惊厥之前或之后,分别给予苯巴比妥钠,观察其对惊厥发作的预防和治疗作用。

【实验材料】

1. 动物:小鼠,体质量 20 ~ 25 g。

2. 试剂和药品:0.8% 苯巴比妥钠、2.5% 尼可刹米、生理盐水。

3. 装置和器材:电子秤、注射器、鼠笼等。

【实验方法】

1. 称重、标记:取小鼠 4 只,称重并标记,观察其正常活动后,随机分成 2 组。

2. 给药:

　(1) 预防组:1 号小鼠腹腔注射生理盐水 0.2 mL/10 g,2 号小鼠腹腔注射 0.8% 苯巴比妥钠 0.2 mL/10 g。给药 15 min 后腹腔注射 2.5% 尼可刹米 0.2 mL/10 g,观察并记录小鼠反应和死亡情况。

　(2) 治疗组:3、4 号小鼠腹腔注射 2.5% 尼可刹米 0.2 mL/10 g,然后观察动物反应。出现惊厥前兆(包括颤抖、竖尾等)时,3 号鼠腹腔注射生理盐水 0.2 mL/10 g,4 号鼠腹腔注射 0.8% 苯巴比妥钠 0.2 mL/10 g,观察其反应。

3. 将观察结果填在表 14-9 中。

表 14-9　苯巴比妥钠对尼可刹米所致惊厥的防治作用

组别	体质量(g)	预防组		治疗组	
		生理盐水	苯巴比妥钠	生理盐水	苯巴比妥钠
1					
2					
3					
4					

注:+ 表示有惊厥反应,- 表示无惊厥反应。

【注意事项】

1. 仔细观察动物出现的惊厥反应。

2. 注射尼可刹米后随时做好抢救准备,一旦出现惊厥症状立刻注射抢救药物。

【讨论与思考】

1. 大剂量尼可刹米造成惊厥的机制是什么?

2. 为什么苯巴比妥钠可以解救尼可刹米所致的惊厥?

　知识拓展　抗癫痫药有望用于治疗遗传性共济失调

(延安大学　刘　涛　刘晓龙　高　枫)

实验 8 氯丙嗪的作用

【案例导入】

男性,43 岁。多疑、易怒、行为异常、烦躁情绪加重 7 天。间歇性精神失常、抽搐 5 年。查体:T 36.3℃,R 21 次/min,P 91 次/min,BP 126/88 mmHg。神经系统检查:患者步态、四肢的肌力及感觉未见明显改变,手眼协调异常。认知检查:患者出现定向力、注意力、顺行性或者逆行性的遗忘症状。脑电图提示:脑电波异常。临床诊断:偏执状态、精神分裂症。

【临床到基础】

1. 氯丙嗪治疗精神分裂症的机制是什么?

2. 氯丙嗪对体温调节的影响有哪些?

3. 氯丙嗪的不良反应有哪些?

【实验目的】

1. 掌握:激怒反应的实验方法。

2. 了解:氯丙嗪的安定作用。

【实验原理】

氯丙嗪(chlorpromazine)是吩噻嗪类代表药物,为中枢多巴胺受体拮抗药,具有多种药理活性。氯丙嗪的作用及用途包括:①治疗精神病,用于控制精神分裂症,或其他精神病的兴奋躁动、紧张不安、幻觉、妄想等症状,对抑郁症及木僵症状疗效较差,对二型精神分裂症患者无效,甚至可加重病情。②镇吐,几乎对各种原因引起的呕吐,如尿毒症、胃肠炎、癌症、妊娠及药物引起的呕吐均有效,也可治疗顽固性呃逆,但对晕动病(前庭刺激)的呕吐无效。③低温麻醉及人工冬眠,用于低温麻醉时,可防止休克发生。人工冬眠时,与哌替啶、异丙嗪配冬眠合剂用于创伤性休克、中毒性休克、烧伤、高烧及甲状腺危象的辅助治疗。④与镇痛药合用,治疗晚期患癌症患者的剧痛。本实验用电刺激法引起动物激怒反应,通过小鼠激怒反应的差异来评价氯丙嗪的安定作用。

【实验材料】

1. 动物:小鼠,体质量 20~25 g。

2. 试剂和药品:0.08% 氯丙嗪溶液、生理盐水。

3. 装置和器材:调压器、激怒刺激盒、电子秤、鼠笼、注射器等。

【实验方法】

1. 取异笼喂养小鼠,称重,编号,每次取一组(2 只)放入激怒刺激盒内,接通电源,用电源开关控制刺激频率,频率为 60 次/min,交流电压由低逐渐增高至 35~50 V,至小鼠出现激怒反应(两鼠竖立对峙、互相撕咬),记录刺激电压。在 60 s 内有激怒反应则为合格,若小鼠不出现激怒反应,则弃之。

2. 给药:经筛选合格的小鼠 4 只,随机分为 2 组,一组腹腔注射 0.08% 氯丙嗪溶液 0.2 mL/10 g,另一组腹腔注射生理盐水 0.2 mL/10 g。给药 20 min 后分别再予以给药前的电压刺激。

3. 观察项目:分别测定给药后斗咬所需的刺激次数,记录在表 14–10 中。

【注意事项】

1. 每组两只小鼠体质量应接近。

2. 刺激电压应从低到高,过低不引起激怒,过高易致小鼠逃避或死亡,同组小鼠用药前后电压应一致。

表 14-10　氯丙嗪对电刺激小鼠激怒反应的影响

动物组别	编号	体质量(g)	刺激电压(V)	产生激怒反应所需刺激次数	
				给药前	给药后
生理盐水组	1				
	2				
氯丙嗪组	3				
	4				

3. 本实验应选异笼喂养的小鼠。

【讨论与思考】

1. 氯丙嗪的临床应用有哪些?

2. 氯丙嗪的安定作用机制是什么?

📧 知识拓展　对精神疾病患者应加强用药监管

（哈尔滨医科大学　时丕龙　曹永刚）

实验 9　药物血浆半衰期测定

【案例导入】

男性,67 岁。突发头痛 2 h。既往有肝硬化病史,半年前体检发现右侧颈动脉斑块,自服阿司匹林 100 mg,每日 1 次。查体:T 37℃,R 23 次 /min,P 96 次 /min,BP 142/90 mmHg。头颅 CT 提示:左侧大脑基底节区出血,出血量约 15 mL。临床诊断:左侧基底节区脑出血。

【临床到基础】

1. 阿司匹林的不良反应有哪些?

2. 肝肾功能情况如何影响临床选药?

3. 手术前需停用某些药物(如阿司匹林)时,停药时间的确定依据主要是什么?

【实验目的】

1. 掌握:血浆半衰期的定义、计算方法和临床意义。

2. 了解:比色法测定水杨酸钠血浆半衰期。

【实验原理】

药物血浆半衰期(half-life time, $t_{1/2}$)是指血浆药物浓度下降一半所需要的时间,是重要的药物代谢动力学参数之一,反映药物从体内消除的快慢。多数药物在体内的消除符合一级动力学消除规律,其半衰期为一固定值,半衰期的变化可以反映消除器官的功能状态。静脉注射给药,如以血浆药物浓度的对数值为纵坐标,时间为横坐标,其时量关系常呈直线。可以下公式表示:

$$\lg C_t = \frac{-Ke}{2.303} t + \lg C_0$$

Ke 为消除速率常数, t 为药物作用时间, C_0 为静脉注射给药的瞬时血浆浓度, C_t 为 t 时的血浆药物浓度。由该公式可推知:

$$Ke = 2.303 \left(\lg C_0 - \lg C_t \right) / t$$

已知 $t_{1/2} = 0.693/Ke$，因此测定得到两个时点的血浆药物浓度，就可以求得 Ke，进而计算出该药的半衰期。

水杨酸钠在酸性条件下解离为水杨酸，水杨酸与三氯化铁生成的络合物呈紫色。该显色化合物在特定波长处的吸光度值与其浓度成正比。测定静脉注射水杨酸钠后某时点血样的吸光度值，通过与药物标准液吸光度的比较，即可计算出该时点的血浆药物浓度。

$$血药浓度\ \mu g/mL = \frac{标准液浓度\ \mu g/mL}{标准液吸光度值} \times \left[\,给药后吸光度值 - 给药前吸光度值\,\right]$$

【实验材料】

1. 动物：家兔，体质量 2.0 ~ 2.5 kg。

2. 试剂和药品：10% 水杨酸钠、0.02% 水杨酸钠标准溶液、10% 三氯醋酸、10% 三氯化铁、0.3% 肝素生理盐水、蒸馏水。

3. 装置和器材：紫外与可见光分光光度计、离心机、兔手术台、电子秤、手术器械、动脉插管、动脉夹、注射器、试管、移液器等。

【实验方法】

1. 取试管 4 支编号，各管中加入 10% 三氯醋酸 3.5 mL。

2. 称重、麻醉、手术：取家兔 1 只，称重后经耳缘静脉注射 20% 乌拉坦 5 mL/kg，麻醉成功后将其仰卧位保定于兔手术台上。颈部备皮，行一侧颈总动脉插管，结扎固定。

3. 放血：注射器内壁用肝素湿润，打开动脉夹，经动脉插管放血 2 mL。分别放入 1 号管（对照管）和 4 号管（标准管）内各 1 mL，立即摇匀静置。

4. 给药：耳缘静脉注射 10% 水杨酸钠 2 mL/kg。给药后 10 min 和 40 min，同步骤 3，分别放血 1 mL 置入 2 号和 3 号管，立即摇匀静置。

5. 离心：在 1、2、3 号管内各加入蒸馏水 1 mL，4 号管内加入 0.02% 水杨酸钠标准溶液 1 mL，摇匀。将 4 支试管离心 5 min（2 500 ~ 3 000 r/min）。各管取上清液 3 mL，分别放入对应编号另一组试管。每管加入 10% 三氯化铁 0.5 mL，摇匀显色。

6. 测定光密度值：显色液体分别倒入比色杯，在分光光度计 520 nm 波长下，以上清液 1 号对照管调零，测定其他各管的光密度值。

7. 计算 $t_{1/2}$：根据同一溶液浓度与光密度成正比的原理，可由标准管水杨酸钠浓度及其光密度值计算得到样品管的水杨酸钠血药浓度（X）。

$$\frac{水杨酸钠标准液浓度\ \mu g/mL}{标准管的光密度值（OD）} = \frac{样品管水杨酸钠血药浓度\ \mu g/mL}{样品管的光密度值（OD）}$$

根据下式计算 $t_{1/2}$：

$$t_{1/2} = \frac{0.301 \cdot \Delta t}{\lg X_1 - \lg X_2}$$

Δt 为给药后两次取血时间间隔，X_1 和 X_2 分别为两次取血时点血药浓度。

磺胺嘧啶的半衰期测定可参考表 14–12 进行，耳缘静脉注射 20% 磺胺嘧啶 1 mL/kg。

【注意事项】

1. 每次取血前先将动脉插管中的残血放掉。

2. 血样加入三氯醋酸试管中要立即摇匀，否则易出现血凝块。

3. 取血时间要求准确，若未能按时取血，则以实际取血时间计算。

表 14-11 水杨酸钠血药浓度测定记录表

	1 对照管	2 给药管（10 min）	3 给药管（40 min）	4 标准管
10% 三氯醋酸（mL）	3.5	3.5	3.5	3.5
全血（mL）	1	1	1	1
蒸馏水（mL）	1	1	1	0
标准液（mL）	0	0	0	1
离心各取上清液 3 mL				
10% 三氯化铁（mL）	0.5	0.5	0.5	0.5
光密度值（OD）				
药物浓度（µg/mL）				

表 14-12 磺胺嘧啶血药浓度测定记录表

	1 对照管	2 给药管（10 min）	3 给药管（60 min）	4 标准管
7.5% 三氯醋酸（mL）	5.6	5.6	5.6	5.6
全血（mL）	0.2	0.2	0.2	0.2
蒸馏水（mL）	0.2	0.2	0.2	
标准液（mL）				0.2
离心各取上清液 1.5 mL				
0.5% 亚硝酸钠（mL）	0.5	0.5	0.5	0.5
0.5% 麝香草酚（mL）	1	1	1	1
光密度值（OD）				
药物浓度（µg/mL）				

注：麝香草酚需用 20% 氢氧化钠新鲜配制。在 520 nm 波长下测定各管的光密度值。

【讨论与思考】

1. 测定药物血浆半衰期有何临床意义？

2. 药物血浆半衰期测定的影响因素有哪些？

3. 药物代谢动力学相关的参数有哪些？

💿 知识拓展 新型胰岛素

（山西医科大学 李 洁）

实验 10 不同机体状态对药物作用的影响

【案例导入】

男性，27 岁。恶心、呕吐、右上腹不适 1 周，右上腹间歇性疼痛 2 天。1 周前因长期服用"奥美拉唑"等引起恶心、呕吐（呕吐物为胃内容物）、乏力、肝区不适等症状，2 天前出现右上腹和肝区间歇性隐痛，在劳动和久坐时比较明显。查体：神志清，肝区压痛明显。实验室检查：总胆红素

21 μmol/L,直接胆红素 12 μmol/L,谷丙转氨酶 ALT 75.0 U/L,谷草转氨酶 AST 61.0 U/L。腹部超声提示:肝弥漫性回声改变。临床诊断:药物性肝炎。

【临床到基础】

1. 患者恶心、呕吐最可能的原因是什么?

2. 药物是如何引起肝功能改变的?

3. 服用药物时如何保护肝功能?

【实验目的】

1. 掌握:急性肝损伤模型的制作方法和判断指标。

2. 了解:肝功能状态不同时对药物作用的影响,联苯双酯对急性肝损伤的保护作用。

【实验原理】

肝是药物代谢的重要器官。肝功能不全时,以肝代谢为主的药物就易发生蓄积中毒。四氯化碳(carbon tetrachloride)是一种对肝细胞有严重损害作用的化学物质,动物大量应用可致中毒性肝炎,使肝细胞受到损伤,从而引起细胞代谢紊乱甚至死亡。表现为肝细胞发生水肿样变、嗜酸性变或形成嗜酸性小体,脂肪积聚,甚至肝细胞坏死,在坏死灶周围有炎细胞浸润,同时伴有血清转氨酶,如谷丙转氨酶、谷草转氨酶升高等。本实验采用四氯化碳制作中毒性肝炎的病理模型,观察肝功状态对药物作用的影响。

【实验材料】

1. 动物:小鼠,体质量 20 ~ 25 g。

2. 试剂和药品:5% 四氯化碳溶液、0.5% 戊巴比妥溶液、联苯双酯、生理盐水、ALT、AST 试剂盒。

3. 装置和器材:鼠笼、电子秤、注射器、灌胃针、水浴锅、离心机、分光光度计等。

【实验方法】

1. 选取健康小鼠 30 只,编号,随机分为 3 组,分别为对照组、模型组、干预组。

2. 干预组给予 30 mg/mL 联苯双酯灌胃(0.2 mL/10 g),对照组、模型组给予等量生理盐水灌胃,每天 1 次,连续 5 天。

3. 末次给药 1 h 后,模型组、干预组分别经腹腔注射 5% 四氯化碳溶液 0.1 mL/10 g。

4. 观察项目:将结果填在表 14-13 中。

(1)注射四氯化碳 20 h 后各组动物经球后静脉丛取血,离心取血清用比色法测定血清 ALT、AST 含量。

(2)注射四氯化碳 24 h 后,分别给予各组小鼠腹腔注射 0.5% 戊巴比妥溶液 0.1 mL/10 g,观察记录各组小鼠翻正反射消失时间,恢复时间以及持续时间。

(3)实验结束处死小鼠,解剖取出肝进行比较。

表 14-13　不同机体状态对药物作用的影响

剂量 (g/kg)	ALT/AST (U/L)	肌肉活动 呼吸状态	翻正反射	
			潜伏时间	持续时间
对照组				
模型组				
干预组				

【注意事项】

1. 每只鼠的给药剂量要计算准确。

2. 及时记录给药时间、翻正反射消失时间和恢复时间。由给药时间到翻正反射消失时间算出药物的潜伏时间，从翻正反射消失时间到恢复时间算出药物在体内的持续时间。

【讨论与思考】

1. 为什么肝损伤后的小鼠注射戊巴比妥后作用维持时间延长？

2. 复制动物急性肝损伤有哪些方法？

3. 除了血清转氨酶外还有哪些指标可以判断急性肝损伤？

🔤 知识拓展　李氏人工肝

（石河子大学　赵　磊　张忠双）

实验 11　西藏当归抗疲劳作用

【案例导入】

男性，20 岁。全身乏力伴口干、心悸 5 h。长时间（30 余 h）打游戏后出现全身乏力，伴口干、心悸，无明显胸闷、气短，期间仅进食方便面 2 次、小便 1 次。查体：T 36.5 ℃，R 25 次 /min，P 120 次 /min，BP 80/40 mmHg。神志清，精神差，皮肤、口唇干燥，脉细弱。实验室检查：RBC 5.89×10^{12}，HGB 170 g/L，HCT 58%，肌酐 208 μmol/L，尿素 15 mmol/L，D- 二聚体 2.0 μg/mL（正常值 0 ~ 0.5 μg/mL）。临床诊断：疲劳综合征。

【临床到基础】

1. 该患者诊断疲劳综合征有何依据？

2. 导致疲劳常见的诱因有哪些？

3. 长期疲劳引起的机体改变有哪些？如何改善疲劳？

【实验目的】

1. 掌握：抗疲劳实验方法。

2. 了解：疲劳产生的机制。

【实验原理】

疲劳（fatigue）是人体的一种普遍而又复杂的生理现象，常伴有身体和（或）精神上极度困乏等不适感，往往是由于巨大压力、高强度体力或脑力劳动造成的。随着人们的生活节奏加快，压力越来越大，疲劳已成为人类亚健康状态的重要诱因。疲劳的显著特点是能量不足、机能下降、精神涣散，从而会降低人们的工作效率，影响身心健康，进而影响到正常的工作、学习等方面。

寻找安全、有效的抗疲劳药物和方法，是近年来的研究热点。研究表明，中药成分在抗氧化、抗疲劳等方面具有非常好的效果。西藏地域辽阔，奇特多样的地形地貌和高原气候环境孕育出品种丰富、疗效显著的纯天然珍贵藏药材。西藏当归是传统藏药，其药性凉、味辛，有解毒及清心热功效。机体出现疲劳最直接、最客观的指标是运动耐力下降，通常采用被动运动的方式来进行观察和评估，最常用的方法是跑台力竭测试和负重游泳实验。本实验选取西藏地区常用中药材当归，采用跑台力竭实验和负重游泳实验，观察药物对小鼠疲劳力竭时间的影响，综合评价西藏当归对小鼠的抗疲劳作用。

【实验材料】

1. 动物:小鼠,雄性,体质量 20 ~ 25 g。

2. 试剂和药品:西藏当归,双蒸水,普萘洛尔片,检测试剂盒。

3. 装置和器材:旋转蒸发仪、动物跑步机、水迷宫、秒表、电子秤、铅皮、涡旋混匀器、离心机、注射器、手术器械等。

【实验方法】

1. 动物称重与分组:取健康雄性小鼠 100 只,适应饲养 3 天后分为跑台力竭实验和负重游泳实验各 50 只。随机将不同实验的动物分为 5 组,正常对照组、阳性药物组、西藏当归高剂量组、中剂量组和低剂量组,每组 10 只。每 3 天进行称重并记录。

2. 药物配置:称重西藏当归,进行冷凝回流加热熬制两次,合并滤液后用旋转蒸发仪浓缩至药物高剂量组(3.9 g/kg),并稀释为中剂量(1.3 g/kg)和低剂量组(0.43 g/kg),同时配制阳性对照药物普萘洛尔溶液(7 mg/kg)。

3. 给药:正常对照组给予双蒸水,阳性对照组给予普萘洛尔,药物高剂量组、中剂量组、低剂量组分别给予相应剂量药物,每天 1 次,连续给药 15 天。

4. 抗疲劳实验

(1)负重游泳组小鼠于第 15 天末次灌胃给药 30 min 后,将各组小鼠称重,并在鼠尾根部负重 10% 自身体重的铅皮,放入水迷宫圆形水箱(120 cm × 120 cm × 80 cm,水深 35 cm,保持水温 25℃ ± 2℃),进行一次性力竭游泳实验。实验过程中,用玻璃棒轻搅水面,使小鼠时刻处于运动状态,且保证小鼠游泳范围充足,避免碰撞,待小鼠游泳至力竭后(力竭标准:以小鼠头部全部沉入水下连续 8 s 不能将头露出水面),记录每只动物的力竭时间(表 14–14)。

(2)跑台力竭测试组在灌胃第 8 ~ 10 天,开始进行为期 3 天的适应性训练,每天 30 min(第 8 天速度 15 m/min,坡度 15°;第 9 天速度 20 m/min,坡度 20°;第 10 天速度 25 m/min,坡度 25°);于灌胃第 11 ~ 15 天,进行为期 5 天的跑台正式测试(力竭测试速度为 25 m/min,坡度为 25°;力竭标准:小鼠连续掉落电网被电击,始终处于跑道后 1/3 段,静息呈腹卧位,呼吸急促,无法完成跑台任务),记录每只动物的力竭时间(表 14–14)。

表 14–14 西藏当归抗疲劳实验研究

小鼠编号	每只小鼠至力竭标准所用时间(s)					
	负重游泳力竭测试	跑台测试第 1 天	跑台测试第 2 天	跑台测试第 3 天	跑台测试第 4 天	跑台测试第 5 天
小鼠 01						
…						
小鼠 50						

说明:测试时间均以秒(s)为单位。

5. 标本取材:实验结束后,立即小鼠球后静脉丛采血,肝素抗凝分离血(3 000 r/min,10 min),留样测定全血乳酸含量;采血后,颈椎脱臼法处死小鼠,取出肝和肌肉组织漂洗干净,用滤纸将组织表面水分吸干,置于冰上保存留样,待全部取材完成,放置于液氮罐速冻保存。

6. 指标检测:严格按照试剂盒说明测定相关指标(总蛋白、SOD、MDA、LD、LG、MG、GSH–

PX、TNF-a、IL-6)等含量,最后进行统计分析,评价药物抗疲劳效果。

【注意事项】

1. 球后静脉丛采血时要避免溶血。

2. 仔细观察小鼠的力竭状态,力竭标准要统一。

3. 在鼠尾根部进行铅皮固定,要确保固定牢固。

【讨论与思考】

1. 在实验中如何准确观察小鼠疲劳力竭状态?

2. 生活中有哪些诱因会导致疲劳?

3. 常见的抗疲劳药物有哪些?

ⓔ 知识拓展 抗疲劳"芯"方法

（西藏民族大学 李 捷 周 娟）

实验 12 耳蜗生物电与耳蜗微音器效应

【案例导入】

男性,34 岁。突发右耳内胀满感、听力下降,伴头晕目眩 2 天。1 年前右耳偶有突发性耳鸣、耳聋。耳廓无畸形,外耳道无红肿,鼓膜标志清楚、完整,无充血、内陷。CT 提示:桥小脑角区呈等密度类圆形肿块。专科检查电测听:低频下降型听力曲线;骨导下降:纯音听力测试 45 dB;重振、阈上听功能试验(+);声导抗:A 型鼓室压图,镫骨肌反射(+)。耳蜗电图:-SP/AP > 0.37;听力筛查:耳蜗功能中度受损;听性脑干反应:潜伏期(-),甘油实验(+),阈值 65 dB;前庭功能试验:右侧前庭功能减退。临床诊断:突发性耳聋,梅尼埃病。

【临床到基础】

1. 耳蜗功能损伤的临床表现是什么?

2. 如何建立耳蜗损伤的动物模型?

3. 耳蜗损伤时相关指标会发生哪些改变?

【实验目的】

1. 掌握:耳蜗微音器电位和听神经动作电位的特征及其关系。

2. 了解:引导微音器电位和听神经动作电位的方法。

【实验原理】

听觉的产生是经过一套特殊的转换机制将声波的震动能量传递到中枢神经系统。当耳蜗受到声音刺激时,在耳蜗及其附近的部位可记录到一种与刺激声波的波形、频率相一致的电位变化,称为耳蜗微音器电位(cochlear microphone potential)。这种电位最大可达数毫伏,频率响应达 10 000 Hz 以上,呈交流电性质。微音器电位的潜伏期小于 0.1 ms,无不应期,在温度下降、深度麻醉、甚至动物死亡后半小时以内,微音器电位并不消失。目前认为,这些现象的发生说明微音器电位不是听神经动作电位,而是毛细胞产生的感受器电位。给动物一短声刺激,在微音器电位之后可引导出听神经动作电位,为负相电位。在声音位相改变时,它的位相不变,仍为负相电位,一般可记录到 2～3 个负波。这些负电位可能是不同神经纤维的动作电位同步化的结果,电位的大小能反映兴奋的听神经纤维数目的多少。皮层听觉区位于颞上回,是听觉的最高中枢。听觉神经从听觉感受器传入内耳柯蒂氏器上行,进入听觉低级中枢再传到内侧膝状体,最后投射到皮层颞叶。由于听觉神经进入脑内后也呈不完全交叉,故而听觉信息向脑内传递也带有双侧性。本实验采用豚鼠耳蜗微音器效应模型,通过观察微音器电位与听神经动作电位变化,了解引导这两种电位的实验方法。

【实验材料】

1. 动物:豚鼠,体质量 300 ~ 350 g。

2. 试剂和药品:生理盐水、20% 乌拉坦。

3. 装置和器材:生物信号采集与处理系统、手术器械、丝钻一套(钻头直径:1 mm、0.5 mm 及锈花针型,后者可用小型锈花针代替)、耳塞机、前置放大器、短声发生器(可用电子刺激器代替)、示波器、细银丝引导电极(头端烧成圆球状,套软质塑料管以绝缘,仅头端圆球部裸露)、显微解剖镜、注射器、豚鼠解剖台等。

【实验方法】

1. 称重、麻醉:豚鼠称重后腹腔注射 20% 乌拉坦 0.6 mL/100 g,麻醉成功后侧卧位保定动物,剪净一侧耳廓四周的被毛。

2. 手术:沿耳廓根部的后上缘切开皮肤 1.5 ~ 2 cm,做钝性分离,找到顶间骨、颞骨与枕骨粗隆。再沿枕骨外缘下行,用手指边探摸颞骨的乳突部,边做钝性分离,充分暴露颞骨乳突及其上部部分颅骨。乳突部位在枕骨粗隆的下方 1.5 cm 左右,外耳道开口后约 0.5 cm 处,用丝钻(或采血针)在该部位钻一小孔(直径约 1 mm)。此处骨质很薄,切勿用力过猛而插入鼓室过深,伤及耳蜗。

3. 安放电极:钻孔后,用镊子仔细夹除骨壁,将孔扩展至 3 ~ 4 mm,可借助灯光看到鼓室深部耳蜗。可见耳蜗呈淡黄色,壁上有细的血管走行。耳蜗底圈在外,正圆窗在底圈上方,可见其膜。左手两侧捏住豚鼠头部,右手将银丝引导的电极伸进鼓室,使银丝顶端球面轻轻的接触到圆窗膜(在骨孔前内侧壁有一直径约 0.2 cm 的小孔其上封闭的膜为圆窗膜),并固定。此外,也可选择将银丝电极固定在一个螺钉上(螺钉预先套上一段橡皮套管使其与银丝绝缘),在颅骨壁上钻孔并旋转固定螺钉,用镊子将银丝电极伸进鼓室与圆窗膜轻轻接触。参考电极连接于手术切口,然后将银丝另一端输入生物信号采集与处理系统。动物移入屏蔽笼内,在外耳道开口前约 0.5 cm 处固定耳塞机,连结好各处引线,即可进入实验。

4. 正常指标记录:将引导、参考和接地电极与生物信号采集与处理系统相应接口相连,刺激器输出端与豚鼠耳旁的扬声器(或扩音器)相连。观察耳蜗微音器电位和听神经动作电位的波形、频率和幅度等变化。

5. 观察项目:做好以下实验记录并填写在表 14–15 中。

(1)对豚鼠外耳发高音调、低音调、强音和弱音,观察上述指标的改变。

(2)改变刺激器输出强度,观察上述指标的改变。

(3)改变刺激器的极性,观察上述指标的改变。

【注意事项】

1. 骨窗开口位置要找准确,窗口不宜过大,防止外部渗血侵入。

2. 扩大钻孔时不宜过度,以免骨壁处血流入鼓室,如有出血用棉球按压止血。

3. 手术时间不宜过长,否则会影响微音器电位的幅值。

【讨论与思考】

1. 耳蜗微音器电位和听神经动作电位各有哪些特征?

2. 耳蜗微音器电位和听神经动作电位有何关系?

表 14-15 耳蜗相关电位的实验观察结果

体质量：_____kg   麻醉药品：_____   麻药用量：_____mL

	微音器电位	听神经电位
高音调		
低音调		
强音		
弱音		
刺激器强度变大		
刺激器强度变小		
刺激器极性变化		

e 知识拓展　中国免费人工耳蜗

（厦门大学　魏　杰）

数字课程学习

📖扩展阅读资料　　📝测试题

第四部分　人体机能实验和虚拟实验

第十五章　人体机能实验概述

第一节　人体机能实验的意义

　　人体机能实验是指以人体作为受试对象,在正常、无创伤或微创伤的实验条件下观察人体正常的生理指标变化,观察者和受试志愿者可以从实验过程中学习并了解人体生理指标的意义、正常值范围、测量原理与方法及生理功能的影响因素等,更好地理解和掌握人体机能学知识。

　　目前,基础医学机能学动物实验中所面对的实验对象与临床工作中所面对的患者有着巨大的差距,学生在动物实验中很难体会患者的疾苦。人体机能实验则具有先天优势,学生在临床场景模拟训练中,受试志愿者如同患者,通过在模拟训练过程中正确处理与有效沟通,时刻把受试志愿者的感受放在第一位。在开展人体机能实验的同时,也便于融入思政教育,将培养学生的社会主义核心价值观与专业知识的学习联系起来。

　　随着全球对动物保护愈加重视,我国生态文明建设的新发展,如何对待动物及动物保护的问题日益引起社会的广泛关注,动物实验面临动物权利论和伦理学的挑战。在机能实验教学环节中,遵循实验动物使用 3R 原则,减少实验动物的使用,增加人体机能实验对医学机能实验改革具有重要意义。

　　在经典的机能实验课程中,所采用的实验对象大部分是啮齿类和两栖类动物,其生物种属和机能变化与人体有着先天性差异,这导致了从动物实验中获得的数据和结论与人体有一定的不同,这也一定程度上影响了教学和学习效果。在人体机能实验中,学生以自身为受试对象,采集人体生理实验数据并分析,不仅能掌握基本的人体机能实验操作技术,学习正确使用人体机能实验相关仪器设备的方法,还能将检测指标与机能学相关理论结合,从而认识人体机能活动基本规律,加深对知识的理解。同时,人体机能实验在培养学生独立操作能力、思考能力和科学思维能力方面也能发挥重要作用,为最终提高学生的综合素质,打下坚实的基础。总之,以人体为研究对象的机能实验,符合基础医学实验教学的基本规律,也适应动物保护观念的发展,是机能实验教学的发展趋势。

(北京大学　宋德懋　四川大学　黄　武)

第二节　人体机能实验基本要求

1. 对受试对象的要求

　　人体机能实验的受试对象是正常健康志愿者,从参加课程学习的学生中选取,在满足前提条件下,根据自愿的原则参与。我国对志愿者的定义是:"在自身条件许可的情况下,参加相关团体,在不谋求任何物质、金钱及相关利益回报的前提下,在非本职职责范围内,合理运用社会现有的资源,服务于社会公益事业,为帮助有一定需要的人士,开展力所能及的、切合实际的,具一定专业性、技能性、长期性服务活动的人"。受试志愿者也具有相同的属性。

受试志愿者需要在开始实验前了解自己的权利与义务,认真阅读实验指南及相关的背景资料,了解自身的身体状态,确认可以参加实验,并承担所有相关的后果。需要注意的是,并非每一位学生都适合作为受试志愿者完成所有人体机能实验。比如,有心脏疾病的学生不宜参加强度过高的运动人体机能实验,装有心脏起搏器及有癫痫病史的同学不宜参加需要电刺激的人体实验。因此,在人体机能实验前需要先了解受试者的基本身体情况,在受试者知情、同意并完全了解实验对自己无害后才适宜完成相应实验项目。

2. 对人体机能实验的要求

人体机能实验开展应满足安全性、科学性和系统性的原则,以达到有效教学的目的。

(1)安全性:不同于已开展的动物机能实验,人体机能实验的安全性要求是一个广泛的概念,既包括实验设计应满足人体安全性和道德伦理的要求,也包括实验过程的安全性要求,还包括实验设备和器械的安全性。

1)实验设计的安全性:人体机能实验的设计对所有实验者应该是安全的,如不对人体进行手术操作,不对人体进行药物注射以观察人体生理指标的变化,而这些实验操作在动物机能实验设计中是常见的。

2)伦理性:人体机能实验的设计和开展都应该遵守伦理要求,符合相关法规。比如,不宜在课堂上开展具有危险动作、劳损危害、电气风险的实验。实验开展过程中,受试志愿者应该对整个实验内容知情并同意,实验过程中如有不适或意外发生应立即停止实验,保障受试志愿者的权益。

3)实验过程的安全性:人体机能实验过程中也可能发生受试志愿者跌倒、不适及疾病发作等意外情况,因此在实验过程中应加强对其保护。比如,在测试前庭功能的旋转实验中,需要考虑旋转后受试志愿者易发生跌倒情况,应在整个实验过程中有同组人员对受试者进行保护。

4)心理安全感:安全感是每个人内心最基本也是最深层的渴求,有安全感的学习环境对人体机能实验非常重要,不应造成受试志愿者的心理抵触。如整个实验室的环境应温馨、整洁、干净,不应有异常气味或其他影响因素。同组实验者不得恐吓、干扰受试志愿者,以免造成精神紧张。

5)个人信息隐私性:当实验数据涉及个人隐私时,要注意保护受试志愿者的隐私,根据国家的相关法律,确保不被他人非法侵扰、知悉、搜集、利用和公开等。

6)实验设备和器械的安全性:由于人体机能实验必须保证人体安全,用于人体机能实验的实验设备,特别是有源设备,应该通过国家权威机构安全认证,应防止实验设备意外漏电等情况而伤及受试者。

(2)科学性:人体机能实验系统要满足科学性原则,要求实验设计、实验结果、实验分析和报告应具有科学性。

1)实验设计的科学性:人体机能实验的设计应遵循科学的原则,所有的实验应该有科学依据。实验设计要求设立对照组,分组随机化,防止观察者与受试志愿者的心理作用,并且受试志愿者的数量或实验数据量应符合统计学要求。

2)实验结果分析的科学性:人体机能实验的结果应该客观、准确,当出现与理论不一致的实验结果时,学生应该认真分析,查找原因,从而对实验现象、实验结果做出合理的解释。例如,在运动对人体血压影响实验中,收缩压明显升高,而舒张压的变化相对较小,甚至可能略有下降。

这是因为收缩压主要受心输出量的影响,而舒张压主要受外周阻力的影响,运动时外周组织器官血流重分配导致整体外周阻力下降,因此,舒张压仅轻度升高或降低。

(3)系统性:指人体机能实验系统要能够配合按系统、器官分类进行机能实验教学的要求,从血液、循环、呼吸、消化、代谢、泌尿、中枢神经、感官系统,以及综合性人体机能实验等方面设置项目内容,从而能系统性地保证实验知识的完整性。

(北京大学　宋德懋　四川大学　黄　武)

第三节　人体机能实验常用仪器

常用的人体机能实验仪器主要是生物信号采集与处理系统软硬件及附件,功率单车、尿液分析仪等也可用于完成不同的人体机能实验。生物信号采集与处理系统主要用于各种人体生物信号的采集、记录和分析,包括心电、肌电、脑电、眼电、呼吸、心音和血压等,从而对人体机能指标进行客观分析和评价。

生物信号采集与处理系统通常由硬件、软件和附件组成。其中,硬件用于实现对人体生物信号的采集,软件用于对数字化人体生物信号进行记录、显示和分析,附件用于协助完成不同的人体机能实验项目。

1. 硬件

(1)基本组成:硬件主要实现对生物信号的采集,通常包括多个通用信号输入通道、刺激器,某些硬件还有专用的全导联心电输入通道(图 15-1)。

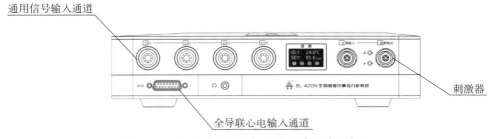

图 15-1　生物信号采集与处理系统硬件示意图

1)通用信号输入通道:通用信号输入通道是将各种生物电信号,如心电、肌电、脑电等,输入到硬件中的接口。如果需要输入非电信号,如血压、呼吸或心音等,则需要由换能器将其转换为电信号再输入到硬件中。生物信号采集与处理系统根据通用信号输入通道数量不同,可以分为4道系统、8道系统等。

2)刺激器:刺激器用于输出电刺激,输出的电刺激可以辅助完成某些人体机能实验。用于人体机能实验的电刺激器必须要满足人体相关安全指标。

3)全导联心电输入通道:通过标准的全导联心电引导电极,同时引入多路心电信号并在硬件中叠加组合输入的心电信号,最终形成标准 12 导联心电信号。

(2)原理:生物信号通常非常微弱并且相互混叠,其中还可能包含多种噪声信号,如 50 Hz干扰信号或热噪声信号等。为了能够准确、有效地观察生物信号,需要硬件对生物信号进行放大、滤波和采样等处理。放大是为了将微弱的电信号变得可见,滤波是为了将相互混叠的生物信号或噪声分离开,采样则将硬件采集到的模拟信号数字化,并将数字化信号传入到计算机系统中进行处理。系统基本工作原理参见图 15-2。

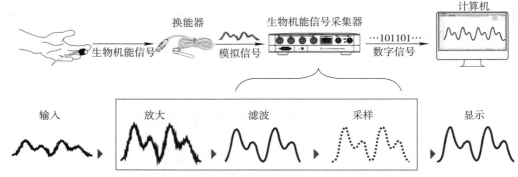

图 15-2 生物信号采集与处理系统工作原理示意图

（3）硬件通道参数:通常包含采样率、放大倍数、时间常数和滤波等几个主要参数。

1）采样率:是指单位时间采集生物信号的点数,通常以 Hz 为单位,表示 1 s 采样的点数。例如,人体心电信号的采样率为 500 Hz,表示每秒钟采样 500 个心电信号;人体血压的采样率为 100 Hz,表示每秒钟采样 100 个血压信号。

2）放大倍数（又称增益）:是指对生物信号的物理放大倍数。例如对于心电信号,若放大倍数是 1 000 倍,表示将实际微弱的 mV 级心电信号转换为 AD 转换器需要的 V 级信号,便于采样。

3）时间常数:是指高通滤波,用于削弱生物信号中夹杂的低频信号,从而突出有效生物信号。例如,心电信号中夹杂的呼吸信号是低频信号,可以通过调节时间常数来降低心电信号中混叠呼吸信号的影响。

4）滤波:是指低通滤波,用于削弱生物信号中夹杂的高频信号,从而突出有效生物信号。例如,人体心电信号中若夹杂有较多的 50 Hz 工频干扰,可以通过调节滤波减少 50 Hz 干扰的影响。

2. 软件

软件用于对硬件采集到的生物信号进行显示、记录和分析等操作,通过计算机应用程序与用户直接交互,最终完成人体机能实验（图 15-3）。软件功能广泛,可以实现信号记录与显示,数据

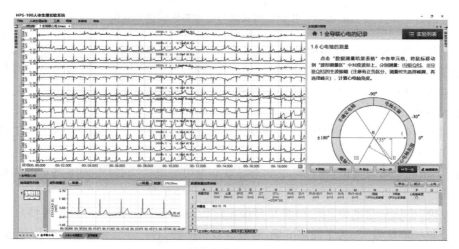

图 15-3 生物信号采集与处理系统软件示意图

反演、测量与处理,报告打印等功能,这些功能用于协助更好地完成人体机能实验。

(1)信号记录与显示:是软件的最主要功能,是指启动一个实验,然后显示和存贮数据,最后停止实验的过程。

启动实验是软件开始一个实验的起点。可以从已有的人体机能实验项目中选择一个项目,如"人体心电图的描记"开始一个新的实验。启动实验后,软件即自动开始数据显示和记录。停止实验是停止一个正在进行的实验,选择"停止"按钮,然后输入存贮的文件名,停止并存储实验数据。

(2)数据反演:指打开已记录的实验数据文件,然后进行观察、分析等。

(3)数据测量:指从原始波形中定量分析出用户关心的数值量,如心率、收缩压、舒张压、呼吸频率等(图 15-4)。

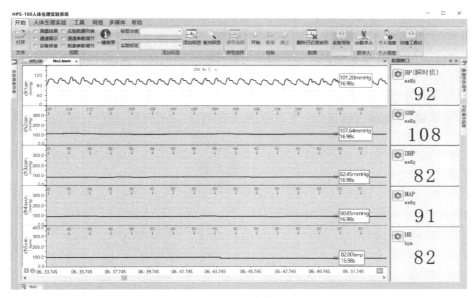

图 15-4　数据测量示意图

(4)数据处理:指对原始数据进行变换,从而可以从变换后的数据中得到更多的信息。数据处理包括微分、积分、心率曲线、频率直方图及频谱分析等。

(5)实验报告编辑与打印:实验完成后,可以对实验报告进行编辑,编辑完成后可以进行打印。

(6)双视显示:指在两个不同的窗口中对比显示同一个指标不同时间点的波形,该功能主要方便对同一指标的前后对比。打开双视显示的方法通常是将鼠标移动到左右视分隔条上,当鼠标变为左右箭头的双竖线时,按住鼠标左键向右拖动至适当位置松开左键完成双视显示。

3. 附件

附件用于辅助完成各种不同的人体机能实验,主要有引导电极、传感器及专用人体刺激器等。

(1)引导电极:用于将人体产生的生物电信号从人体表面或体内引入到硬件中,主要有心电引导电极、脑电引导电极及肌电引导电极等。引导电极实质上是一根带屏蔽功能的导线。

(2)传感器:用于将人体产生的非电生物信号转换为电信号,然后输入到硬件中,主要有呼吸传感器、心音传感器及温度传感器等。传感器起到生物信号能量转换作用,即将其他信号形式转换为电信号,从而输入到硬件中。

（3）其他附件:包括人体刺激器、一次性心电贴片电极、呼吸面罩等。

（4）成套附件（或附件包）:为了方便使用,把不同的附件,如引导电极、传感器和其他附件等组合形成成套附件,用于完成某个系统的人体机能实验,如呼吸系统附件、循环系统附件及神经肌肉系统附件等。

功率单车用于辅助完成人体运动机能实验。功率单车一般能实时测量受试者的骑行做功功率、骑行转速、心率等数据,配合人体机能实验系统,还可以设计、开展多种运动生理相关实验。根据实验要求,可将功率单车设置为不同的阻力档位或恒定功率,以便于观察不同运动强度下的生理指标改变。

尿液分析仪用于尿液成分检测,其检测原理本质是光的吸收和反射。将尿液样品直接滴加到已固化不同试剂的多联试剂带上,尿液中相应的化学成分使多联试剂带上含各种特殊试剂的模块发生颜色变化,颜色的深浅与尿样中特定化学成分浓度成正比。将多联试带置于尿液分析仪比色进样槽中,各模块依次受到仪器光源照射并产生不同的反射光,仪器接收不同强度的光信号后将其转换为相应的电信号,计算出各测试项目的反射率,然后与标准曲线比较后校正为测定值,最后以定性或半定量方式自动打印出结果。常规尿液检查项目主要有尿酸碱度、尿相对密度、尿蛋白、尿葡萄糖、尿酮体、尿胆红素、尿胆原、尿亚硝酸盐、尿红细胞、尿白细胞、尿 pH 等。

（四川大学　黄　武）

第十六章 人体机能实验

第一节 人体神经兴奋传导与肌肉收缩

【案例导入】

男性,20岁。四肢肌力减弱1个月。2个月前滑雪后出现双上睑下垂,抬起费力,下午及晚上明显,清晨较轻,未重视。1个月前出现双手拧钥匙费力,双上臂抬举费力,上楼梯费力。查体:神志清,轻度构音障碍,双侧瞳孔等大等圆,对光反射灵敏,左上睑下垂,左侧睑裂4 mm,右侧睑裂6 mm,双眼内收差,未及复视和眼震。双侧鼻唇沟等深,吞咽困难,饮水呛咳,伸舌居中。伴咀嚼费力,讲话费力,讲话多时声音越来越低。新斯的明试验(+)。临床诊断:重症肌无力。

【临床到基础】

1. 重症肌无力的主要临床表现是什么?

2. 重症肌无力的发病部位在哪里? 主要机制是什么?

3. 新斯的明试验的机制是什么?

一、神经传导速度的测定

【实验目的】

1. 掌握:神经–肌肉实验的电刺激和神经肌肉复合动作电位的记录方法,人体尺神经传导速度的测定方法。

2. 了解:人体尺神经传导速度测定的原理。

【实验原理】

神经纤维(nerve fiber)具有高度兴奋性和传导性,外来刺激如电流可引起神经纤维兴奋,并以神经冲动的形式传至神经末梢,引起所支配的肌肉收缩。通过表面刺激电极在尺神经的不同位置先后给予适当的电刺激,通过测量两个刺激点间的距离以及潜伏期差,可以计算出神经传导速度(图16–1)。

运动神经传导速度计算公式:

$$MCV = \frac{S_1M - S_2M}{T_1 - T_2}$$

在公式中,MCV代表运动神经传导速度,S_1M代表近心端刺激点S_1到记录电极Ra处的距离,S_2M代表远心端刺激点S_2到记录电极Ra处的距离,T_1代表近心端潜伏期,T_2代表远心端潜伏期。

【受试对象】正常健康志愿者。

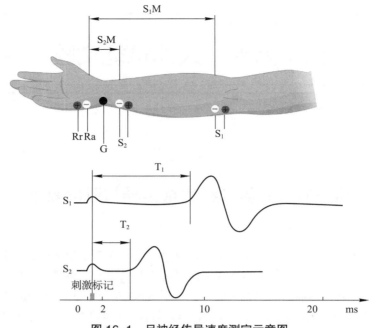

图 16-1　尺神经传导速度测定示意图

【实验材料】

1. 试剂和药品：75% 乙醇、生理盐水（或导电膏）。

2. 装置和器材：人体生理实验系统、人体神经肌肉刺激器、刺激电极、信号输入线、贴片电极、软尺。

【实验方法】

1. 设备连接

（1）连接信号输入线：将信号输入线接入 BL-420N 硬件 CH1 通道，另一端纽扣式接口与贴片电极连接。

（2）连接隔离刺激器：将隔离刺激器接入 BL-420N 硬件刺激输出口。

（3）连接刺激输出电极：将刺激输出电极接入隔离刺激器（图 16-2）。

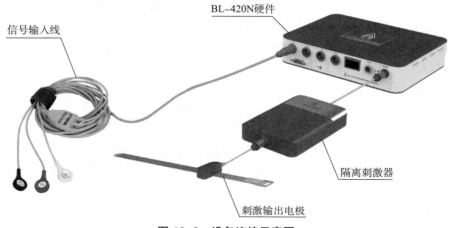

图 16-2　设备连接示意图

2. 受试者准备

（1）基本准备：受试者身心放松，安静端坐，手臂自然放在桌上，取下所佩戴的手表、戒指、手链、手镯等金属物品，并熟悉实验过程。

（2）皮肤处理：受试者手心朝上，用棉签蘸取少量75%乙醇擦拭前臂皮肤，目的是擦掉皮肤上的油脂、污物及皮肤碎屑，减小基线漂移，以免阻抗太大影响波形记录。擦拭皮肤位置参见表16-1和图16-3。

表 16-1　75%乙醇处理皮肤的位置

电极	擦拭皮肤位置
参考电极 –Rr	小指基底部指关节处肌腱
记录电极 –Ra	小指展肌肌腹
接地电极 –G	手腕尺侧腕横纹处皮肤
腕部尺神经干 – 远心端刺激点 S_2 处	腕部尺神经干体表投影部位
肘部尺神经干 – 近心端刺激点 S_1 处	肘部尺神经沟体表投影部位

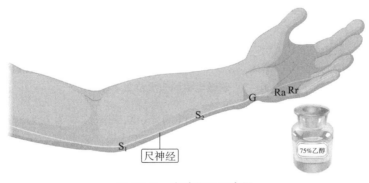

图 16-3　皮肤处理示意图

（3）贴片电极处理和安放：贴片电极用于记录肌电。撕开电极片表面的保护膜，将电极片粘贴在受试志愿者皮肤上。粘贴位置参见表16-2和图16-4。

表 16-2　贴片电极的安放位置

电极	电极安放位置
参考电极 –Rr	小指基底部指关节处肌腱
记录电极 –Ra	小指展肌肌腹，即腕横纹和第五掌指关节连线中点小鱼际肌最隆起处
接地电极 –G	手腕尺侧腕横纹处

3. 刺激电极处理

清洁刺激电极片正负极，并用棉签蘸取少量生理盐水，涂抹于刺激电极片上。生理盐水用于增加皮肤导电性，涂抹于电极片上的生理盐水刚好覆盖电极接触面即可。

4. 开启刺激电极

长按刺激电极上部电源键,听到"嘀"声后松开,待刺激器主机指示灯显示绿色常亮,表示刺激器打开。

5. 观察项目

(1)观察刺激腕部尺神经引起的肌电

1)安放刺激电极:让受试者用另一只手拿稳刺激电极,将刺激电极沿前臂长轴方向置于腕部尺神经干处,先不要将绑带扣紧(刺激电极片应避免放置于伤口或伤疤处)。建议刺激电极负极安放位置距离腕横纹在 4 ~ 7 cm 或以上,以降低潜伏期测量误差(图 16-5)。

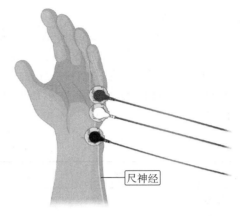

图 16-4 贴片电极的安放示意图

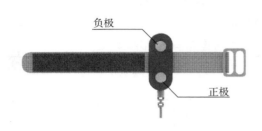

负极

正极

A. 刺激电极背面

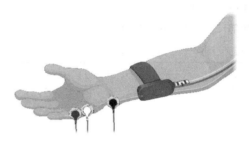

尺神经

B. 刺激电极在腕部的安放

图 16-5 刺激电极的安放位置示意图

2)寻找腕部尺神经刺激位置:设置刺激强度为 4 mA,刺激波宽为 0.3 ms,单击"启动刺激"按钮。观察受试者小指展肌反应和波形,同时询问受试者感受。若刺激后记录不到反应,微微移动刺激电极安放位置或逐渐增加刺激强度直至观察到明显的复合肌肉动作电位波形,且受试者未有不适感或不适感程度较低,表明此时电极安放在腕部最佳尺神经刺激位置。

3)寻找最适刺激强度:一旦找到安放电极的最佳位置,固定刺激电极不发生位移,扣紧刺激电极绑带,单击"启动刺激"按钮,刺激强度以每次 2 mA 递增,记录反应直到反应不再增强或 20 mA 为止。刺激强度的大小应以记录到的生物电信号波形适于观察,并尽量减轻受试者的不适感为前提,如果刺激强度已很大仍不能得到满意的信号时,可增大刺激波宽,以穿透较厚的皮下组织,兴奋位置较深的神经,降低受试者因刺激强度过大可能造成的不适感。停止刺激,去除刺激电极,用笔在刚才刺激电极负极安放位置的皮肤处进行标记。

(2)观察刺激肘部尺神经引起的肌电

1)安放刺激电极:让受试者用另一只手拿稳刺激电极,将刺激电极沿前臂长轴方向置于肘部尺神经干处,先不要扣紧绑带。肘部神经位置较深,安放电极时,应对电极施加中等程度的压力(图 16-6)。

2)寻找肘部尺神经刺激位置:设置刺激强度为 4 mA,刺激波宽为 0.3 ms,单击"启动刺激"按钮。观察受试者小指展肌反应和波形,

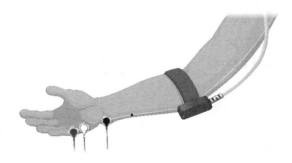

图 16-6 刺激电极在肘部的安放位置示意图

同时询问受试者感受。若刺激后记录不到反应,微微移动刺激电极安放位置或逐渐增加刺激强度,直至观察到波形上出现明显的复合肌肉动作电位波形,且受试者未有不适感或不适感程度较低,表明此时电极安放在肘部最佳尺神经刺激位置。

3)寻找最适刺激强度:一旦找到肘部安放电极的最佳位置,固定刺激电极不发生位移,扣紧刺激电极绑带,在软件上设置刺激强度增量在 1~2 mA 之间,设置完成后单击"启动刺激"按钮,记录反应直到反应不再增强或 20 mA 为止。若增加刺激强度到 15~20 mA 仍无明显波形,可增加刺激波宽,建议刺激波宽范围在 0.2~0.5 ms 之间,刺激强度或刺激波宽增大的过程中可能会引起受试者产生刺痛或麻痛感,实验过程中应多注意和询问受试者感受。停止刺激,取下受试者手臂上的刺激电极,断开受试者与刺激电极的连接。用笔在刚才刺激电极负极安放位置的皮肤处进行标记。

6. 测量和分析

(1)打开双视。

(2)截取波形:先在"波形测量区"视图中单击"截图"按钮,然后在左视中选择目标波形段,选择的波形应分别包含刺激腕部和肘部尺神经引起的肌电波形,截取的波形段自动进入"选择波形列表"和"波形测量区"视图中。

(3)数据测量

1)测量和记录距离:使用软尺测量两个标记间的距离,并将测量的距离输入软件"数据测量结果表格"视图对应单元格中。

2)测量潜伏期:以测量"肘部潜伏期"为例,单击"数据测量结果表格"中的"肘部潜伏期"单元格,移动鼠标到"波形测量区"视图,在刺激标记处单击选择测量起点,在肌电波形开始偏离基线处单击确定测量终点,潜伏期的测量结果自动记录在"数据测量结果表格"视图对应单元格中(测量方法参见图 16-1)。以同样的方式测量"腕部潜伏期"。

(4)结果分析:在"数据测量结果表格"中显示出距离、潜伏期后,则可以计算出神经传导速度。

【注意事项】

1. 有周围神经病变症状或体征者、出血或有血栓性栓塞危险病患者、安装起搏器者、一般心脏病患者、感觉缺失病患者、癫痫患者、孕妇不能作为受试志愿者进行该实验,肥胖者不建议作为志愿者进行该实验。

2. 电极安放时,应对电极施加中等程度的压力,使电极和皮肤表面接触良好。

3. 电刺激会使人产生一定的疼痛感,因此在实验过程中,一方面应预先告知受试者使之有心理准备,另一方面应逐渐增大刺激强度,以使受试者有一个适应过程。

【讨论与思考】

1. 为何记录的神经冲动是双向波形?

2. 跳跃性传导为何可以增加神经冲动传导速度?

二、刺激强度与人体肌肉反应的关系

【实验目的】

1. 掌握:肌肉收缩的记录方法并观察肌肉对刺激强度变化的反应。

2. 了解:神经 - 肌肉实验的电刺激方法。

【实验原理】

在保持一定刺激时间（即脉冲宽度）的情况下，如施加的刺激强度过小，将不引起肌肉收缩反应；当刺激强度增加到某一临界值时，可引起少数兴奋性较高的神经纤维兴奋，从而引起它们所支配的骨骼肌细胞的微小收缩，此临界刺激强度即为阈强度，与之对应的刺激称为阈刺激；如刺激强度继续增大，将有更多的运动单位兴奋，肌肉的收缩幅度或张力不断增加，此时的刺激均称阈上刺激；但当刺激强度增大到某一临界值时，肌肉中所有的运动单位都被兴奋，肌肉收缩的幅度或张力达到最大；此后，如再增大刺激强度，骨骼肌收缩的幅度或张力不会继续增大。一般把引起肌肉出现最大反应的最小刺激强度称为最适刺激强度，亦称最适刺激（图16-7）。

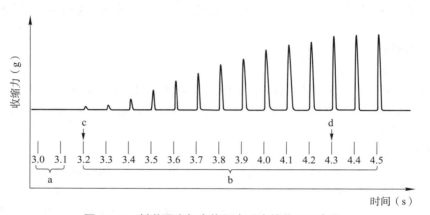

图 16-7　刺激强度与人体肌肉反应的关系示意图
a. 阈下刺激；b. 阈上刺激；c. 阈刺激；d. 最适刺激（单位为 mA）

【受试对象】 正常健康志愿者。

【实验材料】

1. 试剂和药品：75% 乙醇、生理盐水（或导电膏）。

2. 装置和器材：人体生理实验系统、人体神经肌肉刺激器、刺激电极、指力传感器。

【实验方法】

1. 设备连接

（1）连接指力传感器：将指力传感器接入 BL-420N 硬件 CH1 通道。

（2）连接隔离刺激器：将隔离刺激器接入 BL-420N 硬件刺激输出口。

（3）连接刺激输出电极：将刺激输出电极接入隔离刺激器（图16-8）。

2. 受试者准备

（1）基本准备：受试者应取下所佩戴的手表、戒指、手链、手镯等金属物品，身心放松，安静端坐，手臂自然放在桌面上。

（2）皮肤处理：受试者手心朝上，用棉签蘸取少量 75% 乙醇擦拭前臂皮肤。目的是擦掉皮肤上的油脂、污物及皮肤碎屑，减小基线漂移，以免阻抗太大影响波形记录。

（3）刺激电极处理和安放：首先用棉签蘸取少量生理盐水，涂抹于刺激电极片上，随后让受试者用另一只手拿稳电极，电极负极朝向远心端，正极朝向近心端，将刺激电极沿前臂长轴方向置于距离腕横纹不超过 6 cm 的正中神经体表投影部位（图16-9）。

（4）开启刺激电极：长按刺激电极上部电源键，听到"嘀"声后松开，待刺激器主机指示灯显示绿色常亮，表示刺激器打开。

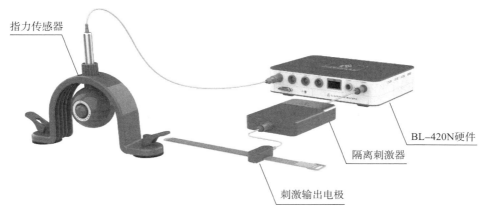

图 16-8　设备连接示意图

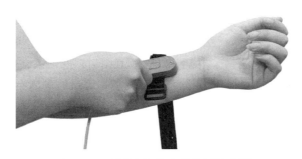

图 16-9　刺激电极的安放位置示意图

（5）寻找神经刺激位置：设置刺激强度为 4 mA，单击"启动刺激"按钮，然后观察受试者手指收缩反应，同时询问受试者感受。若手指未出现收缩反应，微微移动刺激电极安放位置或增加刺激强度到 6~8 mA，单击"启动刺激"按钮，以寻找最佳神经刺激位置。当观察到手指出现明显的收缩反应，且受试者未有不适感或不适感较低，表明此时电极安放部位为最佳正中神经刺激位置。固定刺激电极片正负极位置不发生位移，扣紧刺激电极绑带。

3. 使用指力传感器记录指力

（1）固定指力传感器：检查并清洁指力传感器底部吸盘，将指力传感器紧密吸附在光滑的实验桌面上。

（2）记录指力：受试者测试手掌穿过指力传感器，手心朝上，另一只手拧松支架顶端旋钮，调节传感器感应片高度，手握球左右旋转调节传感器感应片处朝向，开始记录指力（图 16-10）。

4. 观察项目

（1）寻找出现第一个反应的波形：设置刺激强度为 1 mA，强度增量为 1 mA，单击"启动刺激"按钮，观察实验波形，直到出现第一个肌肉收缩反应的波形。

（2）确定阈强度：在出现第一个肌肉收缩波形时对应的刺激强度基础上降低刺激强度 1 mA 回到阈下刺激，然后减小刺激强度增量在 0.2~0.5 mA 之间。单击"启动刺激"按钮，直到观察到波形上刚好出现第一个微弱的肌肉收缩反应波形，与之对应的刺激强度即为"阈强度"。

（3）观察刺激强度变化引起的收缩改变：在阈强度的基础上降低刺激强度 1 mA 并将刺激强度增量设置为 0.5 mA。重复单击"启动刺激"按钮，观察实验波形的变化。随着刺激强度的增加，肌肉收缩的波形幅度不断增大。当记录到至少 3 个收缩力不再随刺激强度增加而增大的波形时，

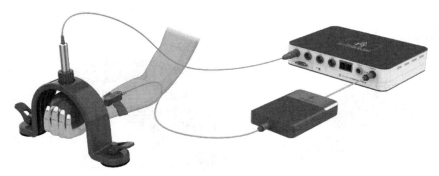

图 16-10　指力传感器与手掌、手指的相对位置示意图

表明肌肉达到最大收缩,引起肌肉发生最大收缩的最小临界刺激强度即为"最适刺激强度"。此时停止刺激,取下受试者手臂上的刺激电极,断开连接。

5. 测量和分析

(1)打开双视。

(2)截取波形:先在"波形测量区"视图中单击"截图"按钮,然后在左视中选择目标波形段,选择的波形应包含阈下刺激、阈刺激、最适刺激强度和超过最适刺激至少 3 个刺激所对应的波形,截取的波形段自动进入"选择波形列表"和"波形测量区"视图中。

(3)数据测量:在"数据测量结果表格"视图中单击"收缩力"单元格,移动鼠标到"波形测量区"视图,单击鼠标左键选择每个反应开始收缩和达到最大收缩的波峰,进行测量,测量结果自动记录在"数据测量结果表格"视图对应单元格中。

(4)结果分析:当表格中显示刺激强度和收缩力数据时,单击"统计"按钮,统计区将图示刺激强度与人体肌肉反应的关系(图 16-11)。

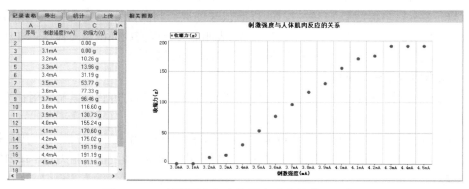

图 16-11　刺激强度与人体肌肉反应的关系示意图

【注意事项】

同前。

【讨论与思考】

1. 神经冲动是"全或无"的,但为何肌肉收缩产生的张力可随刺激强度的增大而增加?

2. 实验中为何会出现最大收缩?

三、刺激频率与人体肌肉反应的关系

【实验目的】

1. 掌握刺激频率改变对肌肉收缩形式的影响。
2. 了解：神经 – 肌肉实验的电刺激方法。

【实验原理】

当给予肌肉一个有效的单刺激时,肌肉发生一次收缩反应,称为单收缩。骨骼肌单收缩的总时程包括潜伏期、收缩期和舒张期。若给予一定频率的连续刺激,使相邻两次刺激的时间间隔小于该肌肉收缩的总时程,则可出现收缩总和,这种收缩形式称复合收缩。给予一定频率的串刺激,若相邻两个刺激的时间间隔短于肌肉收缩的收缩期 + 舒张期,而长于肌肉收缩的收缩期,导致后一刺激落在前一刺激引起的肌肉收缩的舒张期内,则肌肉尚未完全舒张又可产生新的收缩,这种收缩形式称为不完全强直收缩,其收缩的幅度高于单收缩的幅度;若相邻两个刺激的时间间隔短于肌肉收缩的收缩期,导致后一刺激落在前一刺激引起的肌肉收缩的收缩期内,则肌肉收缩尚未结束就又开始新的收缩,这种收缩形式称为完全强直收缩,其收缩的幅度高于不完全强直收缩的幅度。引起完全强直收缩所需的最低刺激频率称为临界融合频率。收缩可以融合,但兴奋不可以融合,是一串各自分离的动作电位。临界融合频率与单收缩的收缩时间成反比。根据上述原理,若给予神经一连串最适刺激或稍大的刺激,则因刺激频率不同会观察到不同形式的肌肉收缩形式(图 16–12)。

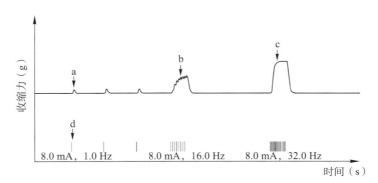

图 16–12　刺激频率与人体肌肉反应的关系示意图

a. 单收缩;b. 不完全强直收缩;c. 完全强直收缩;d. 刺激标记(单位为 mA,Hz)

【受试对象】正常健康志愿者。

【实验材料】

1. 试剂和药品:75% 乙醇、生理盐水(或导电膏)。
2. 装置和器材:人体生理实验系统、人体神经肌肉刺激器、刺激电极、指力传感器。

【实验方法】

1. 实验步骤

同实验二。

2. 观察刺激频率变化引起肌肉收缩形式的改变

设置刺激强度为最适刺激强度或比最适刺激强度高 1 ~ 3 mA,刺激频率为 1 Hz,脉冲个数为 3 个,频率增量为 1 ~ 5 Hz,个数增量为 1 ~ 3 个,单击"启动刺激"按钮,观察实验波形的变化。当

曲线不出现肌肉舒张波形,即后一刺激落在前一刺激引起的肌肉收缩的收缩期时,停止刺激,取下受试者手臂上的刺激电极,断开连接。

3. 测量和分析

(1)打开双视。

(2)截取波形:先在"波形测量区"视图中单击"截图"按钮,然后在左视中选择单收缩波形,截取的波形段自动进入"选择波形列表"和"波形测量区"视图中。在左视窗口下方标尺区域中滚动鼠标滑轮以缩短波形,以同样的截图方式,截取单收缩、不完全强直收缩和完全性强直收缩均包含的波段。

(3)数据测量:在"数据测量结果表格"中单击"潜伏期"单元格,移动鼠标到"选择波形列表"窗口,选择截取的"单收缩"图形,在"波形测量区"视图测量潜伏期时程,测量结果自动记录在"数据测量结果表格"对应单元格中。以同样的测量方式,找到各生理指标对应的波段,完成收缩期、舒张期、收缩总时程和收缩力的测量。

(4)结果分析:当表格中显示刺激频率和收缩力数据时,单击"数据测量结果表格"视图中的"统计"按钮,统计区将图示肌肉的频率效应总和,分析刺激频率改变与肌肉收缩反应的关系。

【注意事项】

同前。

【讨论与思考】

1. 为何动作电位不能融合,而由动作电位诱发的肌肉收缩可以融合?

2. 为什么强直收缩产生的张力大于单收缩?

ℰ 知识拓展　"美丽"的箭毒蛙

(北京大学　宋德懋)

第二节　人体心电图记录

【案例导入】

男性,58岁。反复胸闷、气促4年,突发意识丧失1次,心肺复苏后1周。患者4年前因劳累出现胸闷、气促。查体:颈静脉充盈,双肺呼吸音粗,双下肺可闻及湿啰音,心尖区可及抬举样搏动,心界向左扩大,心尖区可闻及第三心音和Ⅱ～Ⅲ级收缩期杂音,双下肢轻度水肿。实验室检查:血、尿、粪常规检查均正常,cTnT:0.165 ng/mL。ECG提示:室性心动过速,心室颤动。超声心动提示:全心扩大伴左室整体收缩活动减弱,中度二尖瓣反流。临床诊断:扩张型心肌病,室性心动过速,心室颤动。

【临床到基础】

1. 心电图检查有何临床意义?

2. 心电图的产生机制是什么?

3. 如何进行心电图检查?

【实验目的】

1. 掌握:全导联心电图的记录方法,心电图各波段的测量和分析方法。

2. 了解:心室电压的测量,心电轴角度的测量,肌电干扰、电极反接对心电图的影响。

【实验原理】

在正常人体,由窦房结发出的兴奋按照一定的传导途径和时程依次传向心房和心室,引起整个心脏的兴奋。人体可看做一个容积导体,心脏各部分在兴奋过程中出现的生物电变化可通过周围导电组织和体液传到体表。如果将测量电极置于体表一定部位,即可引导出心脏兴奋过程中所发生的电变化,即为心电图(electrocardiogram,ECG)。通过肢体导联和胸导联方式可以分别获取心电向量在人体冠状面和水平面上的投影,记录出 P 波、QRS 波群、T 波等波形。在各导联上对波段幅值和时程进行测量,可获得心率、各波段时程、心室电压、心电轴角度等重要指标。各波段时程反映心肌除极、复极及传导阻滞等情况,心室电压可帮助判断心室肌厚度。心电轴通常指心室除极过程中全部瞬间心电向量的综合,可以通过测算 Ⅰ、Ⅲ 导联 QRS 波群主波的代数和而得到。心电轴对于诊断是否有心室肥大、左前或左后分支阻滞等具有重要价值。

【受试对象】正常健康志愿者。

【实验材料】

1. 试剂和药品:75% 乙醇、生理盐水(或导电膏)。

2. 装置和器材:人体生理实验系统、全导联心电线、心电肢夹、吸球电极。

【实验方法】

1. 设备连接

(1)连接全导联心电线:将全导联心电线接入生物信号采集与处理系统上的心电图专用接口。

(2)连接心电肢夹:四个肢体导联接头按颜色与心电肢夹相连(同色相连)。

(3)连接吸球电极:六个胸导联接头与吸球电极相连。

2. 受试者准备

(1)皮肤处理:受试者平躺在检查床上,放松肌肉。手腕前侧、脚踝内侧和胸前区皮肤用75% 乙醇脱脂,涂抹少许生理盐水。

(2)安放肢体导联电极:心电肢夹在受试者手腕、足踝处,导电片与肢体内侧皮肤相接触。肢体导联电极位置、颜色及符号关系:右手腕—红色(R),左手腕—黄色(L),左足踝—绿色(LF),右足踝—黑色(RF)(图 16-13A)。

(3)安放胸导联电极:V1—胸骨右缘第 4 肋间,V2—胸骨左缘第 4 肋间,V3—V2 与 V4连线的中点,V4—左锁骨中线第 5 肋间,V5—左腋前线第 5 肋间,V6—左腋中线第 5 肋间(图 16-13B)。

3. 正常心电图描记

受试者全身放松,保持仰卧位,记录 3 min 全导联心电图。

4. 观察项目

(1)心率的测量:测量相邻两个 R-R 间期(或 P-P 间期)的秒数,然后用 60 除以此数值,即可求出心率。若有心律不齐,一般采取数个心动周期的平均值来进行测算。

(2)各波段时程的测量:测量 P-R 间期(12 导联同步心电图中最早的 P 波起点测量至最早的 QRS 波起点)、QRS 波群时间(12 导联同步心电图中最早的 QRS 波起点测量至最晚的 QRS 波终点)、Q-T 间期(12 导联同步心电图中最早的 QRS 波起点测量至最晚的 T 波终点)。

(3)心室电压的测量:测量 V5 导联 R 波、V1 导联 S 波振幅,并计算振幅绝对值之和(|RV5| + |SV1|),测量 V1 导联 R 波、V5 导联 S 波振幅,并计算振幅绝对值之和(|RV1| + |SV5|)。心室电压判定标准:①左心室肥厚:男性 |RV5| + |SV1| > 4.0 mV、女性 |RV5| + |SV1|>3.5 mV;②右

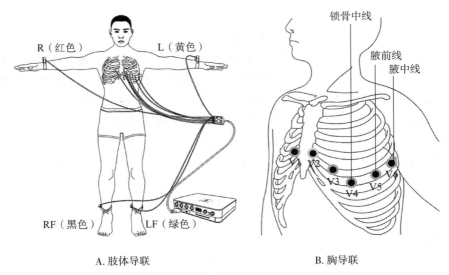

A. 肢体导联　　　　　　　　　B. 胸导联

图 16-13　全导联心电图连接示意图

心室肥厚：|RV1| + |SV5| >1.05 mV。

（4）心电轴角度的测量：分别测量Ⅰ、Ⅲ导联的 QRS 波群的主波振幅，然后根据这两个数值分别在Ⅰ、Ⅲ导联线上作两条垂直线（图 16-14），得到交叉点，再经交叉点与电偶中心 0 点作连线，该连线与Ⅰ导联正侧的夹角即为心电轴角度。正常心电轴范围为 -30° ~ +90° 之间。

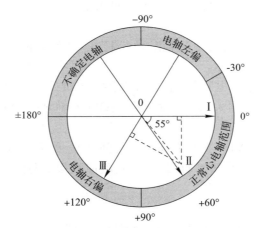

图 16-14　心电轴的测量示意图

（5）肌电干扰：分别进行左手握拳、右手握拳、左脚掌前屈、右脚掌前屈，观察并记录受肌电干扰的心电波形。

（6）电极反接：分别进行左手—右手反接、左手—左脚反接、右手—左脚反接，观察并记录心电信号翻转。将以上结果记录在表 16-3 中。

【注意事项】

1. 受试者应在安静舒适的环境中进行检测，避免肢体活动造成肌电干扰和基线漂移。

2. 实验结束后需将电极擦拭干净，整齐归纳放回原处。

表 16-3 人体心电图描记

受试者姓名： 性别： 年龄（岁）： 身高（cm）： 体质量（kg）：

测量项目	心率 （bpm）	QRS （ms）	P-R （ms）	Q-T （ms）	IRV5I+ISV1I （mV）	IRV1I+ISV5I （mV）	心电轴角 度（°）
测量值							
观察项目	左手握拳	右手握拳	左脚掌 前屈	右脚掌 前屈	左手—右手 反接	左手—左脚 反接	右手—左 脚反接
影响通道							

【讨论与思考】

1. 左右手电极反接后，哪些导联信号出现了改变？为什么？

2. 心电图中各波段代表的生理意义是什么？

3. 心室电压和心电轴角度的临床意义是什么？

🌐 知识拓展　心电监护

（四川大学　黄　武）

第三节　人体脑电图及影响因素

【案例导入】

女性，30 岁。自 20 岁起出现频繁的简单和复杂部分癫痫发作，常伴强烈的惊恐，或身体某部位难以定位的刺麻感。发作前意识可部分或完全丧失，随后出现肢体抽搐或攻击性复杂动作等持续性动作。近期药物治疗效果不理想，癫痫发作频繁。脑电图检查提示一侧或双侧额部出现广泛性异常放电，MRI 检查确定出致痫灶的部位与范围在左侧额叶局部。临床诊断：额叶癫痫。

【临床到基础】

1. 癫痫发作时脑电图有何变化？

2. 脑电图的产生机制是什么？

3. 如何进行脑电图检查？

【实验目的】

1. 掌握：人体脑电图的记录方法，脑电图的波形分析及影响因素。

2. 了解：异常脑电图的识别。

【实验原理】

大脑皮质存在着不同频率、幅值和波形的自发电活动。将引导电极安置在头皮固定位置，通过放大器将微弱的脑电信号滤波、放大后，在计算机上可显示并记录到大脑皮质的电位变化，称为脑电图（electroencephalogram，EEG）。目前认为，脑电波是由大量神经元同步发生的突触后电位经总和后形成的，其基本波形有 δ、θ、α 和 β 波四种（图 16-15）。

1. δ波：频率为 0.5～3.9 Hz，幅度为 20～200 μV，常出现在成人入睡后，或处于极度疲劳或麻醉时，在颞叶和枕叶比较明显。

2. θ波：频率为 4.0～7.9 Hz，幅度为 100～150 μV，常出现在成年人困倦时，在颞叶和顶叶明显。

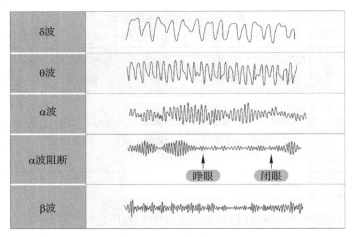

图 16-15　脑电图波形示意图

3. α 波：频率为 8.0 ~ 13.9 Hz，幅度为 20 ~ 100 μV，常表现为波幅由小变大、再由大变小，反复变化而形成梭形的 α 波。α 波在枕叶皮层最为显著。成年人在清醒、安静并闭眼时出现，睁眼、思考或受外界刺激（如声音、光线等）时立即消失，这一现象称为 α 波阻断。

4. β 波：频率为 14 ~ 30 Hz，幅度为 5 ~ 20 μV，在额叶和顶叶较显著，是新皮层处于紧张活动状态的标志。

【受试对象】正常健康志愿者。

【实验材料】

1. 试剂和药品：75% 乙醇、生理盐水、导电膏、磨砂膏。

2. 装置和器材：人体生理实验系统、脑电帽、贴片电极。

【实验方法】

1. 设备连接

（1）连接脑电帽：将脑电帽接入生物信号采集与处理系统 BL-420N 硬件的 CH1 通道（图 16-16）。

（2）连接贴片电极：将脑电帽上的纽扣式接口与贴片电极背侧铜扣相连。

2. 受试者准备

（1）皮肤处理：受试者呈坐位，用酒精棉球擦拭安放电极处皮肤，鼻根凹陷向上 2 cm 处、枕

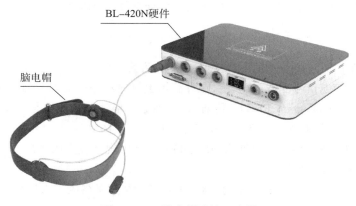

图 16-16　脑电帽连接示意图

骨隆凸向上 2 cm 处及耳垂处，去除皮肤表面的灰尘和油脂，并在耳垂处涂抹少量的生理盐水。

（2）电极的处理和安放：撕下贴片电极表面保护膜，将前、后两个电极分别贴在受试者额叶和枕叶头部皮肤上。用脑电帽将电极固定，确保电极与皮肤完全接触。将耳夹夹在受试者耳垂处（图 16-17）。

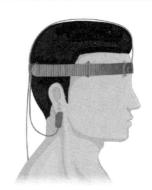

3. 启动 HPS-100 软件

在"首页"中选择"中枢神经系统"→"人体脑电的记录与观察"→"实验项目"。

图 16-17　脑电帽佩戴示意图

4. 观察项目

（1）脑电图的记录

1）记录脑电图：受试者保持安静，全身放松，不断睁眼、闭眼，记录一段脑电波形。

2）分析：注意观察受试者在睁眼、闭眼时，不同频率能量带高低的变化。

（2）α 波和 α 波阻断

1）闭眼：受试者安静闭眼，全身放松，不进行思考，记录一段脑电图，并识别典型的 α 波形。

2）睁眼：在记录到典型的 α 波形后，示意受试者睁眼，可见 α 波立即消失。其脑电波频率加快且幅度降低，呈快波。再闭眼，α 波又重现。如此反复 3 ~ 5 次。

3）声音刺激的影响：在受试者出现 α 波的情况下，给予受试者声音刺激，选择不同声强和频率的声音（如高声强和低声强的摇滚音乐、高声强和低声强的古典音乐等）。观察并比较不同声音刺激时 α 波有何变化。

4）思维活动的影响：在受试者出现 α 波的情况下，要求受试者心算数学题，如 100 连续减 7，也可由测试者提问数学题，观察 α 波有何变化。

（3）测量和分析

1）打开双视区。

2）截取波形：先在"波形测量区"视图中单击"截图"按钮，然后在左视区中选择目标波形段，截取的波形段自动进入"选择波形列表"和"波形测量区"视区图中。

3）数据测量：在"数据测量结果表格中"单击"α 波 RMS"单元格，移动鼠标到"波形测量区"，选择一段闭眼状态下的脑电波进行测量操作，依次在起点、终点单击鼠标左键。此段波形的 α 波 RMS 自动显示在对应单元格中。以同样的测量方式，完成睁眼、不同声音刺激、思维活动情况下脑电图 α 波和 β 波频率和幅度的测量（表 16-4）。

表 16-4　在闭眼、睁眼及不同刺激条件下脑电图 α 波和 β 波的变化

序号	受试者状态	α 波幅度	α 波频率	β 波幅度	β 波频率
1	闭眼				
2	睁眼				
3	高声强摇滚音乐				
4	低声强摇滚音乐				
5	高声强古典音乐				
6	低声强古典音乐				
7	思维活动				

（4）脑电常见干扰分析

1）记录正常脑电图：请受试者安静闭眼，单击"开始"按钮，记录 30 s 正常的脑电图。

2）快速眨眼：请受试者快速眨眼，同时记录脑电图，观察眨眼时脑电图的变化。

3）转动眼睛：请受试者在安静、闭眼的状态下，转动眼球，观察转动眼睛时脑电图的变化。

4）咬牙：请受试者在安静、闭眼的状态下，用力咬紧牙齿，观察咬牙时脑电图的变化。

5）分析：观察眨眼、转动眼球、咬牙时脑电图的变化，学习脑电图常见的伪迹特点，以及排除伪迹的方法。

【注意事项】

1. 受试者在实验过程中应保持安静状态。

2. 在给受试者安放枕骨隆凸处电极时，应保持清洁，避免头发夹杂其中。

【讨论与思考】

1. α 波有何特点？如何识别 α 波形？

2. 与闭眼时相比，睁眼时 α 波形有何变化？

3. 声刺激和思维活动对 α 波有何影响？

4. 眨眼、转动眼球、咬牙时产生的脑电伪迹有何特点？它们是如何产生的？

ℓ 知识拓展 脑电图"慢波"之路

（锦州医科大学 于 利）

第四节 感官功能测定

【案例导入】

女性，45 岁。1 个月前自觉频繁用眼后眼部疲劳，后出现双眼视力进行性下降，休息后未缓解。眼科检查：视力右眼 0.1，左眼 0.3，眼前节正常；眼底见双眼视神经乳头色淡，边界清楚，黄斑中心凹光反射消失；双眼周边视野基本正常，有中心暗点。临床诊断：双眼视神经萎缩。

【临床到基础】

1. 视神经萎缩的病因及临床表现是什么？

2. 视觉是如何产生的？

3. 常用的视觉功能检查有哪些？

一、视敏度测定

【实验目的】

1. 掌握：使用视力表测定视敏度（视力）的原理和方法。

2. 了解：视力检测的原理。

【实验原理】

视力（visual acuity，视敏度）是指眼分辨物体精细结构的能力。通常以能分辨两点间最小视角为衡量标准。临床规定，当视角为 1 分时的视力为正常视力。人眼一般所能看清的最小视网膜像的大小，大致相当于视网膜中央凹处一个视锥细胞的平均直径。视力表是依据视角的原理设计的。目前我国规定视力测定采用标准对数视力表（5 m 距离两用式）。受试者视力可用小数记录或 5 分记录。两者的推算公式如下：

$$视力（V，以小数记录）= \frac{受试者辨认某字的最远距离}{正常人辨认该字的最远距离}$$

$$视力（L，5分记录）= 5 - \lg a'（视角）$$

视力表上的每行字旁边的数字即依上式推算出来的，表示在距视力表 5 m 处能辨认该行的视力。如受试者在 5 m 远处能辨认第 10 行的"E"字，该"E"字每一笔画两边发出的光线在眼的节点处恰好形成 1 分视角。受试者视力为：

$$V = 5/5 = 1 \text{ 或 } L = 5 - \lg 1 = 5$$

【受试对象】正常健康志愿者。

【实验材料】视力表（距受试者 5 m）、指示棒、遮眼板、米尺。

【实验方法】

1. 将视力表挂在光线均匀而充足的场所，受试者站立或端坐在距视力表 5 m 远的地方。

2. 受试者取下眼镜（若有），自己用遮眼板遮住一眼，用另一眼看视力表，按测试者的指点说出表上字母开口的方向。先从表上端的大字或图形开始向下测试，直至受试者所能辨认清楚的最小的字行为止。依照表旁边所注的数字来确定其视力。若受试者对最上一行字也不能辨认清楚，则须令受试者向前移动，直至能辨认清楚最上一行字为止。测量受试者与视力表的距离，再按上述公式推算出视力。

3. 用同样的方法检查另一眼的视力。

4. 受试者戴上眼镜，用同样的方法再次检查矫正后视力。将结果记录于表 16-5。

表 16-5　视敏度测定

受试者	裸眼左	裸眼右	矫正左	矫正右
1.				
2.				
3.				
4.				
5.				

【注意事项】

1. 视力表上的第 10 行字与受试者眼睛应在同一高度。

2. 检测环境应当光线充足，如光线较暗，可选择使用带有照明装置的视力表灯箱检测视敏度。

【讨论与思考】

1. 若距离不变时，人的视力与其所能看清的最小的字或图形的大小有什么关系？若字的大小不变时，人的视力与其所能看清的字所需要的最远距离的大小有什么关系？

2. 视角的大小与视力有什么关系？

二、视野测定

【实验目的】

1. 掌握：测定视野的方法。

2. 了解：视野检测在临床上的应用。

【实验原理】

视野（visual field）是单眼固定注视正前方一点时所能看到的空间范围。测定视野有助于了解视网膜、视觉传导和视觉中枢的功能。正常人的视野范围鼻侧和额侧较窄，颞侧和下侧较宽。在相同的亮度下，白色视野最大，其次是黄色、蓝色、红色，绿色视野最小。

【受试对象】正常健康志愿者。

【实验材料】弧形视野计、各色（白、红、黄、绿）视标、视野图纸、铅笔、遮眼板。

【实验方法】

1. 熟悉视野计的结构及其使用方法。

2. 将视野计对着充足的光线放好，受试者下颌放在托颌架上，眼眶下缘靠在眼眶托上，调整托颌架的高度，使眼与弧架的中心点位于同一水平面，一眼凝视弧架的中心点，另一眼遮住。

3. 转动半圆弧使其呈垂直位，测试者在 0° 的一边，从周边向中央慢慢移动白色视标，移到受试者刚能看到白色视标，记下视标所在处度数；再重复一次，求平均值，然后画在视野图纸上。依同样方法，测出 180° 边的视野值，并画在视野图纸上（图 16-18）。

4. 依次转动半圆弧，每移动 45° 测定一次，共操作 4 次，在视野图纸上得出 8 个点，依次连接起来，即为白色视野范围。

5. 同法测定红、黄、绿三色的视野，画在同一视野图纸上（画时用不同颜色的铅笔或不同形式的线条表示出各种视野的范围）。

6. 依同样方法测定另一眼的视野。

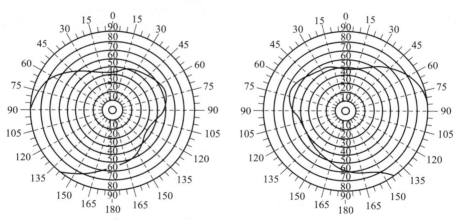

图 16-18　视野图纸

【注意事项】

1. 一般检查时不戴眼镜，戴眼镜可因镜框遮挡而影响视野。

2. 头位不正可影响视野的大小。

3. 测定一种颜色的视野后，需休息 5 min，再测另一种颜色的视野，以免眼睛疲劳造成误差。

【讨论与思考】

人体双眼同色视野是否相同？

三、盲点测定

【实验目的】

1. 掌握：学习盲点的测定方法。

2. 了解：盲点检测在临床上的应用。

【实验原理】

视神经自视网膜穿出的部位没有感光细胞。外来的光线成像于此处时，不能引起视觉。因此，将这个部位叫做盲点（blind spot）。可以根据物体成像的规律，从盲点的投射区域找出盲点所在位置和范围。

【受试对象】正常健康志愿者。

【实验材料】白纸、铅笔、小黑色目标物、尺子、遮眼板。

【实验方法】

1. 取一张白纸贴在墙上，使受试者立于纸前，用遮眼板遮住一眼，在白纸上和另一眼相平的地方划一"十"字，使眼与"十"字的距离为 50 cm。请受试者目不转睛地注视"十"字。测试者将小黑色目标物由"十"字开始慢慢向外移动，到受试者刚好看不见目标物时将目标物所在的位置记下来。然后再将目标物慢慢向外移动，到它刚好又被看见时，再记下它的位置。由所记下的两个记号的中点起，沿着各个方向移动目标物，找出并记下目标物能刚好被看见和看不见的交界点。将所记下来的各点依次连接起来，可以形成一个大致成圆形的圈。此圈所包括的区域即为盲点投射区（图 16-19）。

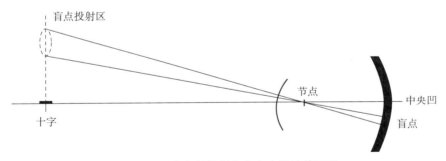

图 16-19 盲点的投射和盲点直径计算原理

2. 依据相似三角形各对应边成正比例的关系，计算出盲点与中央凹的距离和盲点的直径。参考图 16-19 及下列公式：

$$\frac{盲点与中央凹的距离}{盲点投射区与十字的距离} = \frac{节点至视网膜的距离（15\ mm）}{节点至白纸的距离（500\ mm）}$$

盲点与中央凹的距离（mm）= 盲点投射区与"十"字的距离 ×（15/500）

$$\frac{盲点的直径}{盲点投射区的直径} = \frac{节点至视网膜的距离（15\ mm）}{节点至白纸的距离（500\ mm）}$$

盲点的直径 = 盲点投射区的直径 ×（15/500）

【注意事项】

受试者眼不能跟着黑色目标物移动,一定要自始至终注视"十"字标记。

【讨论与思考】

为何正常人视物时并不感到有盲点的存在?

四、视觉诱发电位

【实验目的】

1. 掌握:视觉诱发电位的记录方法,波形分析方法;观察刺激频率、棋盘方格大小变化对波形的影响。

2. 了解:视觉诱发电位检测在临床上的应用。

【实验原理】

视觉诱发电位(visual evoked potential,VEP)是对眼睛进行光刺激时,诱发产生的头皮枕叶处电活动。按照光刺激的不同形式,可将 VEP 分为模式翻转视觉诱发电位(pattern reversal visual evoked potential,PRVEP)和闪光视觉诱发电位(flash visual evoked potential,FVEP)。PRVEP 常用黑白棋盘格图形翻转刺激(图 16-20)。PRVEP 波形稳定、易于分析、可重复性高,因此在临床上使用较多。PRVEP 属于三相复合波,按各自潜伏期时长(ms)分别命名为 N75、P100 和 N145。正常情况下 P100 潜伏期最稳定且波幅高,是分析 VEP 时最常用的波形。VEP 的波幅很小,常常被湮没在自发脑电活动或各种伪迹之中。因此,为了记录到 VEP,通常需要使用计算机叠加处理,在叠加过程中,与光刺激有固定时间关系的同相 VEP 信号被逐渐增强,而同时记录到的随机干扰由于相位差异在叠加过程中则逐渐减弱,最终使得 VEP 可见。

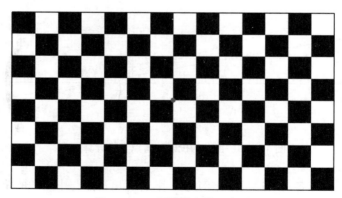

图 16-20　翻转棋盘格示意图

【受试对象】正常健康志愿者。

【实验材料】

1. 试剂和药品:75% 乙醇、生理盐水(或导电膏)。

2. 装置和器材:人体生理实验系统、一次性贴附式电极、头带或弹力带。

【实验方法】

1. 仪器连接

(1)连接线插入 BL-420N 生物信号采集与处理系统的通道接口内。

(2)将一次性贴附式电极分别连接在生物电放大器导联线的地线、负极和正极。

（3）额部电极的连接：

1）在受试者的前额部发际的正下方，大约在颅中线偏右 5 cm 处（或者等同的位置，如果受试者没有头发），用乙醇擦拭皮肤，以去除皮肤油脂（这是非常关键的一步）和较厚的角质层，这样可以减少表皮的电阻确保记录电极与皮肤连接良好。

2）将一次性贴附式电极放置于上述电极固定位置处，为了防止电极脱落，用医用透明胶带将记录电极与周围的皮肤固定，同时用胶带将连接线也固定在前额的皮肤上。

3）按照额部电极连接的方式，将接地电极连接在受试者的前额颅中线另一侧（偏左 5 cm）皮肤上，连接固定方法同上。

（4）枕部（正极）电极的连接：在颅中线枕骨粗隆上 2 cm 处，拨开头发充分暴露头皮，用乙醇在该处颅顶皮肤轻轻摩擦，以去除皮肤油脂和角质层，减少电阻增加导电性。将枕部电极放置在上述位置，轻压电极以保证电极与头皮良好接触，同时绕头部系一个头带（或弹力带）以进一步固定枕部电极，保证电极连接良好，以防止脱落或导电不良。

2. 记录视觉诱发电位

（1）参数设置：在软件界面上设置棋盘方格视角 1°，棋盘翻转频率 2 Hz，翻转次数 100 次。请受试者注视屏幕中央红色固视点，单击"开始刺激"按钮开始实验。在完成指定次数的翻转刺激后，实验会自动停止。软件对波形完成叠加、平均计算并显示最终的结果（图 16-21）。

（2）测量和分析

截取波形：先在"波形测量区"视图中单击"截图"按钮，然后选择目标波形。截取的波形段自动进入到"选择波形列表"和"波形测量区"视图中。

数据测量：在"数据测量结果表格"中单击"N75 潜伏期"单元格，移动鼠标到"选择波形列表"视图，在刺激标记处单击鼠标左键选择测量起点，移动鼠标至 N75 处单击左键确定测量终点，潜伏期的测量结果自动记录在"数据测量结果表格"对应单元格中。以同样的方式测量 VEP 三个主要波形（表 16-6）。

3. 方格视角对 VEP 的影响

（1）参数设置：设置方格视角 15′，翻转频率 2 Hz，翻转次数 100 次。请受试者注视屏幕中央红色固视点，单击"开始刺激"按钮。

（2）测量分析 VEP 相关参数。

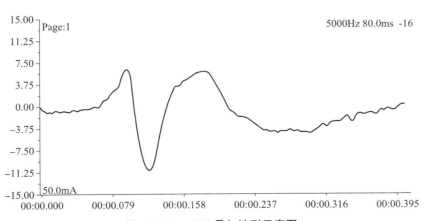

图 16-21　VEP 叠加波形示意图

表 16-6　视觉诱发电位相关参数记录表

序号	视角 （°）	频率 （Hz）	N75 潜伏期 （ms）	P100 潜伏期 （ms）	P100 幅值 （μV）	N145 潜伏期 （ms）
示例	1	2	82.0	109.2	12.4	184.3
1						
2						
3						

4. 刺激频率对 VEP 的影响

（1）设置参数：设置方格视角 15′，翻转频率 3 Hz，翻转次数 100 次。请受试者注视屏幕中央红色固视点，单击"开始刺激"按钮。

（2）测量分析 VEP 相关参数。

【注意事项】

1. 受试者检测时应将视力矫正到最佳。

2. 检测时应彻底清除记录连接部位皮肤或头皮上的油脂，以确保电阻最小（< 5 kΩ），导电良好。

3. 受试者坐在电脑前，眼与屏幕的距离限制在 100 cm 处，且与电脑中心位置在同一水平面。

4. 棋盘格中心有一个红色固视点，受试者在整个实验过程中应注视该点。

【讨论与思考】

如果受试者或患者视力很差，无法看清屏幕的固视点，对检测有何影响？

五、听觉传导功能

【实验目的】

1. 掌握：鉴别传导性耳聋与神经性耳聋的实验方法。

2. 了解：鉴别传导性耳聋与神经性耳聋的原理。

【实验原理】

敲响音叉，先后将音叉置于颅骨及外耳道口处，证明与比较声音的两种传导途径——气传导与骨传导。正常人气传导远大于骨传导。比较气传导和骨传导是临床上用来鉴别神经性耳聋和传导性耳聋的方法，若骨传导的效果接近或超过气传导，则为传导性耳聋。

【受试对象】正常健康志愿者。

【实验材料】

1. 试剂和药品：生理盐水、75% 乙醇。

2. 装置和器材：音叉（频率为 256 次 /s 或 512 次 /s）、棉球。

【实验方法】

1. 比较同侧耳的气传导和骨传导（任内试验）

（1）室内保持肃静，受试者端坐位。测试者敲响音叉后，立即将音叉柄置于受试者一侧颞骨乳突部。此时，受试者可听到音叉响声，以后声音逐渐减弱。

（2）当受试者刚刚听不到声音时，立即将音叉移至其外耳道口，则受试者又可重新听到响声。反之先置音叉于外耳道口处，当听不到响声时再将音叉移至乳突部，受试者仍听不到声音。

这说明正常人气传导时间比骨传导时间长,临床上称为任内试验阳性(+)。

(3)用棉球塞住同侧耳孔,重复上述实验步骤,则气传导时间缩短,等于或小于骨传导时间,临床上称为任内试验阴性(–)。

2. 比较两耳骨传导(魏伯试验)

(1)将发音的音叉柄置于受试者前额正中发际处,令其比较两耳的声音强度。正常人两耳声音强度相同。

(2)用棉球塞住受试者一侧耳孔,重复上项操作,询问受试者声音偏向哪侧?传导性耳聋偏向患侧,神经性耳聋偏向健侧。

【注意事项】

1. 敲响音叉,用力不要过猛,切忌在坚硬物体上敲打,以免损坏音叉。

2. 音叉放在外耳道口时,应使振动方向正对外耳道口。注意叉枝勿触及耳廓或头发。

【讨论与思考】

正常人声波传导的途径与特点是什么?

 知识拓展　视觉诱发电位的临床应用

(锦州医科大学　于　利)

第五节　运动对机体血压的影响

【案例导入】

女性,56 岁。头晕、全身不适 3 个月。曾在社区多次检查均提示血压高,但未做任何治疗。既往无特殊疾病,其父亲有高血压病史。查体:R 21 次 /min,P 75 次 /min,BP 170/100 mmHg,主动脉瓣听诊区第二心音亢进。胸部 X 线提示:主动脉弓迂曲,左室增大。心电图提示:窦性心律,左心室肥大。临床诊断:高血压 2 级。

【临床到基础】

1. 影响动脉血压测定的因素有哪些?

2. 高血压的诊断标准是什么?

3. 左侧与右侧上肢所测量的血压值相同吗?

【实验目的】

1. 掌握:人体血压、心率的正常值及运动时血压、心率变化的特点。

2. 了解:间接测定人体动脉血压的原理和方法。

【实验原理】

血压、心率、呼吸和体温是人体四大基本生命指征。血压(blood pressure,BP)是指血管内流动的血液对单位面积管壁的侧压力,即压强,其单位通常用 mmHg 来表示。心率(heart rate,HR)代表心动周期的频率。血压和心率随人体功能状态不同而发生变化,如运动、情绪激动、进食等均可引起血压、心率发生改变。

临床上常采用听诊法(Korotroff 音法)间接测量动脉血压,即使用血压计、听诊器测量人体动脉血压。其原理是:通常血液在血管内以层流形式流动时没有声音,但当血流经过血管狭窄处,形成湍流,撞击血管壁,发出 Korotroff 音。通过血压计的袖带在动脉外施加压力,改变血管口径和血流,产生 Korotroff 音,根据 Korotroff 音音质和强度的变化来判断血压数值。当缠于上臂的袖带内的压力超过收缩压时,可完全阻断肱动脉内的血流,此时听不到声音也触不到该侧桡动脉脉搏。当袖带内压力比肱动脉的收缩压稍低的瞬间,血液在动脉压作用下突破被压迫的血管段,形成湍流撞击血管壁,通过听诊器听到第一次声响(Korotroff 音)时,压力计的读数即为收缩压(systolic pressure),同时可触到桡动脉脉搏。当袖带内的压力降至等于或稍低于舒张压时,血管内的血流完全通畅,恢复为层流,听诊音突然消失或突然变调,此时压力计的读数即为舒张压(diastolic pressure)。

【受试对象】正常健康志愿者。

【实验材料】

实验器材:血压计、听诊器。

【实验方法】

1. 熟悉血压计的结构

血压计有两种,即水银式及表式。两种血压计都包括三部分:袖带、橡皮球和测压计(图 16-22)。

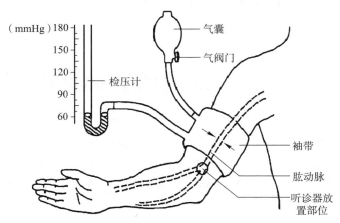

图 16-22　人体动脉血压测量方法示意图

2. 测量动脉血压

(1)受试者端坐位,脱去一侧衣袖,静坐 5 min。

(2)受试者前臂伸平,置于桌上,令上臂中段与心脏处于同一水平。将袖带下缘卷在距离肘窝上方 2 cm 处,松紧度以能插入 1~2 根手指为宜。

(3)于肘窝处靠近内侧触及动脉脉搏,将听诊器胸件置于肱动脉搏动最强处。

(4)一手轻压听诊器胸件,一手紧握橡皮球向袖带内充气使水银柱上升到听不到"听诊音"时,再继续充气使压力继续上升 20~30 mmHg。然后打开气阀缓慢放气,以降低袖带内压,在水银柱缓慢下降的同时仔细听诊。出现第一次声响(Korotroff 音)时水银柱所对应的压力值即代表收缩压。

(5)继续缓慢放气,当袖带内压降低到等于或稍低于舒张压时,血流重新恢复为层流,听诊音突然减弱或消失,此时水银柱所对应的压力值即代表舒张压。血压常以收缩压/舒张压的形式记录,例如 120/70 mmHg,即表示收缩压为 120 mmHg,舒张压为 70 mmHg。

3. 测量脉搏

计数 30 s 内桡动脉搏动的次数,并重复 2 次,单位为次/min。

4. 观察项目

（1）测定安静坐位状态下的血压、脉搏值，记录在表 16-7 中。

（2）做快速下蹲运动 1 min，速度可控制在男性 40 次 /min，女性 30 次 /min。测定运动后即刻、5 min 及 10 min 后的血压和脉搏值。

表 16-7 运动对人体血压及脉搏的影响

项目	运动前	运动后 0 min	运动后 5 min	运动后 10 min
收缩压（mmHg）				
舒张压（mmHg）				
脉搏（次 /min）				

【注意事项】

1. 室内必须保持安静，以利听诊。

2. 听诊器的胸件应平坦紧贴放置，不能过分用力，更不可塞在袖带下。不要接触衣服、袖带和橡皮管，避免摩擦音。

3. 动脉血压通常连续测 2 ~ 3 次，每次间隔至少 1 min。重复测定时袖带内的压力须降到零位后方可再次充气。

4. 血压计用毕，应将袖带内气体排尽，卷好，放置在盒内。将血压计向右略倾斜，使水银退回储槽内，然后关闭，防止水银外漏。

【讨论与思考】

1. 测量血压时，受试者将手臂垂下测量，血压是否有变化？

2. 直接测压法和间接测压法各有何优势和劣势？

📧 知识拓展 高血压

（大理大学 秦 燕 赵 跃）

第六节 运动对机体呼吸功能的影响

【案例导入】

男性，60 岁。胸闷气急、食欲下降 4 天。慢性咳嗽、咳痰 10 余年，近 3 年来渐感呼吸急促、胸闷，活动时尤甚。4 天前受凉后咳大量黄色黏稠痰液，咳痰不畅时，出现明显胸闷气急，不能入睡，食欲明显下降。吸烟 40 年。查体：T 37.9℃，P 106 次 /min，R 26 次 /min，BP 120/80 mmHg，呼气时间延长伴哮鸣音。口唇发绀，自感疲乏无力，说话费力。桶状胸，听诊两中下肺有湿啰音。肺功能检查：FVC 1.96 L，FVC% 73%，FEV1 1.04 L，FEV1% 65%，FEV1/FVC 53%。动脉血气分析：PaO_2 78 mmHg，$PaCO_2$ 40 mmHg。胸部 X 线提示：两肺野透亮度增加，膈肌下移。临床诊断：慢性支气管炎，阻塞性肺气肿，肺心病代偿期。

【临床到基础】

1. 阻塞性肺气肿的临床表现有哪些？

2. 阻塞性肺气肿患者的诊断标准？

3. 肺通气功能的评价指标有哪些?

【实验目的】

1. 掌握:肺功能的检测方法,定量负荷运动对肺功能的影响。

2. 了解:肺功能检测指标的生理意义,肺通气功能的评估方法及其临床应用价值。

【实验原理】

呼吸运动(respiratory movement)是指由于呼吸肌的舒缩而造成胸腔有规律的扩大与缩小相交替的运动,包括吸气运动和呼气运动。呼吸运动的基本意义是使肺内气体与外界气体交换,有效地提供机体代谢所需的氧,排出体内产生的二氧化碳。呼吸运动有胸式呼吸、腹式呼吸和混合式三种方式。呼吸运动是一种节律性的活动,其深度和频率随体内外环境的改变而变化。呼吸运动的节律起源于延髓,可以受到来自呼吸器官本身以及血液循环等其他器官系统感受器传入冲动的反射性调节。

平静呼吸时,吸气运动由主要吸气肌(膈肌和肋间外肌)收缩来完成。吸气时,膈肌和肋间外肌收缩,肋骨和胸骨向上提,肋骨下缘向外侧偏转,从而增大胸腔的前后径和左右径,膈肌收缩导致横膈下降,增大胸腔上下径;呼气时,膈肌和肋间外肌舒张,胸廓缩小。运动时,会引起机体能量代谢增加,耗氧增加,呼吸运动加强,呈现用力呼吸,即吸气由吸气肌收缩完成,呼气则除了吸气肌的舒张外还有呼气肌(包括肋间内肌和一些腹部肌肉)主动收缩参与,使得机体能够更多地吸入氧气,排出二氧化碳。

【受试对象】正常健康志愿者。

【实验材料】

1. 试剂和药品:75% 乙醇。

2. 装置和器材:人体生理实验系统、呼吸流量计、过滤器、呼吸面罩、功率自行车或标准台阶。

【实验方法】

1. 实验前准备

(1)分组:将健康志愿者分成两组:男性组、女性组。

(2)仪器设备和使用方法:将呼吸面罩与实验系统的通气管相连,并与呼吸流量计连接,插入 BL-420N 信号采集系统 CH1 通道中(图 16-23),打开软件,选择呼吸系统实验。先做简单的测试,嘱受试者进行简单的吸气、呼气运动,记录曲线并进行调试,待曲线显示稳定良好后即可进行下列实验。

(3)受试者体位建议采用坐位,选择有靠背的、固定的椅子。测试时应挺胸坐直不靠椅背,双脚着地不跷腿,头保持自然水平或稍微上仰,勿低头弯腰俯身。在测试过程中,应避免受试者观察实验结果,防止主观意识影响实验结果。输入身高和体重等计算预计值。

2. 安静状态时的肺通气功能检测

(1)安静状态时,潮气量、呼吸频率、肺活量检测:受试者放松状态下,将呼吸面罩与面部紧密相贴,防止口角和鼻孔漏气。平静呼吸状态下,记录平稳的潮气呼吸至少 3 次后,令受试者在平静呼气末最大深吸气至肺总量位后再作缓慢呼气至残气位(尽力作最大程度的深吸气,随即作最大程度的深呼气),随后恢复平静呼吸。记录所呼出的气体量即为肺活量(VC),并做出实验标记。计算一分钟呼吸次数(BPM),测定单次吸气的容量、潮气量(VT),计算出每分通气量(VE)。

(2)用力肺活量测量:受试者在进行数次平静呼吸之后,听到口令后作最大限度的吸气,吸气末屏息 1 秒,然后立刻用最大力气和最快速度爆发力呼气,至呼气至余气位(直至不能继续呼

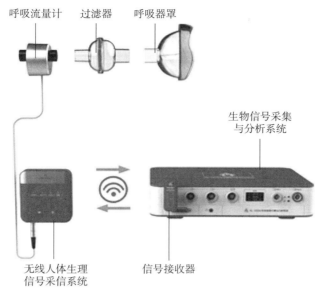

图 16-23　呼吸流量计连接示意图

出气为止），再吸足至肺总量位，该呼出气体量即为用力肺活量（FVC）（图 16-24）。通过生物信号采集软件记录曲线，并测量在完全吸气至肺总量后在不同时间点（第 1 s、第 2 s、第 3 s）的用力呼气量。第一秒呼气量即为 1 s 呼气容积（FEV1），依此类推。结果评价标准：正常成年人 FEV1/FVC 为 83%、FEV2/FVC 为 96%、FEV3/FVC 为 99%。用力肺活量是测定呼吸道有无阻力的重要指标。

（3）最大自主通气量的测定：受试者平静呼吸数次后，令受试者在 15 s 内以尽可能快的速度和尽可能深的幅度重复最大自主努力呼吸。记录呼吸曲线并计算 15 s 内呼出或吸入的气体总量，然后乘以 4，即为最大自主通气量（MVV）。

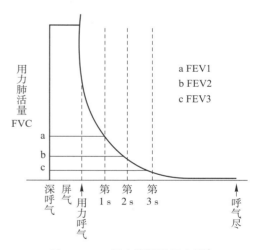

图 16-24　用力肺活量示意图

3. 不同定量负荷运动对肺通气功能的影响

利用功率自行车或标准台阶进行定量负荷运动。根据运动时的心率变化可分为一般负荷运动、次极限负荷运动，即运动时心率为 110 次 /min（±10%）、140 次 /min（±10%）。进行 3 min 踏车或上下台阶（跟着音乐节拍进行）运动，通过气体流量计和呼出气的收集检测安静时、运动 1 min、运动 2 min、运动 3 min 及运动后休息 5 min 后的潮气量和呼吸频率，并分别计算不同状态下的肺通气量和肺泡通气量，结果计入表 16-9 中，并与安静状态下的肺通气量和肺泡通气量进行比较，分析运动对呼吸功能的影响。

【注意事项】

1. 呼吸系统感染者，不建议作为本实验的受试者。

2. 实验时采用呼吸面罩，并对通气管进行消毒，以防止交叉感染。测定时，受试者要将呼吸面罩与面部紧密相贴，以防止从鼻孔漏气。

表 16-9　运动前后呼吸的变化

	潮气量 （mL）	呼吸频率 （次/min）	肺通气量 （mL/min）	肺泡通气量 （mL/min）
安静时				
运动 1 min				
运动 2 min				
运动 3 min				
运动后休息 5 min				

3. 由于肺活量计接口对温度敏感且在预热时产生漂移，请至少于使用前 5 min 打开仪器。

4. 实验室环境要求相对清洁、无尘，并做简单消毒处理，保持室温在 22～25℃。

【讨论与思考】

1. 临床进行肺通气功能检测，通常会给予支气管扩张剂前后分别检测，有何意义？

2. 慢性阻塞性肺病和支气管哮喘患者的用力呼气量会如何变化？为什么？

3. 试分析当增加呼吸管长度，即增加解剖无效腔时，肺通气功能如何变化？

📒 知识拓展　世界无烟日

（锦州医科大学　于　利　田　原）

第七节　心脏泵血功能的观察

【案例导入】

男性，65 岁。头昏、心悸、胸部憋闷、不能平卧，咳嗽、咳痰、烦躁 2 天。自诉冠心病史 6 年。查体：P 91 次/min，BP 160/92 mmHg。无颈静脉怒张，双肺底部较多湿啰音，心尖部可闻及收缩期及（或）舒张期杂音。肝肋下未触及，无双下肢水肿。实验室检查：血清电解质、心肌酶谱正常。心脏超声提示：左心室肥厚，下壁供血不足。临床诊断：急性左心衰竭，高血压 2 级，冠心病。

【临床到基础】

1. 左心衰竭时心脏结构和功能会有何改变？

2. 心脏泵血的机制是什么？

3. 如何评价心脏泵血功能？

【实验目的】

1. 掌握：虚实联动实验方法及心脏泵血机制。

2. 了解：心动周期中左心室压力、容积和瓣膜变化特征。

【实验原理】

心脏主要功能是为血液流动提供动力。在一个心动周期中，心脏的舒缩将引起动脉血管内的压力产生周期性改变，从而推动血液在血管内周而复始的流动。衡量心脏泵血功能的常用指标有心室舒张末期容积（end-diastolic volume，EDV）、收缩末期容积（end-systolic volume，ESV）、每搏输出量（stroke volume，SV）、射血分数（ejection fraction，EF）、心输出量（cardiac output，CO）、心指数（cardiac index，CI）、每搏功（stroke work，SW）、动脉血压等。

当心室收缩使室内压升高且超过主动脉压时动脉瓣(半月瓣)开放,心室开始射血,直至动脉瓣关闭,这段时长即为心室射血时长。射血完成后,当室内压下降并低于房内压时,心房内的血液冲开二尖瓣(房室瓣)进入到心室,心室开始充盈,直至二尖瓣关闭,这段时长即为心室充盈时长。在心动周期各时相中左心室压力与容积、左心房压力和主动脉压力共同描绘了心脏泵血的机制过程(图 16-25)。

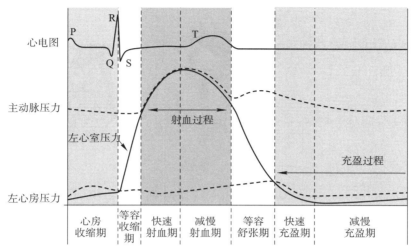

图 16-25 左心室射血和充盈过程示意图

【受试对象】正常健康受试者。

【实验材料】

1. 试剂和药品:75% 乙醇、生理盐水(或导电膏)。

2. 装置和器材:人体生理实验系统、无线信号接收器、无线信号采集器、心电引导电极、连续血压仪、功率单车。

【实验方法】

1. 设备连接

(1)在生物信号采集与处理系统的 AI 摄像头前采集身高、体质量、年龄、性别等基础数据,构建个性化虚拟人。

(2)连接无线信号接收器,启动无线信号采集器。

(3)连接 II 导联心电引导电极:将心电引导电极连上贴片电极,并接入至无线信号采集器的 CH1 通道。使用 75% 乙醇对胸部皮肤部位进行擦拭以增加导电性,将电极片粘贴在胸部相应的皮肤位置(白色—右上,红色—左下,黑色—右下,图 16-26)。

(4)佩戴连续血压仪:打开指套,将左手示指(或中指)中节放于指套中(指套内侧辅助线对准指腹中线),固定指套,将连续血压仪主机绑定于左手手腕部位背侧。

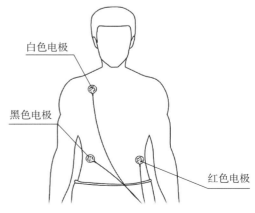

图 16-26 II 导联胸部连接方法

2. 受试者准备

受试者安静端坐于功率单车上,实验过程中记录受试者的实时心电和血压数据,单击"虚实联动"按钮,将受试者的心电、血压数据与虚拟人模型实时对接(图 16-27)。

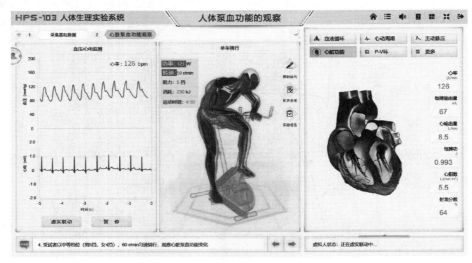

图 16-27　虚实联动人体心脏泵血功能的观察

3. 指标记录

实验过程中,受试者与虚拟人实时联动,在表 16-10 中记录以下生理指标:心室射血时长、心室充盈时长、EDV、ESV、SV、EF、HR、CO、CI、SW、收缩压、舒张压、平均动脉压等。

表 16-10　心脏泵血功能的观察

受试者姓名:　　　　性别:　　　　年龄(岁):　　　　身高(cm):　　　　体重(kg):

心脏泵血功能观察			
类别	**生理指标**	**安静端坐**	**骑行状态**
心动周期	心室射血时长(s)		
	心室充盈时长(s)		
	舒张末期容积 EDV(mL)		
	收缩末期容积 ESV(mL)		
心脏功能	每搏输出量 SV(mL)		
	射血分数 EF(%)		
	心率 HR(bpm)		
	心输出量 CO(L/min)		
	心指数 CI $[L/(min \cdot m^2)]$		
	每搏功 SW(J)		
主动脉压	收缩压 SBP(mmHg)		
	舒张压 DBP(mmHg)		
	平均动脉压 MAP(mmHg)		

4. 观察项目

（1）安静时心脏泵血功能的观察：受试者安静端坐于功率单车上，在虚拟人的"心动周期""心脏功能""主动脉压"中观察并记录上述指标变化。

（2）运动时心脏泵血功能的观察：将功率单车的阻力挡位调定为中等强度（男5挡，女4挡），受试者以60 r/min匀速骑行并维持5 min以上，观察并记录上述指标变化，与安静时作对比分析。

【注意事项】

1. 功率单车骑行过程中，应尽量保持恒定速度，并维持一定时间，使骨骼肌做功、呼吸与循环系统功能达到稳定状态。

2. 功率单车阻力挡位调节应在受试者耐受范围内，可根据实际情况做相应调整。若受试者不能耐受，须及时终止实验。

【讨论与思考】

1. 在动脉瓣关闭到心脏充盈开始时，左心室的压力和容积如何发生变化？

2. 心率对心室射血和心室充盈有何影响？

知识拓展 虚实联动实验

（四川大学 黄 武）

第八节 血型鉴定和交叉配血试验

【案例导入】

男性，25岁。车祸后被紧急送院救治。查体：昏迷状态，脉搏细速，BP 70/40 mmHg，皮肤湿冷，口唇、黏膜发绀，左大腿畸形，有反常活动，有骨擦音及骨擦感，有开放性伤口，可见活动性出血。血常规：RBC 2.9×10^{12}/L，Hb 80 g/L，HCT 20%，WBC 12×10^9/L，临床诊断：急性失血性休克，左股骨骨折。

【临床到基础】

1. 对失血性休克患者进行输血有何意义？

2. 如果当地医院只有标准A型红细胞和标准B型红细胞，但无标准血清时，能否进行血型鉴定？

3. 献血对人体有损害吗？

【实验目的】

1. 掌握：ABO血型鉴定的原理及方法，交叉配血试验的方法。

2. 了解：血型鉴定在临床输血中的重要意义。

【实验原理】

血型（blood group）通常是指红细胞膜上特异性抗原的类型。至今已发现35个不同的红细胞血型系统，而与临床关系最为密切的是ABO血型系统和Rh血型系统。ABO血型系统根据红细胞膜上是否存在A抗原和（或）B抗原的不同，将血液分为A、B、AB、O四种类型。不同血型的人，其血清中含不同的抗体，但不含有与其自身红细胞的抗原相对应的抗体（表16-11）。相应的抗原与抗体相遇（即A抗原与抗A抗体相遇，或B抗原与抗B抗体相遇），将发生红细胞凝集（agglutination）。此时，肉眼或镜下可见红细胞凝集成簇，摇动或搅拌均不能使红细胞再散开。在凝集反应中，红细胞膜上的这些抗原称为凝集原（agglutinogen），与凝集原起反应的血清中的特异

表 16–11　ABO 血型的类型、抗原和抗体

血型	红细胞抗原(凝集原)	血清抗体(凝集素)
O 型	无	抗 A、抗 B
A 型	A	抗 B
B 型	B	抗 A
AB 型	A、B	无

抗体称为凝集素(agglutinin)。

血型鉴定是用已知的抗体(抗 A 抗体、抗 B 抗体)测定红细胞膜上未知抗原的类型,从而判定受试者的血型,这种方法称正向定型法。与此相反,把受试者的血清与已知血型的红细胞(含 A 抗原、B 抗原)相混合,从而测定受试者的血清中有无抗 A 抗体或抗 B 抗体,并根据血清中所含抗体的种类判定其血型,这种方法称为反向定型法。只有当正向定型结果与反向定型结果相吻合时,才能确认受试者的 ABO 血型。

交叉配血试验是将受血者的红细胞与血清分别同供血者的血清(称为"次侧")与红细胞(称为"主侧")混合,观察有无凝集现象。为确保输血安全,在血型鉴定后必须再进行交叉配血,如主侧、次侧均无凝集现象,方可进行输血。

【受试对象】正常健康志愿者。

【实验材料】

1. 试剂和药品:抗 A 试剂、抗 B 试剂、A 型红细胞悬液、B 型红细胞悬液、生理盐水、1% 碘附。

2. 器材:采血针、双凹玻片、滴管、微量吸管、小试管、试管架、牙签、消射器、消毒棉签、显微镜、离心机。

【实验方法】

1. ABO 血型鉴定

(1) 正向定型法(玻片法):①在双凹玻片的两侧,分别标注 A、B。将抗 A 试剂、抗 B 试剂各一滴,滴于玻片两侧。②1% 碘附棉签消毒左手无名指腹,用消毒采血针刺破皮肤,待血液流出后,用两根灭菌小玻璃棒蘸取少量血液,分别置于双凹玻片上的抗 A 试剂、抗 B 试剂中,并轻轻搅拌使两者相混匀。③室温下 10 min 后用肉眼观察有无凝集现象,必要时可在显微镜下观察。④根据有无凝集反应判定受试者的血型,记录在表 16–12 中。

(2) 反向定型法(试管法):① 1% 碘附棉签消毒受试者肘窝部,用灭菌注射器抽取肘静脉血液 2 mL。血液凝固后,离心析出血清备用。②取干净小试管 2 支,分别标注 A、B。将已知的 A 型血红细胞悬液、B 型血红细胞悬液分别滴一滴于试管内。③将制备好的受试者血清用滴管分别再滴一滴于两试管内,充分混匀。④室温放置 5 min 后,离心 1 min(1 000 r/min)。取出试管后用手指轻弹管底,使沉淀物被弹起,在良好的光源下观察结果。轻弹管底部时,若沉淀物成团漂起,表示发生凝集现象。若沉淀物之边缘呈烟雾状样逐渐上升,最后使试管内液恢复为红细胞悬液状态,表示无凝集现象。⑤根据凝集现象判定受试者的血型,记录在表 16–12 中。

2. 交叉配血试验(试管法)

(1) 制备红细胞悬液:以 1% 碘附消毒皮肤,用灭菌注射器抽取受血者静脉血 2 mL。取其1 滴加入装有 1 mL 生理盐水的小试管中,制成红细胞悬液,其余血液装入另一小试管中,待其凝固后离心,取血清备用。以同样方法制备供血者的红细胞悬液与血清。

（2）取 2 支干净的试管，标注主侧和次侧。

（3）在主侧管内加 1 滴受血者血清和 1 滴供血者红细胞悬液。次侧管内加 1 滴供血者血清和 1 滴受血者红细胞悬液，轻轻混匀后，离心 1 min（1 000 r/min）。

（4）观察判断结果，主侧和次侧管内红细胞均不溶血或不凝集，表明受血者和供血者血液交叉配血相容。如果主侧管和次侧管或单独一侧试管内出现红细胞溶血或凝集，则表明受血者和供血者血液的交叉配血试验不相容。

（5）主侧发生溶血或凝集，则为配血不合不能输血。如果仅次侧发生溶血或凝集，则只能在紧急情况下少量而缓慢地输血，并密切观察，一旦发生输血反应则立即停止输注。

表 16-12　ABO 血型鉴定记录表

受试者	正向定型		反向定型	
	抗 A 抗体	抗 B 抗体	A 型红细胞	B 型红细胞
结果				

注：+ 表示凝集，- 表示不凝集。

【注意事项】

1. 红细胞悬液及标准血清须新鲜，因长时间存放后可产生假凝集。

2. 肉眼看不清凝集现象时，应在低倍显微镜下观察。

3. 注意区别红细胞凝集和聚集，后者加一滴生理盐水混匀可分散，前者不能分开。

4. 判断红细胞是否凝集，需要一定时间，一般为 10 min 左右，尤其是室温低时，凝集所需时间延长。

【讨论与思考】

1. 根据自己的血型，说明你能接受何种血型的血液和能给何种血型的人输血？为什么？

2. 为什么血型相同的人之间输血仍要做交叉配血试验？

ℯ 知识拓展　输血的类型

（大理大学　秦　燕　赵　跃）

数字课程学习

📖 扩展阅读资料　　✍ 测试题

第十七章　虚拟实验概述

第一节　虚拟实验的意义

在机能实验教学中,除了动物实验、人体机能实验外,还有一类是虚拟实验。虚拟实验教学是依托虚拟现实、多媒体、人机互动、数据库和网络技术等,构建高度仿真的虚拟实验环境和实验对象,在虚拟环境中开展实验和教学活动,重点解决真实实验项目条件不具备或实际运行困难,涉及高危或极端环境,高成本、高消耗、不可逆操作,大型综合训练等问题。

虚拟实验(virtual experiment)是综合利用模拟实验、仿真实验、远程实验、虚拟仪器等相关技术设施,在虚拟环境中进行的实验,主要是对虚拟物进行操作,实验过程可由实验者部分或完全控制,实验结果可以被存储、处理分析、反演再现等。学习者利用虚拟实验可熟悉实验环境,反复操作实验,记录和分析实验结果等。随着信息技术的飞速发展,虚拟实验技术亦不断提升,更多地综合应用多媒体、大数据、三维建模、人工智能、人机交互、传感器、超级计算、虚拟现实、增强现实、混合现实、云计算等网络化、数字化、智能化技术手段,提高实验教学过程吸引力和教学有效度。

虚拟实验可深入推进信息技术与高等教育实验教学深度融合,有利于开展基于问题、案例的互动式、研讨式教学,有利于进行自主式、合作式、探究式学习,有利于实施与线上、线下教学相结合的个性化、智能化、泛在化实验教学模式。通过虚拟实验可以完成独立操作实验、演示实验和课前预习、课后学习等教学功能。利用在线实验平台优势,学生可以通过虚拟实验平台预习实验,做到实验课上的有的放矢。在实验前,充分熟悉实验操作步骤,减少操作的盲目性,减少实验失误,减少动物死亡,提高实验成功率。课后,学生还可通过平台进行复习巩固实验技能和自测,提高对实验相关知识技能的掌握程度。

目前,教育部积极推进虚拟实验教学项目和课程建设,各高等院校积极进行校企合作,搭建了一批具有开放性、扩展性、兼容性和前瞻性的虚拟实验教学项目运行平台。

(1)实验空间:实验空间是教育部国家级虚拟仿真实验课程共享平台,是全球第一个汇聚全部学科专业、覆盖各个层次高校、直接服务于学生和社会学习者使用的实验教学公共服务平台,也是国家级虚拟仿真实验教学项目共享服务体系建设支撑平台。平台已有虚拟仿真实验教学项目 2 000 多个,包括所有国家级虚拟仿真实验课程。

(2)医学在线开放实验课程平台:该平台提供丰富的网络实验教学资源,为线上、线下混合式教学模式提供强有力支撑,包括基于手机互动学习的机能实验教学系统、基于虚拟现实(VR)的群体实验教学系统和虚拟标准化病人教学系统等。目前,虚拟实验以低成本、强交互、超时空和安全性高等优势逐渐得到广泛应用。虚拟实验教学效果显著,受益面大,学生实验兴趣浓厚,通过线上虚拟实验与线下实际操作密切结合,学生自主学习能力明显增强,实践创新能力不断提高。

（哈尔滨医科大学　金宏波　四川大学　黄　武）

第二节　虚拟实验基本要求

虚拟实验是机能学实验的重要组成部分，也是推进现代信息技术与实验教学深度融合、拓展实验教学内容广度和深度、延伸实验教学时间和空间、提升实验教学质量和水平的重要课程。

（1）要积极进行虚拟实验学习，深刻理解虚拟实验课程的地位、作用和任务，了解各个实验具体教学要求，明确虚拟实验教学过程中各个环节质量要求（包括预习、操作、实验报告等），及时完成。

（2）实验前必须进行预习，了解实验原理，回答相关问题。未进行预习者，不允许参加实验，课后须酌情补做。

（3）实验前首先了解虚拟实验相关设备基本构造及使用方法，掌握实验基本要求、操作规程、注意事项等。动手操作相关设备时，应首先检查仪器有无损坏、丢失，并填写仪器登记本，经教师允许后方可开始实验。在进行 VR 等实验时，要注意防止眩晕，防止意外碰撞、跌倒等事故发生。

（4）实验过程中，要熟悉实验内容、操作要领及相关要求，认真进行实验操作，积极思考，善于发现问题、提出问题，并及时报告或进行讨论解决问题。

（5）实验过程中，要遵守实验室守则，不允许聊天、大声喧哗，或从事与本实验无关的活动等。

（6）整理数据结果可在课下进行，并应按要求按时、独立完成实验报告。未完成的实验，应及时补做。

（7）实验后须及时整理仪器设备，并在记录本上签字后方可离开实验室。发现故障或问题，及时向管理人员报告。

（哈尔滨医科大学　金宏波　四川大学　黄　武）

第三节　虚拟实验学习方法

虚拟实验同样需要学生在学习知识、提高实验技能同时，不断提高自身素质，达到自主学习、高效学习和终身学习的目的。要更好地完成虚拟实验，以下的学习原则与方法可供借鉴。

1. 课前预习，明确虚拟实验要求

虚拟实验有明确的实验目标、实验要求和实验流程。首先应了解实验目的，在开始实验前，先不要急于进行虚拟实验操作，而是要积极主动理解本次实验的目的，复习和掌握相关知识和实验原理，明确实验方法、步骤和注意事项，了解需要掌握的实验技能。如果有与实验相关的临床病案，也应认真学习，探索基础医学与临床工作的内在联系。同时，还应了解实验所需要的实验设备、器材、动物、药品等，熟悉实验流程，预期实验结果，在实验前做到心中有数。

2. 反复练习，体验虚拟实验流程

在明确虚拟实验要求后，应按照实验流程认真完成实验。在实验过程中，积极思考，并完成

各个步骤所涉及的练习和测试。实验中可能会遇到各种问题,要及时进行记录、分析和总结。虚拟实验不受实验条件、时间和地点限制,可以反复进行练习。在重复练习过程中,不但熟能生巧,也能更深入体会实验流程,锻炼动手能力,理解实验设计原理,完成虚拟实验操作。

3. 深入思考,理解虚拟实验设计

实验课目的之一是培养和锻炼动手能力。动手能力的获得过程,不是简单地照葫芦画瓢就能完成的。在实验过程中,要深入思考,实验为什么这样设计? 采用什么实验方法可以达到实验目的? 是否还有其他实验方法可以采用? 哪一种方法需要改进? 实验需要哪些仪器、器材、试剂? 需要哪种实验动物? 实验设计是否符合随机、对照、重复、均衡的实验设计原则? 如果进行实验设计,有哪些创新方法可以用来解决科学问题? 等等。通过这样积极、主动、深入的思考,在实验中提出问题,甚至有争论、有探讨,思维才能得到碰撞,探究知识的火花也才会得以点燃。

4. 举一反三,提高自主学习能力

在完成虚拟实验后,应认真回顾整个实验过程,可尝试进行自主实验设计与改进。做好虚拟实验主要目的不仅仅是学习理论知识和了解科学事实,重现实验结果,而更应通过设计科学实验,做好科学实验,亲身经历科学探究过程,激发对科学的兴趣,真正做到培养学生动手实践能力、综合分析能力和批判思维能力。利用虚拟实验独特的优势,在获取知识的过程中,可以更多地学习一些高难度、高风险、高成本、现实中不易实现的实验方法,提高学生的自主学习能力。

(哈尔滨医科大学　金宏波　四川大学　黄　武)

第十八章 虚拟实验项目

第一节 心电图基础与临床

【实验目的】

1. 掌握：心电形成原理；心电图描记方法，导联安装位置，心电图测量与分析方法；常见动物正常心电图表现；人体正常心电图表现。

2. 了解：人体常见异常心电图表现。

【实验原理】

心电图（electrocardiogram，ECG）是利用心电图机从体表记录心脏每一心动周期所产生的电活动变化的图形。心电图检查在临床应用广泛，是最常用的检查手段之一。心电图检查是临床初步诊断心血管系统疾病最简单、经济和安全的无创性方法，对各种心律失常、心肌梗死及急性冠状动脉供血不足的诊断有决定性意义，还可以协助临床诊断、治疗和病情观察，如判断有无心房心室增大、心包疾患、慢性冠状动脉供血不足、心肌病、药物作用及电解质紊乱情况等。动物心电图也是观察动物生命体征和心血管功能表现的重要方法。

"心电图基础与临床"虚拟实验是基于基础医学 – 心电图学 – 临床医学等多学科交叉的创新性基础 – 临床融合性虚拟实验教学课程，通过基础与临床相结合的方式，将采集到的正常和异常动物心电图，以及大量临床住院患者真实心电图，方便、快捷地虚拟展示出来。通过虚拟仿真软件，直观、高效、便捷地学习各类心电图相关知识，为临床工作奠定基础。

【设计思路】

"心电图基础与临床"虚拟实验是一个基于基础医学 – 心电图学 – 临床医学等多学科交叉的基础 – 临床融合性虚拟实验。本实验贯彻"早临床、多临床、反复临床"教学理念，将基础与临床相结合，根据"以虚补实、虚实结合"的原则，通过采集常见正常、异常动物心电图，以及大量临床住院患者真实心电图，通过原理动画模拟、心电图虚拟演示和人机互动等，全方位展示各类正常、异常心电图表现，贴图分辨率达 2K，动画分辨率为 1 280×720；项目设置动物心电图描记、人体心电图描记、心电基本知识等功能模块，以便学生可以全面、快速、便捷地学习心电形成原理、临床常见异常心电图表现与诊断、心电图诊断方法，并通过自由练习、挑战晋级、排行榜等游戏化设计等逐步提高难度和挑战度，达到全面学习和掌握心电图、训练阅读和诊断能力，提高学生综合素质的教学目标。

【教学方法】

1. 虚拟动画演示与人机互动相结合，提高读图与分析能力

本虚拟实验以提升心电图分析和诊断能力为核心，通过实验学习和自由练习、挑战晋级、排行榜等功能模块和游戏化设计，全方位展示各类正常、异常心电图。学生通过实验过程与原理动画模拟、心电图虚拟演示和人机互动等,读取大量临床患者实测心电图,进行心电图诊断反复练习,循序渐进提高学习难度,逐级提高学习挑战度,加强直观认识心电基本知识、心电形成原理及心电图表现,突破时空限制,大量练习心电图诊断,深入理解心电图诊断标准,通过反复演示和练习,有效提高学习效果,具有鲜明的示教性和启发性;通过挑战晋级、自由练习(专项练习、错题练习、我的收藏)等,提高学生学习兴趣,培养主动思考、主动学习的能力和素质,提高诊断综合技能的培养,从而实现有步骤、系统掌握心电图这一临床重要的诊断手段。

2. 虚实结合,有利于高效学习,提高诊断能力

在教学上,心电图的理论知识较为抽象,很难准确理解和想象心电形成原理,难以对心电图理论学习产生兴趣,而且由于缺少大量读图机会,导致存在机械背诵心电图诊断依据,难学易忘;临床的心电图谱多采用单一心律失常表现,缺少与现代技术结合,特别缺少方便、快捷、高仿真地展示各类异常心电图,难以实现全面、高效、便捷地学习。而动物心电图尚无心电图谱,缺乏心电图专业解读。心电图基础与临床虚拟实验通过集中、方便、快捷地虚拟展示各类异常心电图和心电形成原理,以实现高效、便捷地学习,解决了优质心电图实验教学资源不足、不易集中学习和对比学习等教学痛点和难点,有利于提高心电图读图诊断能力。

3. 提供开放式教学框架,有利于自主学习

本实验采用开放式教学框架,以学生为主体,积极探索学生主动参与、自主学习的新型教学学习模式,培养学生良好的学习习惯和自主学习能力。实验包括动物心电图描记、人体心电图描记、基础心电知识、挑战晋级、自由练习、排行榜等相对独立并有机联系的实验模块,根据教学目的,学生可以选择其中一个或者几个模块进行学习。在教学实施过程中,可以将虚拟实验与线下实验相结合,通过线下进行心电描记基本操作后,大量应用本实验资源进行各类心电图读图诊断,方便进行混合式教学,突破了时空和教学素材限制,不再依赖纸质心电图,并可及时更新与交流互动,提高自主学习能力。

【讨论与思考】

1. 洋地黄类药物(哇巴因)中毒导致的心律失常主要有哪些?
2. 人体正常心电图的波形特点和正常值是什么?
3. 如何利用 FRACHI 方法分析心电图?

📧 知识拓展　ECG 简史

(哈尔滨医科大学　宋英莉　金宏波)

第二节　急性高钾血症

【实验目的】

1. 掌握:正常心电图的组成部分及形成原理,家兔高钾血症模型的制作方法,高钾血症时心电图改变的基本特征。

2. 了解:高钾血症对心脏毒性作用及产生心电图改变的机制,高钾血症时心脏毒性作用的抢救措施。

【实验原理】

高钾血症(hyperkalemia)主要表现为对心肌的毒性作用,引起心肌兴奋性、传导性、自律性及收缩性的改变,出现多种心律失常,心电图可相应出现规律性的变化,严重的高钾血症可引起心

室颤动和心搏骤停。本实验采用静脉缓慢推注氯化钾的方法造成高钾血症,通过观察心电图的变化,了解高钾血症对心肌的毒性作用。

【设计思路】

由于高钾血症对心脏毒性作用的观察操作难度大且难以控制,故本实验采用虚拟仿真与网络技术,探索高钾血症对心脏的毒性作用、产生心电图改变的机理及高钾血症的抢救。实验设计以服务教学、资源共享为出发点,通过整合多学科相关的知识点,以临床案例为切入点,模拟实验动物操作,整个实验包括"实验简介""目的和原理""基础知识""实验录像""线上虚拟实验""考核和评价"等六个模块,虚实结合开展教学。

【教学方法】

1. 线上和线下教学相结合,提升学习效果

高血钾对心肌毒性作用的实验结果难以把握和复制,故采用计算机模拟的虚拟仿真技术进行线上教学和线下示范教学相结合的方式进行。依托多媒体、人机交互、数据库和网络等技术,构建高度仿真的虚拟实验环境和实验对象,使学生在虚拟环境中开展实验,不受时间与空间的限制,随时随地可以利用手机网络进行学习,达到教学大纲所要求的教学目的,提升学习效果和学习便利化。

2. 运用 PBL、CBL 等多种教学方法,增强学生的学习主动性

本实验中高钾血症初期致使心电图出现特征性改变,并且随病情程度的进展进而出现不同类型的心电图变化,这是要求学生重点掌握的内容。因此,高钾血症所导致心电图改变的分析讨论尤为突出,采用 PBL 或 CBL 等多种手段相结合可大大增强学生的学习主动性和学习效果。

3. 多学科内容有机整合,培养学生解决复杂问题的能力

本实验以高钾血症临床病案为背景,以机体心电图出现相应规律性的变化为主线,包括心电图改变的离子发生机制及临床救治的理论基础,贯穿了基础与临床的相关知识,实现了一个主题下多学科相关知识高效、系统整合,使学生学习效率得到提升,解决复杂问题能力得到加强。

【讨论与思考】

1. 高钾血症时,心电图出现哪些异常变化? 发生变化的机制是什么?

2. 高钾血症时,对出现急性心脏毒性作用的抢救措施有哪些?

3. 输入致死性氯化钾溶液后,心脏停搏在舒张期还是收缩期? 为什么?

ℯ 知识拓展　高钾血症的危害

（宁夏医科大学　周永忠）

第三节　原发性高血压性心脏病失代偿期心功能的改变

【实验目的】

1. 掌握:原发性高血压性心脏病失代偿期大鼠心功能的改变及检测方法。

2. 了解:原发性高血压性心脏病的发病机制及病理改变。

【实验原理】

随着生活节奏加快,工作压力增大,高血压已成为常见的临床综合征之一,其中又以发病原因不明确的原发性高血压更为多见。原发性高血压性心脏病(简称原发性高心病)是由于血压长期升高,左心室负荷逐渐加重,左心室因失代偿而出现肥厚和扩张从而形成的器质性心脏病。长期的原发性高心病会对心功能产生显著影响。根据心功能变化,可分为心功能代偿期、心功能失代偿期。原发性高心病早期可没有任何症状,随着病程进展,左心室肥厚扩大,可出现左室舒张功能减退,最终出现心脏收缩功能减退,逐渐出现左心衰竭。

将心导管或球囊(离体心脏灌流时)插入动物左心室,测量左心室血流动力学相关参数,是动物实验中评价心功能变化的重要手段。常用的观测指标包括:左心室收缩压(LVSP)、左心室舒张最低压(LVDP)、左心室舒张末压(LVEDP)、左心室内压最大变化速率($\pm dp/dt_{max}$)等。心室压变化速率(dp/dt)可作为心脏收缩和舒张能力的指标。$+dp/dt_{max}$下降,说明心室收缩能力减弱。$-dp/dt_{max}$绝对值下降,说明心室舒张功能减弱。

由于原发性高血压大鼠具有饲养不便,造模周期较长、成功率较低等特点,不适合用于传统线下实验教学。本项目以 Dahl 盐敏感大鼠为虚拟实验对象(其在给予高盐饮食后会产生严重的高血压病变,并可发生心肌肥厚及严重的心力衰竭),通过对造模成功的原发性高心病失代偿期大鼠(虚拟)进行心脏功能相关指标的检测,使学生在虚拟平台上对原发性高心病有更直观的认识。

【设计思路】

本虚拟仿真实验探索了原发性高血压性心脏病失代偿期心功能改变,首先系统地介绍了原发性高血压性心脏病相关的解剖学、生理学、病理生理学、病理学等知识点,然后需要完成虚拟仿真交互操作,最后通过思考题进行考核和巩固。实验全过程完成之后,系统自动生成测试报告用于评价学习效果。实验项目主要包括"知识点介绍""虚拟仿真实验操作""考核与评价"三个模块,目的是使学生通过线上虚拟仿真实验的学习,对原发性高心病失代偿期心功能相关改变有更为直观的认识,并培养自主学习、综合分析的能力。

【教学方法】

1. 理论到实践循序渐进,使学生系统地理解和掌握实验内容

本实验整合解剖学、生理学、病理生理学、病理学等学科内容,对原发性高血压性心脏病相关理论知识进行了系统的回顾,学生在学习理论知识之后,再进行模拟操作步骤。这种从理论到实践循序渐进的教学模式,使学生在理论知识扎实的基础上完成实验,从而更加系统地理解和掌握实验内容。

2. 虚拟场景使学生身临其境,优化学习体验

本实验情境设置高度还原线下实验室场景,如在实验开始之前介绍实验室规章制度,设置穿戴防护服、手套、口罩、鞋套等操作,并通过动画的方式展现与线下实验室相近似的实验室场景。学生仿佛置身于真实的线下实验室,能够身临其境地进行实验操作,优化了学习体验。

3. 中英文学习模式切换,增强学生学习的便捷性和灵活性

本实验设置中英文切换学习模式,学生可以在主界面自由选择在中文或英文模式下进行学习。中英文切换学习模式可以适应不同场景下的学生学习需求,在提升学习便捷性和灵活性的同时,培养学生不同语言工具的运用能力。

4. 即时反馈和结果反馈相结合,提高学生学习效果

本实验通过提出问题并要求点选、填写答案的方式,指导学生逐步完成实验内容。学生点选、填写答案后,系统会立即反馈答案的正误。实验全过程完成之后,系统会自动生成测试报告,以评分式结果反馈学生的实验全过程学习情况。这种即时反馈和结果反馈相结合的方式,使学生更加深刻掌握实验内容,提高了学习效果。

【讨论与思考】

1. 原发性高血压性心脏病失代偿期大鼠左心室功能有何变化?

2. 动物实验中检测左心室功能的方法有哪些?

📧 知识拓展 高血压社区防控管理模式

(皖南医学院 李 慧 刘 鑫)

第四节　机体血压影响因素及抗高血压药的作用

【实验目的】

1. 掌握:动脉血压的形成机制、影响因素,心脏和血管的神经支配,颈动脉窦和主动脉弓压力感受性反射;高血压的诊断标准,高血压病的基本病理改变、各脏器的病变特点;抗高血压药物分类、降压机制及特点。

2. 了解:其他影响心血管活动的体液因素,高血压的分类,抗高血压药物的合理应用。

【实验原理】

血压是维持人体血液循环系统正常运转的重要基础,是高血压等循环系统疾病的重要影响因素。高血压是以血压升高为主要临床表现、伴或不伴有多重心血管代谢危险因素的综合征,也是严重影响健康的重大慢性疾病。由于血压的形成机制、影响因素及抗高血压药物的治疗等基础理论知识抽象,人体又无法开展相关实验,因此,通过虚拟仿真实验建立数字化标准病人,辅助学习血压相关知识,对探索人体血压形成等相关问题具有重要的意义。

本实验以临床案例为引导,整合了生理学、病理学、药理学等学科知识点,通过虚拟仿真系统模拟患有高血压的电子化标准病人,分别对"血压的形成""影响血压的生理因素""血压的调节""高血压的诊断""高血压的病理进程""药物的作用机制"及"抗高血压药物的分类"等内容进行虚拟实验探究,完成对机体血压影响因素及抗高血压药物作用的学习。在实验过程中,操作者需要完成考核评价内容,系统会给出操作考核成绩。

【设计思路】

本实验综合运用多种现代教育理念与技术,探索了机体血压影响因素和抗高血压药物作用虚拟仿真实验的新思路。实验设计以服务教学、资源共享为出发点,通过整合生理学、病理学、药理学等血压相关的知识点,以临床案例为切入点,以案例引出的问题为导向,进行团队协作学习,完成虚拟仿真实验的操作。整个实验项目主要包括"目的和原理""线上虚拟实验""线下整合实验""考核和评价"四个模块。在实际教学中,以线上虚拟仿真软件教学为主线,同时结合线下VR互动教学、动物实验、人体功能学实验,多维度评价学习效果,培养学生的自主学习、动手实践、综合分析能力以及团队合作精神。

【教学方法】

1. 多个学科内容整合,使学生高效而系统地掌握重点内容

本实验以高血压临床病案为背景,以机体血压为主线,将分散在解剖学、生理学、病理学和药理学等基础医学学科内的相关内容连缀成串,实现了一个主题下多学科相关内容高效、系统整合,促进了学生学习效率的提升、将多学科内容融会贯通,以及系统全面视角理解和解决问题。

2. 多种形式教学资源综合运用,促使学生集中注意力学习

本实验综合运用多种形式的教学资源,如电子化标准病人呈现典型症状,3D建模技术表现

心、脑、血管等脏器,使用多组动画互动展示关键性实验内容,利用数学模型演示各因素对血压波形变化的影响,使用三维动画展示药物的作用机制。形式多样的教学资源的综合展现,使学生兴趣盎然,保持注意力持续集中,提升了学习效果。

3. 加强人机互动,激发学生的自主性和灵活性

人机互动的学习模式贯穿本项目的各个部分。学生在实验中要主动积极探索,通过点选按钮、拖拽、填写等多种操作来完成所有实验项目;还可以根据自己的兴趣和掌握程度,利用知识点导航地图实现学习内容的跳转。这种人机互动的教学模式,使学生在学习过程中的主动性、灵活性全面提升。

4. CBL 和 TBL 学习模式,增强学习热情团队协作

本实验还引入基于病案学习(CBL)和基于小组学习(TBL)的模式。临床案例的引入促进学生能学以致用,增强了学生的学习动机,激发了学生学以致用的热情;小组协作的学习方式能够帮助学生切身体验到团队协作的优势,提升了团队协作的能力。

【讨论与思考】

1. 血压的形成机制是什么?

2. 影响血压变化的因素有哪些?

3. 抗高血压药物的类型有哪些? 其作用机制是什么?

e 知识拓展　高血压疫苗

(西安交通大学　胡　浩　李　帆)

第五节　急性左心衰竭诊断与治疗

【实验目的】

1. 掌握:心功能生理指标意义及急性左心衰竭时相关指标的变化。

2. 了解:急性左心衰竭的发病原因及相关治疗措施。

【实验原理】

急性左心衰竭是指急性左心功能异常引起心肌收缩力下降、心脏负荷加重,造成急性心排血量骤降,肺循环压力突然增高,周围循环阻力增加,导致急性肺淤血、肺水肿及心源性休克(伴组织器官灌注不足)的临床综合征。临床上常表现为缺血缺氧、呼吸困难、急性肺水肿等症状。

虚拟标准病人(virtual standard patient,VSP)是利用计算机模型构建模拟真实标准病人的计算机模拟人。VSP 基于数学模拟技术中相关参数设定,生成标准化虚拟病人,展示人体在不同疾病状态下生理功能、解剖结构、组织器官等变化。利用 VSP 既可以形象地学习医学基础知识,又可以充分结合临床,在安全状态下实现疾病诊断和治疗的模拟操作,是一种将 PBL 教学方法与临床案例相结合的理论与实验教学新模式。

【设计思路】

本实验综合运用多项虚拟仿真技术,包括实验过程的虚拟仿真、生理机制的模拟和虚实结合技术,探索了基础与临床相结合的虚拟实验教学新思路。首先,通过虚实结合技术,以受试者的基础数据特征(身高、体重、性别、年龄),构建左心衰竭虚拟病人,使学生更有参与感和实验兴趣。以临床案例为切入点,整合生理学、病例生理学、药理学等左心衰竭相关知识点,在基础知识模块中自主学习,通过动物虚拟实验探索病理生理机制,在临床诊疗模拟中完成诊断和治疗,从而加

强学生对左心衰竭的动物造模、发生发展和治疗转归等相关知识的深入学习和理解,培养学生的自主学习、综合分析能力和探索精神。

【教学方法】

1. VSP 模拟真实场景,多维度开展教学

本实验首先利用 VSP 急性左心衰竭项目的起始动画描述疾病的发生场景及虚拟病人基本病情,然后让学生根据了解的基本情况以 PBL 形式讨论左心衰竭疾病的不同发生机制等基础医学问题。之后,学生对虚拟病人进行模拟诊断,以病人主诉为问题,引出病因、病情的问诊和检查过程,以虚拟病人的合理治疗与转归为解答,让学生理解临床诊断的基本方法。虚拟病人的诊疗操作包括语音问诊、体格检查、实验室检查、诊断确诊、治疗方式选择等方面。最后,系统根据学生模拟诊疗过程给出评价报告,让学生了解自身对所学基础医学知识与临床应用的掌握情况。

2. 丰富教学资源,加强基础与临床结合

在本实验对虚拟病人进行模拟诊断和治疗过程中,一方面引入了大量视频、动画资源及模拟操作让学生学习基础医学知识,如心脏功能的评价、心输出量的影响因素及相关生理指标的变化和意义等;另一方面,让学生通过虚拟化的临床训练,了解左心衰竭病人的一般诊断和治疗方法,从而实现基础与临床相结合的教学方法。

【讨论与思考】

1. 急性左心衰竭常见的诱因有哪些?
2. 急性左心衰竭发病机制是什么? 常见症状有哪些?
3. 急性左心衰竭如何治疗?

知识拓展　虚拟人

（四川大学　黄　武）

数字课程学习

扩展阅读资料　　测试题

第五部分　创新设计性实验

第十九章　医学实验研究基本知识

医学科学研究是探索人体生命本质和疾病相互转化的规律,寻求防病治病和恢复健康的方法的认识活动过程。人体作为世界上最复杂的生物体,不仅有生理活动,而且还有心理活动及自主行为。人体的生命现象用简单的生物学规律很难得到诠释,"生物 – 心理 – 社会"的现代医学模式的出现为现代医学开拓了广阔的空间,赋予了更丰富的内涵,拓展了医学的境界。医学科学研究的对象是人,然而由于伦理学问题,大多数医学研究不可能在人体上直接进行,而首先要在动物上进行试验。因此,医学科学是兼有自然科学和社会科学二者特性的综合性学科。

医学科学研究按自然科学可分为基础医学、临床医学、预防医学、特种医学和卫生事业管理学研究等方向。而实施这些研究的方法可分为两大类:调查研究和实验研究。医学研究基本知识内容十分丰富,涉及多门学科和课程。实验研究的一般过程可归纳为实验选题、实验设计、实施研究、数据处理和结果分析、论文撰写五个主要过程。

第一节　实验研究选题

科研选题就是从战略上选择科学研究的主攻方向、确定研究课题的过程和方法。科研选题的正确与否决定了所做工作是否具有创新性、科学价值、应用价值以及所做工作最终是否会产生科研成果。人们在日常的学习、工作和生活实践中,一定会碰到一些无法解释、尚未解决的问题,于是就会提出一些疑问,接着形成了一个要搞清这些疑问的意向。问题的提出和意向的形成促使人们制定一个解决这些疑问的研究计划。医学研究工作与其他科学研究工作一样,其科研选题的形成也有一定合乎逻辑的步骤。科研选题的一般过程包括原始想法或问题的提出、文献检索及批判性文献综述、形成假说、选题陈述四个过程。

一、问题的提出

在实际工作中,常常很难准确地解释一个详细的研究计划是如何产生的。但是,通常原始想法或问题的形成有三种情况。

1. 根据现有工作积累提出新的课题

对某一特定课题的现有知识做出评价之后提出某些新的问题,而这些问题只有经过有计划的科学研究才能回答。如呋喃唑酮(痢特灵)属于硝基呋喃类抗菌药,临床上主要用于治疗肠炎和细菌性痢疾。在 20 世纪 70 年代初期,有报道呋喃唑酮治疗溃疡具有较好的近期和远期疗效。为什么会有这样的疗效呢? 是否与抗感染有关? 后来的研究发现幽门螺杆菌与溃疡有关(1982年),这一研究结果更加支持了胃溃疡的感染学说。在查阅文献中发现,呋喃唑酮不仅是抗菌药物,而且还是一个单胺氧化酶(MAO)抑制剂。因此,可以提出如下假说:①临床溃疡患者是否伴有单胺类递质含量的改变? ②呋喃唑酮的抗溃疡作用除了与抑制幽门螺杆菌感染相关,是否还与其抑制脑内 MAO 活性、升高单胺类递质含量有关?

2. 思考和解决遇到的问题

观察到的某些现象不能用现有的知识去解释,但可以提出一种假说去解释,然后设计一个实验以验证这种假说正确与否,从而提出证据去支持或反对这个假说。弗莱明(Fleming)是一位国际著名的细菌学家,他在实验室寻找抗菌物质长达 15 年之久,1922 年他曾发现了一种溶菌酶,但这种溶菌酶所能溶解的是一些非致病菌,不能用于感染性疾病的治疗,于是他放下这一课题,从事另一项理论性的研究。后来有一天他在清理以前研究用过的长有细菌菌落的培养皿时,突然发现一个本来长满金色葡萄球菌菌落的培养皿中长出了绿色的真菌菌落,而这个真菌菌落周围的金黄色葡萄球菌菌落已经消失。弗莱明推测该真菌可能具有杀灭金黄色葡萄球菌的作用。他立即将这个真菌(后来被鉴定为青霉菌)分离出来,在试管和动物体内进行了一系列的实验,证明它的代谢产物能够抑制多种致病菌的生长。由于弗莱明缺乏相应的生物化学知识并受当时科学仪器的限制,未能将青霉菌的代谢产物提纯出来,但他把这个青霉菌种在冰箱中长期保留了下来。青霉菌代谢产物青霉素的纯化工作是在弗莱明关于青霉菌的报道 10 年之后由钱恩(Chain)和弗洛里(Florey)完成的。

3. 验证假说

进行实验检验别人的假说,这就需要重复别人的实验。这一工作之所以必要,是因为原来的工作只不过是启发性的,而不是结论性的,或者是因为所得结果具有重要的实际意义。新的更好的分析方法的发明也有必要去重复过去的研究。

二、文献检索及批判性文献综述

有了原始的想法或问题,并没有构成一个科研题目。为了形成一个好的科研题目,必须查阅文献。与主题相关的文献可以帮助研究者了解有关此问题的背景,并在此基础上对有关主题的文献资料作批判性的评价,以寻求选题的依据和价值,同时获得当今所能够采用的最佳研究方法及其可靠性,形成前沿的、更高水平的研究题目。

首先,选定论文题目要查阅文献,以寻求选题的依据和价值,才能避免重复,才能完善科学假说,也才能选择恰当的研究手段并判断可能达到的预期结果。其次,做实验设计时,查阅文献可能有助于确定实验对象、样本大小、动物品系、施加因素的剂量和给予方式、指标的判定、误差的控制等。最后,撰写论文时也要引用文献资料来分析、讨论实验结果,从高度和深度两方面来加深理论认识,提高论文质量。

三、形成假说

所谓假说,就是对科学上某一领域提出的某一新问题预先提出未经证实或未完全证实的答案和解释。一个假说的形成应当以公认的和已证明的知识为基础,为实际上已经证明的事实提出一个合乎逻辑的发展。此外,它必须是一种明确的叙述,而且必须能用适当的实验技术加以可能的解释。

达尔文说过,"没有假说,也就没有有用的观察"。巴斯德也说过,"……在实验的领域里,运气只光顾有准备的思想"。假说的提出基于过去的研究结果和对文献材料的熟悉,是建立在原始的想法或对问题批判性的文献综述的基础上的。

假说是科学研究中的重要步骤和基本程序之一。科学上许多重要发现和重大理论的发展是与科学家在丰富的实践和想象力的基础上建立的假说分不开的。假说是理论思维的一种重要形式,是探索科学理论过程中的一个不可缺少的重要阶段。在此阶段,人们从已有文献资料出发,在分析与综合、归纳与演绎的科学抽象过程中,通过概念、判断和逻辑推理得出结论,所以它是对所研究的问题预先提出初步推测的、带有假定意义的理论解释。假说是科学工作者思维过程中的产物。没有假说的形成,几乎不可能有科学上的新发现和重大突破。

四、选题陈述

假说形成以后再对其内容进行高度概括便是我们的研究题目。研究题目一般应体现受试对象(或调查对象)、处理因素(施加的因素)和实验效应(观察指标)三者之间的关系。

例如:氨氯地平　对　豚鼠心房肌　动作电位的影响
　　(施加因素)　　　(受试对象)　(观察指标)

研究题目确定以后,要对自己所选的题目进行必要地、全面地陈述。这一程序是科研选题过程必不可少的,而且是相当重要的,也是评价科研课题的重点内容之一。陈述的水平反映研究者的理论认识、科学思维、实践能力,以及工作的科学性、可靠性和预期结果的可信程度。可以说,一个好的选题陈述是没有进行实验的论文雏形。

陈述的内容实际上就是申报各种科研基金的项目书(标书),其内容一般可概括为表 19-1 所列项目。

表 19-1　学生科研项目申请表举例

项目名称			
姓名		所属院系	
专业		班级	
手机		学号	
电子邮箱		填表日期	
项目立项依据	(研究的意义、国内外研究现状及发展动态、研究目的、科学性和创新性。附主要参考文献目录)		
项目研究内容	(项目的主要研究内容、研究目标,以及拟解决的关键科学问题)		
研究方案及可行性分析	(研究方法、技术路线、实验手段、关键技术等说明)		
项目工作进度	(项目拟实施的具体时间进度表及预期研究结果)		
经费预算明细	(根据需要认真填写经费预算)		
备注			

五、科研选题一般要求

在科研工作中,选题是否合理决定了该研究工作是否有意义和能否达到预期目的。选题的一般要求有以下几个方面。

1. 创新性

创新是科研工作的灵魂,是立题价值所在。创新性对于基础理论方面的研究来说,就是要求能有新发现,提出新见解,得出新结论;对于应用技术方面来说,则是要求能发明新技术、新产品、新工艺。所研究的问题应该是别人没有研究过的,或虽有人研究过但还没有研究结论的问题。检索和掌握大量国内外最新文献资料是科研创新的基础,除此之外还需有丰富的想象力和科学的演绎、推理能力。

2. 科学性

选题必须要有科学依据,符合科学规律,不能主观臆造、凭空想象。只有遵循科学性要点,从根本上违反科学理论的不选,低水平重复的不选,才能保证科研方向正确无误。科学性选题应做到以下几方面:以事实为依据,从实际出发;正确处理继承与发展的关系;选题应充分反映出研究者对国内外相关文献资料及进展的理解深刻程度和清晰的研究思路。

3. 目的性

科研选题首先要解决的问题应当是"为什么"。选题要有明确的目的和意义,所选课题要有一定的理论或实用价值。只有科研课题所要解决的问题是有价值的,如理论价值、学术价值、经济价值、社会价值等,才会达到满足社会需要的目的。

4. 可行性

选题一定要从实际出发,从主、客观两方面的条件来看课题能解决的可能性。客观条件是指课题研究所需的实验设备和研究条件、受试药品和占有的文献资源的充足度等;主观条件是指充分发挥自己和团队的特长优势,力求专业对口而扬长避短。否则,再好的课题也无法进行。

(西安交通大学　霍福权　胡　浩)

第二节　医学文献检索基本知识

文献检索是根据学习和工作的需要获取文献的过程,被喻为开启知识宝库的钥匙。当在学习、工作乃至生活方面遇到难题,或要开展一项新的研究,或要完成一篇论文、一种发明时,都需要借助文献检索来辅助完成。

医学文献资料是医学科学知识赖以保存、记录、交流和传播的一切著作的总称,是人类认识疾病规律的总结。文献里记录了无数医学科学家们的发现、理论、启示及工作方法,也包括了他们的成功经验和失败教训,是医学研究不可缺少的信息来源。因此,学会并掌握一套有效的医学文献资料检索方法,是每一位医学工作者必须具备的能力。

一、医学文献的类型

1. 按内容性质分类

(1)一次文献:又称原始文献,是指作者以本人的工作经验或研究成果为依据而创作的原始论文,如期刊论文、学位论文、会议论文、研究报告等。

（2）二次文献：指对许多无序的一次文献进行收集、加工、整理而成的报道性、检索性的文献资料，是对知识的二次加工，如题录、书目、索引、文摘等。

（3）三次文献：指利用二次文献并在其指引下对大量一次文献进行综合分析研究，加以浓缩和提炼而写成的文献，是对知识的第三次加工，如年鉴、进展、述评、综述、手册、指南、专著等。

2. 按出版形式分类

（1）图书：是出版物中品种最多、数量最大的一种，也是图书馆的主要馆藏之一。包括两大类：①供读者阅读的图书，如教科书、专著、论文集、丛书等。②供读者查阅的工具书，如目录、索引、文摘、手册、年鉴、百科全书等。

（2）期刊：是一种定期或不定期的连续出版物，信息量大。按内容性质可分为：学术性期刊、通报性期刊、技术性期刊、普及性期刊、检索性期刊等。

（3）特种文献：除图书、期刊以外的，出版形式比较特殊的文献资料。包括：科技报告、学位论文、专利文献、会议文献、技术档案等。

二、医学文献检索常用方法

科技文献资料的形式多种多样，主要包括期刊、图书、报纸、科技报告、会议文献、专利文献等。其中期刊和图书的种类和数量最多，在科技工作中应用也最广泛。

1. 利用图书馆馆藏检索

检索医学文献，首先可以利用图书馆馆藏检索的方法进行检索，但此种方法比较耗费时间。

2. 利用检索工具书检索

（1）中文版医学文献检索工具：①《中文科技资料目录（医药卫生）》是当前查找国内医学文献的主要检索工具，具有一定的权威性。②《国外科技资料目录（医药卫生）》是我国用中文出版的查找外文文献的大型专业性检索刊物。③《中国生物医学文摘》主要报道我国生物科学领域的研究成果与进展。④《中国医学文摘》是检索国内医学文献的系列刊物。

（2）英文版医学文献检索工具：主要有美国《医学索引》（Index Medicus，简称 IM）、荷兰《医学文摘》（Excerta Medica，简称 EM）、美国《生物学文摘》（Biological Abstracts，简称 BA）、美国《美国化学文摘》（Chemical Abstracts，简称 CA）等。

3. 利用计算机检索文献

掌握与利用数据库检索技能是文献检索的最有效途径。当前世界上最大的数据库之一是美国的 MEDLINE 数据库。我国目前较大的、连续动态更新的数据库有中国生物医学文献数据库、中国知识资源总库、万方中国学位论文、维普中文科技期刊数据库等。计算机文献检索方法有如下几种。

（1）通过题名检索：是根据文献题名查找文献信息的途径。它把文献题名按照字顺排列起来编成索引，其排法简单易行，方便查检。如果说摘要是一篇论文的概括，那么标题则是摘要的概括，是全文主要内容的高度概括。利用对大量标题的浏览，可以增加阅读量，对相近领域和相关专业也会有所了解，从而增加知识面，扩大知识视野。通过对大量标题的检索阅读逐步缩小检索范围，才能进一步确定是否对文献摘要进行阅读。

（2）通过作者检索：通过计算机数据库作者途径检索，是根据文献上署名的著者、译者、编者的姓名或团体机构名称查找文献。可以准确查询到该作者的多篇著作，对全面了解某一著者或团体机构的学术观点、研究成果、科研动态很有帮助。各种检索工具和数据库都附有作者索引，作者索引按作者姓名顺序排列，容易编排，检索直接，查准率高。

（3）通过主题词或关键词检索：利用主题词或关键词检索是计算机检索最普遍使用的方法。它直观性强，查找方便、简单，不必考虑词与词之间的学科属性和逻辑关系。主题途径检索文献信息的优点是：用主题词作为标识，表达概念准确、灵活、专指度高，可使同一主题的文献集中，检索效率高。但有时缺乏准确性和稳定性。

（4）通过分类检索：分类检索是根据课题内容的学科属性按分类法检索文献。国内外比较权威的医学检索工具，绝大多数的正文部分按分类排列，编有分类目次表。

4. 滚雪球式检索法

这种方法是通过先找一篇需要查找的相关文献，然后根据这篇文献末尾提供的参考文献目录，继而可以找到几篇有关的文献，再从这几篇文献的末尾进一步查找新的文献，又可以找到更多的文献，如此线索越来越多，就像滚雪球一样，越滚越大。这也是初次从事科研工作者最常用且最适用的方法。

三、医学文献检索的步骤

医学文献检索工作是医学科研工作中重要的组成部分。医学文献检索是根据医学研究课题的要求，利用检索工具按照一定的步骤、方法、途径查找文献资料的过程。查找文献资料一般需以下几个步骤。

1. 分析研究课题，明确检索要求

分析研究课题是文献检索最关键的一步。在文献检索前，首先要了解该课题性质、学科专业范围、所需的文献类型，以及要求的文种、年代的限定、课题的关键词等，了解国外该课题的研究现状、水平、动态以及存在的问题等。

2. 选择检索工具，确定检索方法

根据课题研究的特点和检索要求制定检索策略。由于文献的内容不同，各有其特定的检索工具，选择哪些检索工具进行查找，直接与检索效率有关。一般对检索工具的要求是：收录文献资料的专业广、类型齐全、数量大、报道速度快、文摘详细，并附有各种索引。在检索时，既要选择专业性检索工具，也要考虑使用综合性检索工具，以获得满意的查全率。

3. 选择检索途径，确定检索标识

在选定检索工具和检索方法后，需要考虑的就是根据文献的外部特征、内部特征，以及检索工具所提供的目录和索引确定检索途径和检索标志。检索途径的确定取决于检索课题的要求和已掌握的情况。然后可根据检索标志，如分类号、主题词、著者名等，通过有关索引来进行具体检索。

4. 通过文献线索，查阅原始文献

查找文献线索就是查找所需文献的出处或文献来源，因为收入检索工具的不是文献原文，而是文摘、篇名、著者名等，因此检索的直接结果是文献的线索。根据检索取得的文献线索查阅原始文献是整个文献检索的最后一步。

5. 常用医学文献检索数据库

（1）中文数据库：常用中文文献检索数据库有中国知网（CNKI）、万方数据知识服务平台、维普中文期刊服务平台。

（2）外文数据库：常用外文文献检索数据库有 Elsevier（ScienceDirect OnLine，SDOL）、PubMed-NCBI、Web of Knowledge。

人类已经处于以计算机和网络为核心的新的网络信息时代。网络医学信息资源能否得到充

分利用,这对检索者的检索手段和检索技巧提出了更高的要求。在浩如烟海的文献资料里,只有善于运筹,才能有条不紊地把所需的文献整理出来,才能提高效率,迅速而又准确地找到所需文献。只有充分享用网络资源提供给我们的新的知识情报,才能始终站在高科技知识领域的前沿。

(西安交通大学　胡　浩)

第三节　实验设计方法

实验设计是研究工作中极其重要的组成部分。好的实验设计不仅是实验步骤的依据,也是科研获得预期结果的一个重要保证。实验设计的作用在于:利用尽量少的人力、物力和时间获得所提出问题的解答,而且这个解答要求是明确的、可靠的,不是模棱两可的;使实验误差减小到最低程度;使多种有用信息处理因素包括在较少的实验内容之中,达到提高效率的目的。

实验设计包括专业设计和统计学设计两大部分。专业设计是利用专业理论技术知识来进行设计,主要解决实验结果的科学性和独创性,是为了回答和解决科研课题的假说;统计学设计是运用统计学知识和方法来进行设计,要求解决实验观察结果的可重复性和可信性,减少或排除误差,保证样本的代表性、样本间的可比性和结果的精确性。两种设计应相互结合,缺一不可。

一、实验设计的基本原则

1. 对照原则

对照的意义首先在于通过对照鉴别处理因素与非处理因素的差异。临床上有许多疾病(如感冒、气管炎、肺结核、早期高血压等)不经药物治疗也可以自愈,能够自行减轻和缓解的疾病就更为普遍。影响疾病的因素是复杂的,除治疗因素外,气候、营养、休息、精神状态等也对疾病发生有着影响。因此,为做到正确的鉴别,要设立对照组以消除和减少实验误差。在医学研究中,不仅自然环境和实验条件对实验有很大影响,而且生物的变异使实验结果变得更加复杂,解决这个困难的最好办法还是对照。对照应是在同时、同地、同条件下进行,使对照组具有可比性。根据研究需要,有时还需要设定假手术组和模型组。

2. 随机原则

对照组与处理组除处理因素有所不同外,其他非处理因素应尽量是完全一致的、均衡的。事实上不可能做到完全一致和绝对均衡,只能做到基本上的一致和均衡。在实验中能使两者趋于一致或均衡的主要手段是随机化。"随机"不等于"随便",随机的概念常被严重地误解和滥用。随机化的正确概念是,被研究的样本是从总体中任意抽取的,即抽取时要使每一观察单位都有同等的机会。在实际工作中常采用均衡随机进行分组,即先将可控制因素(如性别、体质量、病情、病程等)进行分层,然后在每一层次中再进行随机分组。

3. 重复原则

重复就是实验取样的例数和实验次数。随机抽样能在很大程度上抵消非处理因素所造成的误差,但不能完全消除,还必须有适当研究数量。从理论上讲,实验重复的数量越多,实验精度越高,越能说明问题。也就是说,在临床研究中所观察的病例数越多,所获得的资料越可靠;在动物实验中所用的动物数越多,实验结果越可信。但实际上不加控制的多次重复时,所需要的人力、物力、财力和时间上都有许多困难,也没有必要。重复的原则应该在保证实验结果具有一定可靠性的条件下,确定足以说明问题的最少样本数,即足够和适当,一般小动物每组 10~20 只,中等动物每组 8~10 只,大动物每组 5~8 只。

二、实验设计的内容

1. 实验对象

医学研究是为了解决人类的健康疾病问题,但这些问题的解决不可能完全在人类自己身上进行实验研究,常常需要借助实验动物来研究。对动物的选择有以下基本原则。

(1)所重复的动物模型应尽可能地近似于人类疾病的情况。能找到人类疾病自发动物模型是最理想的,在得不到这种动物模型时就需要人工复制。为了尽量设计与人类疾病相近似的模型,首先要注意动物的选择,如做心肌梗死的模型常常选择狗或大鼠。如果动物模型与人类临床情况不相似,动物身上的研究结果就不一定能推论到人类自身。

(2)一致性:如处理因素相同,其实验结果应前后相同。为减少实验模型的不一致,某些实验要求用纯品系(种)动物,即同系或近亲交配繁殖的品系动物,以减少个体差异性。

(3)适用性:实验动物应具备其存活时间足够长于实验持续时间和足够承受处理因素的能力。例如,大小鼠和狗不宜做腹膜炎的模型,因为大小鼠对革兰阴性细菌有较高的抵抗力,不宜造成腹膜炎;而狗对细菌敏感,易于死亡。

(4)易行性和经济性:例如,猪较符合做心肌梗死模型,但猪体型较大,不易处理且价格昂贵,因此不如用大鼠。用灵长类动物做实验时,其模型与人类更接近,但灵长类动物稀少且价格昂贵,加之实验条件要求苛刻等原因,如无必要,应尽量少用。

(5)确定性和可靠性:容易自发地出现某些相应病变的动物不应加以选用。例如,铅中毒可用大鼠做模型,但大鼠本身易患动物地方性肺炎及进行性肾病,后者与铅中毒所致的肾病不易区分,因而不易确定该肾病是铅中毒所致还是其本身的进行性肾病,因此没有确定性和可靠性。

2. 观测指标

理想的观测指标一般应符合以下要求。

(1)合理性:该指标确实代表了所研究的问题。

(2)特异性:一个特异性高的指标一定是合理的,但合理的指标不一定都具有很高的特异性。一般来说,特异性不高的指标只能做辅助说明。

(3)正确性:是对指标的基本要求。一个不能正确测试的指标不仅误差大,而且易导致错误的结果。在实验中应尽量避免使用不能正确测定而易表现出主观偏差的指标。

(4)重现性:一个合理、客观、正确的指标一定有很好的重现性,能经得起重复测定,同样条件下各次实验结果差别较小并符合一定的概率分配。

(5)灵敏性:指标测量的技术方法或仪器的灵敏性是极其重要的。如果方法不灵敏,出现的变化检测不出来,就会得出"假阴性结果"。若仪器不精密,所得的数据就不真实。

3. 实验方法和技术

一般来说,实验方法和技术的选择应以最能说明所要研究的问题且十分可靠的实验方法和技术为原则,而不是刻意追求最新和最复杂的实验方法和技术。测量和观察仪器应尽可能地选择精密度和灵敏度高、性能稳定且其所测得数据可靠性得到普遍公认的设备。

4. 对照组的设定

对照有多种形式,可根据实验研究的目的及内容加以选择。

(1)空白对照:对照组不施加任何处理因素。例如,为了观察某种新疫苗预防某传染病的效果,给实验组人群接种疫苗,而对照组人群不接种疫苗、不使用任何免疫制品。最后对比两组血清学、流行病学所观察的指标,分析这种新型疫苗的预防效果。

（2）实验对照:对照组施加部分实验因素,但不是所研究的处理因素。例如,为观察某种抗心律失常药的效果,给实验组注射抗心律失常的药物,对照组虽然不注射药物,但应和实验组一样注射等量的不影响所研究的处理因素的生理盐水,以取得两者的均衡。这样的对照就是实验对照。

（3）标准对照:不设立对照组,而是用标准值或正常值作对照。例如,人心率指标的对比即可用正常值（72次/min）作对照。但实际实验研究中一般多不用标准对照,因为实验条件不一致,常常影响对比的效果。

（4）自身对照:对照与实验在同一受试对象身上进行,如用药前后的对比、先用 A 药后用 B 药的对比。

（5）组间对照:不设立对照组,而是几个实验组相互对照。例如,用几种药物治疗同一疾病,以对比这几种药物的效果;同一种药用不同的剂量治疗同一种疾病,以对比不同剂量的治疗效果。

5. 实验设计的类型

实验设计是影响实验研究成功与否的关键环节,是提高实验结果真实性和准确性的重要保证,常用的实验设计类型有以下几种。

（1）完全随机设计:是将受试对象随机分配到处理组和对照组,对其效应进行同期平行观察,最后对结果进行成组统计分析。统计分析方法可以采用 t 检验、单因素方差分析,以及 χ^2 检验。

（2）配对设计:选取条件基本齐同的受试对象配成对子,随机分配其中之一到实验组,另一个到对照组。以机体自身作为对照的配对资料,可以在同一个体上观察处理前后的变化,也可以是同一标本用 2 种方法检测结果的比较,或者一批病人两个疗程的比较。统计分析方法可以采用 t 检验、秩和检验,以及 χ^2 检验。

给药前 A……→｜给药后 A′

$A\begin{cases} A_1……→｜给药后 A_1' \\ A_2……→｜给药后 A_2' \end{cases}$

（3）配伍组设计:是较为常用的实验设计方法,也称随机区组设计,是配对设计的扩展,即 1 个对照组与多个实验组的比例关系。设计时,先将性质相同或相近的实验对象归为一个区组,再将区组随机化,决定其被分到哪一个处理组中。统计分析方法常用方差分析。

（4）交叉设计:是将 A、B 两种处理先后施于同一批受试对象,随机地使半数对象先接受 A,后接受 B;另一半对象先接受 B,后接受 A。两种处理在全部实验过程中交叉进行,交叉前一般需经过 5~7 个半衰期（$t_{1/2}$）的洗脱期。统计分析方法常用方差分析、秩和检验。

甲组（方案 A）……→｜洗脱期 ⟍↗ 甲组（方案 B）
乙组（方案 B）……→｜（5~7$t_{1/2}$）⟋↘ 乙组（方案 A）

6. 药物剂量的确定

剂量设计关系到实验的成败。通常药物的实验剂量需要通过预实验摸索求得,或通过查阅资料获得。常以 mg/kg 或 g/kg 作为剂量单位,人与动物之间,不同种属动物之间的剂量呼应关系应按体表面积来计算。还应注意药效学研究与毒理学研究、临床前研究与临床研究之间的剂量呼应关系。

（1）体表面积比率换算法:按照体表面积比率换算等效剂量,是较为常用方法。可以参照标准体重不同种属动物体表面积比率相关表格,进行相应的剂量换算。

（2）体型系数法:在动物和人的体质量与标准体质量相差较远时,可参照动物和人的体型系数表,采用体型系数估算法。

$$D_B = D_A \times (R_B \div R_A) \times (\sqrt[3]{W_A} \div \sqrt[3]{W_B})$$

上式中 D_B 为欲求算的人或其他动物的公斤体质量剂量, D_A 是已知 A 种动物的公斤体质量剂量, W_A 和 W_B 分别是它们的体质量。 R_A 和 R_B 分别是它们的体质量系数。动物和人的体型系数如下。

小鼠	大鼠	豚鼠	兔	猫	猴	犬	人
0.06	0.09	0.099	0.093	0.082	0.111	0.104	0.11

（3）粗略估算法:根据体表面积,人与各种动物之间的剂量不同,动物的体质量越小,剂量（/kg）越大。动物和人的剂量比例关系［按 g(mg)/kg 计算］如下。

人	：	犬	：	猴猫兔	：	豚鼠	：	大鼠	：	小鼠
1	：	2~3	：	3~5	：	5~7	：	7~9	：	9~11

（西安交通大学　胡　浩）

第二十章 实验研究训练计划

第一节 实验研究计划的实施

实验方案设计完成后,研究者须根据方案制定科学可行的研究计划并在实施过程中严格执行,以获得预期的实验结果。除非有充分理由,一般不能随意改变研究计划。在实施研究计划过程中应注意以下问题。

一、实验开始前的准备工作

1. 实验仪器准备

必须尽可能熟练掌握实验仪器的使用方法和工作原理。定量测量仪器必须进行定标和标准测试,如生物信号采集与处理系统的调零、定标,生化仪器标准试剂的标准曲线制作等。这些工作十分重要,否则可能导致实验结果不可靠而造成巨大浪费。

2. 实验材料准备

必须仔细检查实验材料(包括药品、试剂、消耗品、手术器械和动物)的品种、品质、特性、规格是否符合实验要求。这一工作在整个实验研究中至关重要,否则在实验的过程中就不可避免地会造成混乱。

(1)动物:明确动物的种属(品系)、年龄、性别、体质量和清洁级别以及是否符合 GLP(实验室研究质量管理规范)要求。达不到二级(清洁级)的动物不能用于任何科研实验。在正式实验前要对动物进行随机均衡分组,将不同性别、体质量、状态的动物随机均衡分到各个实验组。

(2)药品试剂:实验前要对实验用药品试剂进行标示和说明,标示内容包括来源、纯度、批号。还应详细记录药品和试剂的浓度及配制流程和使用方法(含给药方式)。试剂盒的说明书和标签应作为重要的实验资料长期保存,并严格按试剂盒操作步骤进行实验,如有改动应详细记录并说明理由。实验用和对照用的材料应分别标示和说明。在配制好的试剂包装(瓶或试管)上应牢固地标示品种、编号、浓度和配制日期。

(3)器械:"工欲善其事,必先利其器"。因此,实验前务必要仔细检查所需器械是否齐备且好用。必要时可自制或定制一些特殊器械或装置,以满足实验要求。

3. 实验记录本准备

尽管当今电子存储设备非常普及,但纸质记录本仍不可缺少。实验原始记录是实验的基本资料,是需要长期保存的科研档案,也是说明科学研究真实存在和科学合理的原始材料,必须认真对待。实验记录本有以下两种。

(1)专项实验记录本:专业性很强的实验室一般有专门的实验记录格式,记录本内有设计合理的记录表格和规定的测试与观察项目,研究者只需要将实验和观察的结果或数据按要求填入空格中。

（2）一般实验记录本：记录本内无固定的记录表格，研究者可根据实验要求自己设计相关表格。制作表格时，表格的项目要精选，要客观、具体、明确，要规定填写的标准原则，并严格按照标准原则填写。表格上的文字说明要简明扼要，使一般人都能看懂照办而不会发生误解。表 20-1 是在"XX 药物对大鼠左心室功能的影响"实验中制作的记录表格，供参考。

表 20-1　实验原始数据记录表

实验日期 ＿＿＿＿　　室温 ＿＿＿＿　　动物编号 ＿＿＿＿　　动物体质量 ＿＿＿＿　　动物性别 ＿＿＿＿

麻醉药品（名称、浓度、剂量）＿＿＿＿＿＿＿＿＿＿＿＿＿＿＿＿＿＿＿＿＿

实验药品（名称、浓度、剂量）＿＿＿＿＿＿＿＿＿＿＿＿＿＿＿＿＿＿＿＿＿

实验参加人 ＿＿＿＿＿＿＿＿＿＿＿＿＿＿＿＿＿＿　　实验记录人 ＿＿＿＿＿＿＿＿＿＿

观察指标	给药前	给药后				
		5 min	15 min	30 min	60 min	120 min
呼吸（次 /min）						
心率（次 /min）						
血压（mmHg）						
LVSP（mmHg）						
LVDP（mmHg）						
LVEDP（mmHg）						
± dp/dt$_{max}$						
备注						

4. 人员准备

参与同一实验研究的所有人员组成课题组。课题组成员必须相对稳定，责任和分工明确，并紧密协作。需要时可对课题组成员进行必要的业务培训。课题组在完成研究任务的过程中应围绕任务定期研讨和交流，定期向课题负责人汇报实验研究进展情况和遇到的问题及拟采取的解决方案。

二、预试验

在进行正式实验之前，如果采用不熟悉的实验技术方法或采用不熟悉的实验模型解决问题时，预试验是必需的。预试验的目的是：探求实验步骤和实验方法是否可行；验证实验条件是否具备；确定实验模型或动物模型是否可用；摸索某些实验参数（如刺激参数、剂量范围等）供正式实验参考；发现实验设计中预想不到的问题。预试验完成后，预试验的仪器设备和实验地点在正式实验时均不宜再变动。有时预试验需要进行多次重复，以确定把实验条件调整到最佳状态，保证正式实验的顺利开展。

三、正式实验时应注意的问题

在做实验的整个过程中必须及时、准确、清晰、端正地直接把数据记录在记录本上或特制的表格中或数据记录装置上，并随时做好所记录数据的备份，特别是电子存储设备中的实验数据要随时备份。未做检查的项目要在空格内填上"—",不能留空。任何原始记录数据若有改动,只能用横线划掉而不允许涂掉。在写新数据的同时,原来的数据应清晰可见,并用红笔注明改动的原因,以便日后考查核对。实验结束后,实验记录应有全体参与实验的人员签字。依靠记忆或用纸片做原始记录是绝对不行的,因为不可避免地会发生错误和遗失。

对原始数据的收集整理是一个再创造的过程,是从纷乱的数据中寻找线索和整理实验结果的过程,也是实验数据库建立的过程。实验观察和资料积累应严格按照设计方案规定的标准和方法来进行。科研中数字资料的搜集一般分为两大类:一类是测量所得的计量资料,如血压、脉搏、身高、体质量等;另一类是清点数目所得的计数资料,如人群中的发病人数、死亡人数等。两种资料的整理加工方法不同,所需的实验单位数量(样本大小)也有所不同(前者需要数量少,后者需要数量多)。一般来说,实验资料尽量用计量资料表示,不允许将计量资料转化为计数资料进行处理。同时应注明资料收集和整理软件,资料收集和整理人应签名。

在实验中发现问题。实验过程不是被动完成任务的过程,而是一个发现问题、思考问题、创新思维的过程。在实验中常常会有意外结果或发现,如果测量和观察的结果与预想的结果一致,还应结合其他相关实验指标进行综合分析和逻辑判断使结果更可靠;如果实验结果与预想的结果不一致,在排除方法技术及条件问题外,应进行重复实验和补充实验,使实验结果能稳定地重复出来。此外,如果实验结果与预期结果仍旧不一致时,必须坚信自己的研究结果,进行深入艰苦的逆向思维和联想,以求在理论上和技术上解释实验结果,并有可能因发现新问题而开辟新的研究方向。

根据设计方案进行实验观察和资料积累是科研中非常重要的一环。可以说,一个科研结论的产生一定是从文献资料或实验中推导出来的。实验材料、过程和结果是否真实、准确,是结论是否正确、真实、科学的前提。当然,如果分析、推理思维方法和观点错误,也可以从准确无误的事实材料中推出错误的非科学的结论来。因此,实施研究计划和进行实验数据的收集整理必须以科学的态度、按科学的方法进行。

(西安交通大学　霍福权　胡　浩)

第二节　实验数据统计分析

实验研究中会产生大量的实验数据,探求这些数据的内在规律是进行这类研究工作的目的。因此,从事实验研究的人员有必要掌握一些常用的数据处理与统计分析方法。

统计分析必须以周密的实验设计为基础,随后进行实验以获得资料,然后是对资料的检查、核对、整理、分类或分组归纳并进行统计处理,最后根据统计结果进行分析讨论得出结论。统计分析是科研活动中的重要手段和必需过程,一般不能在研究结束后才考虑如何统计分析,统计方法应在方案设计时就已经选定。统计分析是建立在设计合理、客观观察、资料完整、记录准确的基础上的。

统计分析可帮助研究者根据客观指标和一定数量的观察数据归纳出有规律的信息,进而以一定的把握度推论出带有普遍意义的结论。概括地说,统计分析的任务就是"分析样本,推论总体,透过偶然,找出规律"的过程。因此,统计分析的结论是概率性的,不是绝对否定或肯定。

一、计量资料、计数资料和等级资料

1. 计量资料

或称量反应资料,观察指标是连续的变量,个体特征用测量出的数据表示,如身高、体质量、血压、血象、心脏功能等。计量资料可用均数和标准差表示($\bar{x} \pm s$)。标准差表示一组个体数据的离散程度。标准差越大,说明数据精确度越小。一般认为,标准差不应大于均数的1/3。

2. 计数资料

或称质反应资料。研究中有些资料是非连续的变量,无法定量,只能以某种属性归类描述其特征,如疗效中的存活或死亡、有效或无效、出现或不出现等。此类资料在统计处理时,需对全部观察对象进行计数,可计算出一组个体的率,如治愈率、死亡率和有效率等。

3. 等级资料

还有些资料是半定量的或有等级关系的,如观察结果分别用"−、+、++、+++"或无效、好转、治愈等表示,此种计数资料称作等级资料或半定量资料,可用等级序值法或 Ridit 法处理。

二、质反应资料的统计分析

质反应资料是指药物效应用反应频数或例数来表示的反应资料,可用于比较两个或多个率之间的差异。质反应资料的精确度和统计效率不高,需要样本数较大。在基础和临床研究时,应尽可能避免使用质反应资料,而选用量反应资料进行统计分析。

1. 两率比较

在进行两率对比时,应首先判断两率有无配对关系。对于无配对关系者,如果数据构成比相同(合理实验设计的研究资料),通常用 $\chi^2(2 \times 2)$ 法;而有配对关系者,通常用配对 χ^2 法。

（1）$\chi^2(2 \times 2)$ 法:又称 χ^2 四格表法,是非配对两率比较最常用的显著性检验方法。$\chi^2(2 \times 2)$ 法适合于计数资料中样本较大(两组的例数不出现 0、1 或 2)的组间对比。$\chi^2(2 \times 2)$ 法计算过程如下。

先把计数资料中的例数(不用百分率)按"阳性"和"阴性"或"有效"和"无效"排列成四格表。$\chi^2(2 \times 2)$ 四格表列表如表 20–2。

表 20–2　$\chi^2(2 \times 2)$ 四格表

	阳性(有效)	阴性(无效)	合计
甲组	例数(a)	例数(b)	($a+b$)
乙组	例数(c)	例数(d)	($c+d$)
合计	($a+c$)	($b+d$)	N=($a+b+c+d$)

将四格表中 a、b、c、d、N 代入下列 $\chi^2(2 \times 2)$ 法公式,计算 χ^2 值。计算出的 χ^2 值越大,两率比较的统计学意义越大。

$$\chi^2 = \frac{(|ad - bc| - 0.5N)^2 \cdot N}{(a+b)(c+d)(a+c)(b+d)} \qquad f = (行 -1) \times (列 -1) = 1$$

根据 χ^2 值大小,按自由度 $f=1$,查 χ^2 值表得 $\chi^2_{0.05} = 3.84$,$\chi^2_{0.01} = 6.63$,按下列判断标准判断 P 值的大小。之后根据统计学结论,结合专业知识得出研究结论。

当 $\chi^2 < 3.84$,则 $P > 0.05$,两率差别无显著意义。

当 $\chi^2 \geq 3.84$,则 $P \leq 0.05$,两率差别有显著意义。

当 $\chi^2 \geq 6.63$,则 $P \leq 0.01$,两率差别有非常显著意义。

（2）简化概率法：$\chi^2(2 \times 2)$ 不适合于两组中任何一组的例数较小的计数资料(阳性或阴性反应数有 0、1 或 2),此时用 $\chi^2(2 \times 2)$ 法误差较大,可用确切概率法或 Fisher 直接概率法处理,但较繁琐。

2. 多组百分率对比

对于多行多列资料,如有等级关系,如疗效分级痊愈、显效、有效、无效,或 +++、++、+、−,应采用等级序值法统计分析。如用 $\chi^2(R \times C)$ 法统计,因为未考虑资料中的等级信息,往往会得出错误的结论。

一般先按对比组各级例数给予序号,由此算出各级分值(为最大序号和最小序号之和),再计算各组总分(F)和平均分值(M),最后检查各组平均分值(M)之间是否具有显著性差异。

三、量反应资料的统计分析

量反应资料是在同质分组基础上每个被观察对象均能获得一个测量数据的连续变量资料。计量资料描述应包括测量单位、观察例数(n)、均数($\bar{x}$)、分布类型(正态、偏态)、变异指标(标准差、标准误、变异系数)。在相同病例时,计量资料比计数资料统计效率高,需要例数较少,而且内涵的信息量大,所得结论内容充实可信。在可能情况下,应尽量采用量反应资料进行数据分析。

为了正确选择统计方法,在进行计量资料统计分析前,必须明确计量资料的特征和参数:①数据是否符合常态分布？如是正态分布,应进行参数分析(如 t 检验、F 检验);如为偏态分布,应进行非参数分析(如序值法)或数据转化成正态分布后按参数进行分析。②方差是否整齐？如方差不齐,应进行非参数分析或校正自由度后按参数进行统计分析。③数据有无配对关系？如无配对关系,按组间 t 值法进行统计分析;如有配对关系,按配对 t 值法进行统计分析。

1. 两样本均数组间对比

符合正态分布的两组数据用非配对 t 检验,或称两组 t 值法。

首先进行 t 值的计算。根据数据的特征,可选用下列不同公式计算。

（1）当两样本方差整齐、例数不等时,可用下列公式。

$$t = \frac{|\bar{x_1} - \bar{x_2}|}{\sqrt{\dfrac{(n_1-1)S_1^2 + (n_2-1)S_2^2}{(n_1-1)+(n_2-1)} \times \left(\dfrac{1}{n_1}+\dfrac{1}{n_2}\right)}} \qquad 自由度(f) = n_1 + n_2 - 2$$

(n,数据例数;$\bar{x}$,均数;S,标准差)

（2）当两样本方差整齐、例数相等时,可用下列简便公式,或称 t 值简法。

$$t = \frac{|\bar{x_1} - \bar{x_2}|}{\sqrt{\dfrac{S_1^2}{n_1} + \dfrac{S_2^2}{n_2}}} \qquad 自由度(f) = n_1 + n_2 - 2$$

（3）判断分析:计算出 t 值后,可根据自由度查 t 值表,得到 P 为 0.05 和 0.01 时的 t 值($t_{0.05}$ 和 $t_{0.01}$)。然后把计算出的 t 值与 $t_{0.05}$ 或 $t_{0.01}$ 进行比较,得出显著性结论。这时所得结论只是差异有无显著性意义,并不是差异显著。最后,结合医学专业知识通过分析所获得的全部信息才能得出恰当的结论。

2. 配对资料的比较

配对资料是指两组测量值之间存在着一一对应的配对关系。从表面上看,配对资料也是两组,各有一批数据,也能计算出 $\overline{x_1}$、$\overline{x_2}$、S_1、S_2。如果用上述组间 t 检验,就会失去组间对应关系信息,使统计效率降低,得出错误的结论。配对 t 检验适用于:①同体对比,即从同一总体中抽样,得出对应测定值,如一批标本(血样、尿样)用两种检查和处理方法。②前后对比,即同一受试对象处理前后的对比。前后对比只适用于状态恒定,即前后有对比性的情况,应排除时间、状态、环境等因素的影响。

3. 非参数检验(序值法,W–M–W 法)

对于时相性资料及不符合常态分布和含有不确定值的两组量反应资料,应该用非参数检验。常用序值法来分析两组资料的差异。

总之,在进行数据处理时,首先应根据实验设计分析数据的性质和对比关系,然后才能选择正确的数据处理方法。表 20-3 总结了质反应资料的统计方法,表 20-4 总结了量反应资料的统计方法,供参考。

表 20-3　质反应资料统计方法小结

单率描述		泊松分布或二项分布法(可信限区间)		
两率对比	无配对关系	构成比相同	例数 ≥3	$\chi^2(2\times2)$
			例数 <3	直接概率法
		构成比不同	χ^2 权重法	
	有配对关系	关联 χ^2 法+优势 χ^2 法		
多率对比	有等级顺序	等级序值法、Ridit 法		
	无等级顺序	多率综合对比	$\chi^2(R\times C)$	
		组间两两对比	$\chi^2(2\times2)$	

表 20-4　量反应资料统计方法小结

两均数对比	常态分布(参数资料)	无配对关系	方差整齐	t 值法
			方差不齐	t' 检验
		有配对关系	配对 t 值法	
	偏态分布(非参数资料)	秩和检验,序值法		
	等效性检验	双向单侧 t 检验		
多均数对比	多因素分析	方差分析		
	多批资料	析因 t 值法		
	两两对比	t 值法		
	拉丁方设计	方差分析		

(西安交通大学　胡　浩)

第三节　实验研究论文撰写

研究论文是科研实验成果的具体表现形式。医学研究论文规范、系统地体现了研究者从发现问题、分析问题到解决问题的全过程。医学研究论文撰写是医学生科研能力训练不可缺少的一个环节，可以作为学生科学思维、科研能力及写作水平的衡量标准。

1. 医学研究论文撰写的基本要求

（1）科学性：研究论文质量的关键在于实验研究的科学性。科学性包括严谨的科研设计、正确的实验方法、可靠的实验数据、合理的统计分析以及实验的可重复性等多个方面。因此，研究论文的科学性应以事实为依据，真实地描述实验研究的各个环节。

（2）创新性：创新性的前提是作者对所研究领域的深刻认识，是对该领域科学发展的历史、现状及发展趋势的了解和掌握。在此基础之上，才能设计出符合发展趋势的前沿性课题，此为选题的方向性创新；也可以通过实验手段、方法的更新或改进，达到实验方法上的创新；或者针对该领域研究的某些薄弱环节，填补别人工作的空白，做到内容上的创新。

（3）逻辑性：逻辑思维方法是由一系列既相互区别又相互联系的方法所组成的一个整体。要学会运用逻辑思维方法正确处理论文写作中内容之间的逻辑联系，以增强论文的逻辑性。研究论文的逻辑性具体表现在科研论文书写层次清晰、结构严谨、言简意赅、文理通顺、图表规范、推论合理。论文前有论点或提出问题，后有可靠的实验数据来证明或解决问题，使科研论文成为一个有机的整体，而非简单的实验数据堆砌或现象的罗列。

2. 医学研究论文的格式与写法

医学研究论文结构通常包括题目、作者和单位、摘要、关键词、前言、材料和方法、结果、讨论、结论、致谢和参考文献等部分。

（1）题目：又称题名或标题。题目是以最恰当、最简明的词语反映论文中最重要内容的逻辑组合。论文题目是一篇论文给出的涉及范围与水平的第一个重要信息，是研究论文中心思想和主要内容的高度概括，要求准确得体、简短精练、外延和内涵恰如其分、有特色并醒目。题目要紧扣论文内容，论文内容与论文题目要互相匹配，即题要扣文，文也要扣题。题目既反映了论文的创新点，也包括了论文的基本要素，使读者产生进一步探究的兴趣。一般论文题目不超过 20 字。若简短题名不足以显示论文内容或反映出研究的性质时，则可利用正、副标题的方法来解决。

（2）作者和单位：作者是指参实验设计、研究实施、数据处理及论文撰写的主要人员，依据对论文贡献的大小排列名次顺序。署名一是表明文责自负，二是反映作者的劳动成果，三是便于读者与作者的联系及文献检索。作者单位及通信地址也有利于读者和作者的沟通与交流。

（3）摘要：论文一般应有摘要，有些刊物为了促进国际交流，还要求有外文摘要（多为英文）。摘要是从论文内容中提炼出来的要点，以简短的语言向读者提供该论文的研究目的、方法、结果及结论等信息。它是论文内容不加注释和评论的简短陈述。其作用是不用阅读论文全文即能获得该论文的核心或关键信息。摘要应包含以下内容：①从事这一研究的目的和重要性；②研究的主要方法和内容，指明研究是如何进行的；③已获得的主要实验结果，突出论文的创新点；④得出的结论或意义。论文摘要虽然要反映以上内容，但文字必须十分简练，内容亦需高度概括。论文摘要不讲研究过程，不用图表，也不要作自我评价。一般摘要字数不超过论文字数的 5%。例如，对于 6 000 字的一篇论文，其摘要一般不超过 300 字。

（4）关键词：关键词是论文中最能反映中心内容的名词或词组，一般在 5 个以内。关键词便于读者检索该领域研究现状及文献资料。

（5）前言：前言是论文的开端，又称引言。其写作内容包括相关领域的研究背景、理论依据和实验基础以及前人的工作和知识空白，为研究内容找到切入点并简单介绍研究采用的技术手段、预期达到的目标，及其在相关领域里的地位、作用和意义。前言的文字不可冗长，内容措词要精炼，达到使读者了解该论文在研究什么以及为何研究的目的，要吸引读者读下去。

（6）材料和方法：材料和方法是执行科研工作的关键部分。材料主要介绍实验对象、仪器设备、实验试剂和药品。方法则主要介绍实验对象的分组、药品和试剂的配制方法、实验操作流程、实验环境和条件的控制、观察指标以及实验资料的收集和统计学处理方法等。完整记录材料和方法具有以下意义：①说明实验结果的科学性和结论的可靠性；②使同行能根据作者所叙述的条件重复实验或核对本论文所报告的结果。

（7）结果：结果部分是论文的主体部分，表述通过研究发现了什么，也是对前言提出问题所给出的实验依据。结果一般包括：真实可靠的观察和研究结果、测定的数据、取得的图像、形态与功能的变化，以及根据不同数据采用正确的统计学方法显示各组的差异，列出其均值、标准差或标准误，标明 t 值和 P 值。结果可采用文字叙述与图表相结合的方法。一般典型实验结果的图像资料或各组统计学数据的对比可用图来表示，而表格多用于组间或配对资料某些观察指标统计学数据的比较。

（8）讨论：讨论是从理论上对实验所得结果进行的分析、比较和推论，是对前言所提问题的论证过程，揭示该发现有何意义。讨论的水平很大程度上取决于作者的逻辑思维水平、分析能力高低及文献占有量的多少。具体内容包括：①分析实验结果的发生机制、相互关系并做出归纳性的小结，阐明作者观点；②指出所得到的结果和解释与以前发表的著作和论文相一致或不一致的地方，并通过与他人研究结果的比较评估自己实验条件的可靠性和实验结果的正确性，解释其因果关系；③通过与国内外类似研究进展情况的比较，实事求是地提出该研究的理论意义及应用价值；④对研究中遇到的与预期结果不一致的部分，要分析其产生的可能原因，明确提出尚未解决的问题及解决的方向，提出今后研究的设想。

（9）结论：结论应反映作者在论文中通过实验观察研究，经过理论分析后所提出的学术见解。结论应是整篇论文的结局，而不是某一局部问题或某一分支问题的结论，也不是正文中各段小结的简单重复。结论应当体现作者更深层的认识，是从论文的全部资料出发，经过推理、判断、归纳和逻辑分析而得出的具有创造性、指导性、经验性的总见解。结论也要与前言呼应，做到措词严谨、逻辑严密、表达具体、按顺序列成条文、用语肯定，不能模棱两可、含糊其辞。对尚不能完全肯定的内容要注意留有余地。目前有些论文已不写结论这一部分，而将其放入讨论或摘要中。

（10）致谢：表达作者对在研究过程中曾经指导和帮助过自己的单位或个人的感谢。在写致谢时，原则上应征得致谢对象的同意。

（11）参考文献：作者引用的他人文献资料，其目的是揭示该研究领域的进展，说明论文中某些观点的来源或作为作者观点的佐证。引用参考文献表明作者对前人研究成果的尊重，也向读者提供有关原文信息的出处，便于检索。在选用参考文献时，尽可能选近期发表的，与论文中方法、结果和讨论关系密切的主要文献。参考文献的格式一般如下。

期刊：主要责任者.题名［文献类型标志］.刊名.年,卷（期）:起页－止页.

著作：主要责任者.题名:其他题名信息［文献类型标志］.版本项.出版地.出版者,出版年.引文页码（可选）.

（西安交通大学　胡　浩）

第四节　研究成果的报告交流

实验研究成果除了在各种学术刊物发表外,经常会在学术会议上以报告的形式交流。会议报告往往是有时间限制的,为使报告既能完整表达实验研究内容,又不超出时间限制,应做到以下几点。

1. 精选内容

一项实验研究包含一系列有内在关联的内容,要想在规定的时间内将自己研究工作的精华报告给听众,首先要精选报告内容。与主题无关的、不太确定的、不易解释清楚的内容应考虑尽可能精减。众所周知的实验方法、技术、步骤要简略。

2. 精心准备

要使报告取得好的效果,必须精心准备。一是精心准备报告提纲,提纲一定要主题明确、重点突出、简明扼要、一目了然;二是精心制作多媒体幻灯片,因实验研究成果报告是学术性的,因此幻灯片制作中字体和编排均应适当严肃,避免花哨。

3. 精彩表达

如果实验研究的内容很好,但表达得不好,就不能很好地展示自己的工作。要想在学术交流报告会上很好地展示自己的工作,还要注意以下问题。

（1）熟悉报告内容,有时间时要反复演练,最好能全部背下来。

（2）注意报告顺序。报告的顺序一般为:题目、研究背景（包括研究目的）、方法、结果和结论。一般不列出"讨论"项,对方法或结果需要加以解释或讨论的内容应分别在相应部分进行解释或讨论。

（3）开场白是整个实验研究成果报告的正式开始。它可以吸引听众的注意力、建立可信性、预告报告的主要内容。好的开始是成功的一半,但切记避免开场白过长。如果研究背景确需详细解释,则应做 1~3 张幻灯片加以说明,以配简图或简明扼要的文字最好。不要在题目的这张幻灯片上讲很长时间。

（4）常规实验方法、技术、材料部分不宜细讲。简略到什么程度需要根据听众的接受程度推敲。

（5）结果中的图表要讲清楚,如图表中纵坐标和横坐标分别代表什么,该图表说明什么问题,同时避免不必要的重复。

（6）报告时注意避免小动作,如手持教鞭乱舞或激光笔乱点等。

（7）报告时声音要洪亮,表达要准确,避免读错字。

（西安交通大学　胡　浩）

📖 **知识拓展**　设计性实验举例

附　录

附录一　常用生理溶液的成分和配制

成分及储备液浓度	每1 000 mL 所需用量（g）					
	生理盐水 normal saline	林格液 Ringer's	林格－洛氏液 Ringer-locke's	台氏液 Tyrode's	克氏液 Kreb's	戴雅隆液 De Jalon's
NaCl	9.00 g 153.99 mmol	6.50 g 111.21 mmol	9.00 g 153.99 mmol	8.00 g 136.88 mmol	6.90 g 118.06 mmol	9.00 g 153.99 mmol
KCl （10%）		0.14 g 1.4 mL 1.88 mmol	0.42 g 4.2 mL 5.36 mmol	0.20 g 2.0 mL 2.68 mmol	0.35 g 3.5 mL 4.69 mmol	0.42 g 4.2 mL 5.63 mmol
$MgSO_2 7H_2O$ （10%）				0.26 g 2.6 mL 0.96 mmol	0.29 g 2.9 mL 1.07 mmol	
$NaH_2PO_4 \cdot 2H_2O$ （5%）		0.006 5 g 0.13 mL 0.042 mmol		0.065 g 0.13 mL 0.042 mmol		
KH_2PO_4 （10%）					0.16 g 1.6 mL 1.18 mmol	
$NaHCO_3$		0.20 g 2.38 mmol	0.50 g 5.95 mmol	1.00 g 11.9 mmol	2.10 g 24.99 mmol	0.50 g 5.95 mmol
$CaCl_2$（9.4%）		0.12 g 1.08 mL 2.16 mmol	0.24 g 2.16 mL 4.32 mmol	0.20 g 1.8 mL 3.60 mmol	0.28 g 2.52 mL 5.06 mmol	0.06 g 0.54 mL 1.08 mmol
葡萄糖		2.00 g 2.16 mmol	1.00 g 5.50 mmol	1.00 g 5.50 mmol	2.00 g 11.1 mmol	0.50 g 2.77 mmol
通气		空气	O_2	O_2 或空气	95% O_2+ 5% CO_2	95% O_2+ 5% CO_2
用途	哺乳类 静脉注射	蛙类器官 组织	哺乳类 心脏等	哺乳类 肠肌等	哺乳类、鸟 类各组织	大鼠子宫

注：① 配置溶液时，必须先将 $CaCl_2$ 单独溶解后，再与其他成分的溶液相混合，否则会产生沉淀。

② 葡萄糖在临用前最后加入，以免细菌生长，引起酸变。

③ 表中分别给出 1 000 mL 生理溶液中所含的质量（g）、储备液的毫升（mL）和毫摩尔（mmol）。

附录二　常用实验动物基本生理参数

指标		家兔	豚鼠	大鼠	小鼠
寿命（年）		4～12	5～8	3～5	2～3
性成熟期（d）		120～240	♀30～45 ♂70	60～75	35～60
成年体质量（g）		2 000～3 500	400～750	♀180～250 ♂200～350	20～40
体温（直肠，℃）		38～40	39～40	37.5～39	37～39
心率（次/min）		120～300	200～360	370～580	470～780
呼吸频率（次/min）		38～60	70～100	66～150	84～230
潮气量（mL）		19.3～24.6	1.0～3.2	0.6～1.25	0.09～0.23
收缩压/舒张压（mmHg）		95～130/60～90	81～94/55～58	82～152/60～90	95～138/67～90
血红蛋白（g/100 mL）		7.1～15.5	12～17.5	12～17.5	12.2～16.2
血小板（$10^4/mm^3$）		12～25	68～87	10.0～138	15.7～152
总血容量（mL/100 g 体质量）		7.2	5.8	6.0	7.8
血清钾（mg/100 mL）		11～20	20～26	20～26	20～38
血清钠（mg/100 mL）		350～375	330～359	330～359	265～439
血清钙（mg/100 mL）		11～16	9.4～10.7	9.4～10.7	8.3～112.5
尿量（mL/d）		40～100/kg	15～75	10～15	1～3
重要脏器质量占体质量百分比	脑	0.59	0.40	1.22	－
	心	0.85	0.35	0.76	0.50
	肺	0.94	0.53	1.34	－
	肾	0.30	0.70	0.32	0.88
	肝	2.94	3.19	1.65	5.18

附录三　常用麻醉药对实验动物的常规用量

单位：mg/kg

药物浓度（%）	小鼠	大鼠	豚鼠	家兔	猫	犬	持续时间、特点
戊巴比妥钠（1～4）	45～50（ip）	45～50（ip）	45～50（ip）	25～30（iv） 30～40（ip）	30～40（ip）	25～30（iv） 30～40（ip）	作用迅速，持续2～4 h
硫喷妥钠（2～4）		25（iv） 40（ip）		20～30（iv）	30～50（ip）	20～30（iv）	0.5 h

药物浓度 （%）	小鼠	大鼠	豚鼠	家兔	猫	犬	持续时间、 特点
苯巴比妥钠 （10）	100 ~ 110 （sc）				140 ~ 160 （ip）	90 ~ 120 （iv）	8 ~ 12 h, 起效慢
乌拉坦 （20）	1 000 ~ 1 500（ip）	1 000 ~ 1 500（ip）	1 000 ~ 1 200（iv）	1 200 ~ 1 500（ip）		1 000（iv）	2 ~ 4 h,呼吸 和神经反射 影响小

注：戊巴比妥钠久置易析出结晶,用时需加热或每 10 mL 中加 1 mol/L 的 NaOH 溶液 1 ~ 2 滴,即可溶解。

附录四　常用实验动物及人的体表面积比率

实验动物	小鼠 （20 g）	大鼠 （200 g）	豚鼠 （400 g）	家兔 （1.5 kg）	猫 （2.0 kg）	猴 （4.0 kg）	犬 （12.0 kg）	成人 （70.0 kg）
小鼠（20 g）	1.00	7.00	12.25	27.80	29.00	64.10	124.20	387.90
大鼠（200 g）	0.14	1.00	1.74	3.90	4.20	9.20	17.80	56.00
豚鼠（400 g）	0.08	0.57	1.00	2.25	2.40	5.20	10.20	31.50
家兔（1.5 kg）	0.04	0.25	0.44	1.00	1.08	2.40	4.50	14.20
猫（2.0 kg）	0.03	0.23	0.41	0.92	1.00	2.20	4.10	13.00
猴（4.0 kg）	0.016	0.11	0.19	0.42	0.45	1.00	1.90	6.10
犬（12.0 kg）	0.008	0.06	0.10	0.22	0.24	0.52	1.00	3.10
成人（70.0 kg）	0.0026	0.018	0.031	0.07	0.076	0.16	0.32	1.00

可使用上表进行不同种属间的药物等效剂量换算。

举例：如果犬给药剂量为 10 mg/kg,

　　则 12.0 kg 的犬给药总量为：12.0 kg × 10 mg/kg = 120 mg。

　　查上表,70.0 kg 人与 12.0 kg 犬相交处为 3.10,

　　所以 70.0 kg 的人给药总量为：120 mg × 3.10 = 372 mg,

　　则 70.0 kg 的人给药剂量为：372 mg ÷ 70 kg = 5.3 mg/kg。

参考文献

［1］王建枝,钱睿哲.病理生理学［M］.9版.北京:人民卫生出版社,2018.

［2］王庭槐.生理学［M］.9版.北京:人民卫生出版社,2018.

［3］杨宝峰,陈建国.药理学［M］.9版.北京:人民卫生出版社,2018.

［4］葛均波,徐永健,王辰.内科学［M］.9版.北京:人民卫生出版社,2018.

［5］龚永生.医学机能学实验［M］.2版.北京:高等教育出版社,2019.

［6］胡怀忠,牟阳灵.医学机能学实验教程［M］.4版.北京:科学出版社,2016.

［7］于利,王玉芳,范小芳.人体机能学实验［M］.北京:人民卫生出版社,2021.

［8］胡浩,吕海侠.医学机能学综合实验设计教程［M］.西安:西安交通大学出版社,2018